OEUVRES D'HIPPOCRATE.

CHIRURGIE.

MALADIES DES OS.

PARIS. — IMPRIMERIE DE COSSON,
Rue Saint-Germain-des-Prés, n° 9.

TRAITÉ
D'HIPPOCRATE,

DES ARTICLES,

OU

DES LUXATIONS,

Traduit en français, avec le texte grec en regard, revu et corrigé sur les manuscrits de la Bibliothèque royale ; dans lequel Hippocrate se venge lui-même, des suppositions d'ignorance des auteurs modernes ;

PAR M. LE CHEVALIER DE MERCY,

Docteur en Médecine de la Faculté de Paris, attaché au Bureau de secours du neuvième arrondissement, pour le choléra-morbus, et au Bureau de bienfaisance du huitième arrondissement ; Professeur de Médecine grecque ; Associé honoraire correspondant des Universités et de la Société latine de Leipsick, d'Iéna ; de la Société libre d'émulation de Liége ; des Académies royales des Sciences de Metz, Nancy ; des Sociétés de Médecine de Paris, Rouen, etc.

TOME SECOND.

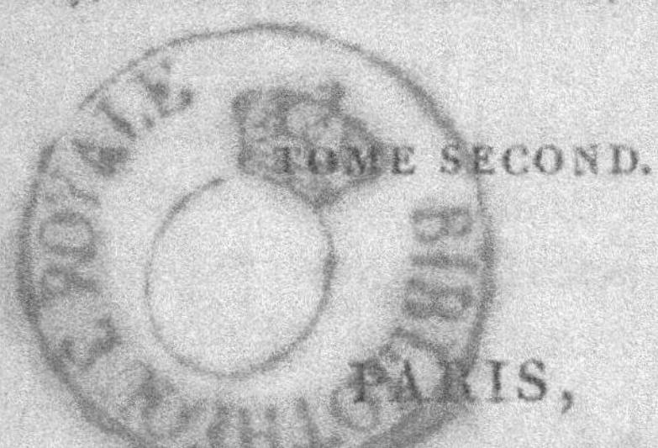

PARIS,

BÉCHET JEUNE, LIBRAIRE,

PLACE DE L'ÉCOLE DE MÉDECINE, N° 4.

1832.

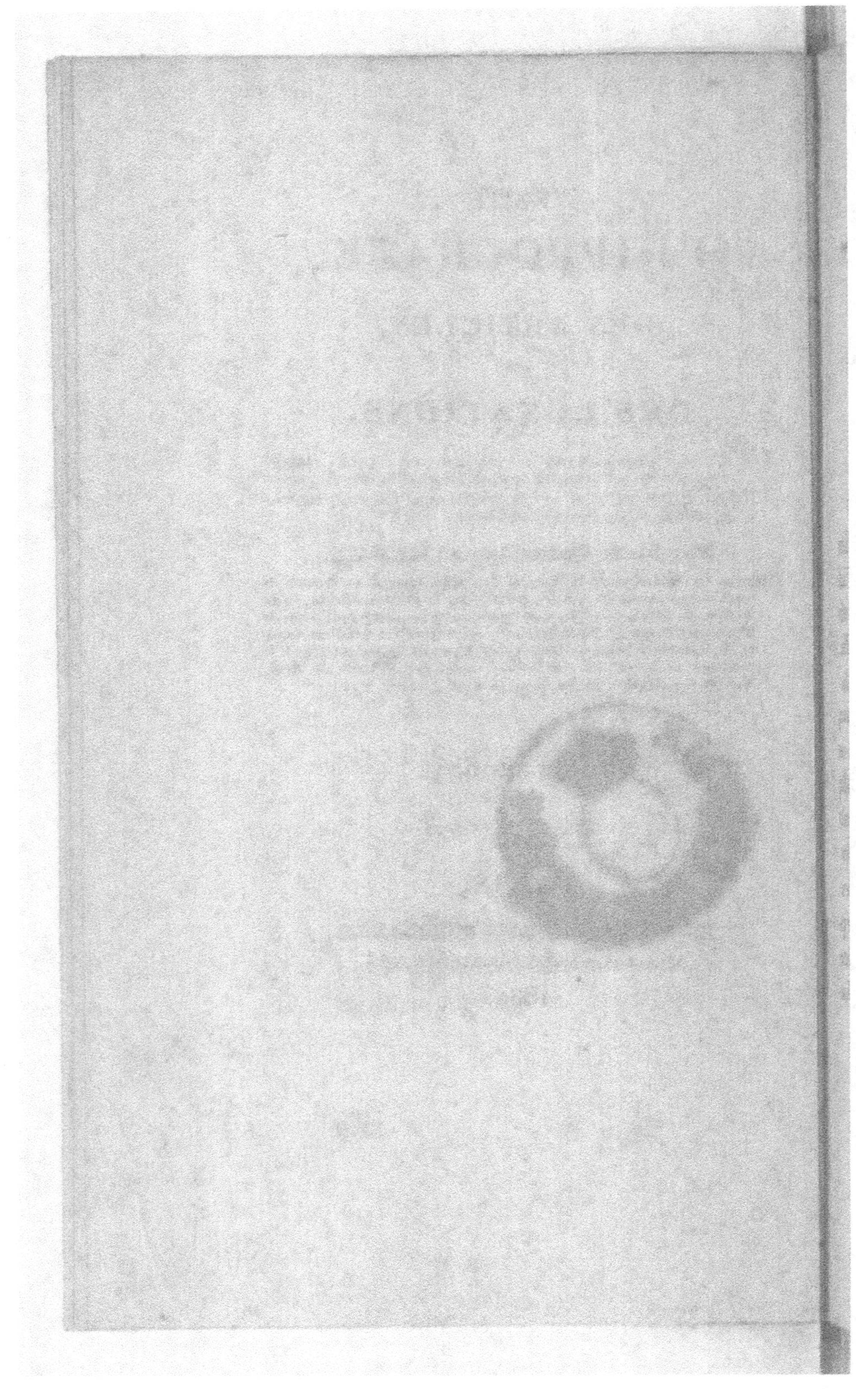

PRÉFACE.

———

Comme je l'ai dit dans les préliminaires sur Hippocrate, père de la chirurgie, il a été indispensable de traduire le *Traité des luxations*, afin de résumer en quelque sorte la doctrine des maladies des os. La plupart des auteurs ou commentateurs se sont bornés à des extraits incomplets, ou n'ont fait aucune distinction des écrits qui renferment les vrais principes de la science. Il en est résulté ainsi des faits incohérens, qu'il a été impossible de bien classer, soit sous le point de vue didactique, soit relativement à la pratique médicale. Jamais des doutes ne se sont élevés sur la réputation de notre célèbre auteur, qu'en vertu de la fausse application des principes de sa doctrine, comme cela arrive à peu près aux auteurs modernes. Les découvertes anatomiques ont perfectionné toutes les branches de la science; mais ce serait vainement que l'on aurait nommé Hippocrate le père de la médecine, s'il eût été prouvé que les maladies des os lui fussent demeurées inconnues; car cette seule exception, dans l'esprit d'un critique éclairé par l'anatomie, implique contradiction; et s'il était nécessaire de la détruire, notre célèbre auteur nous appuierait encore de sa science. Il n'y a ici nulle exagération à défendre sa mémoire d'injustes préventions, élevées dans ces derniers temps en faveur des systèmes, qui à la vérité ne peuvent aucunement abroger les faits. Or c'est l'observation qu'il faut encore consulter pour bien apprécier l'art chirurgical. Je donne ici une traduction française, dépouillée de tout accessoire, dont les imperfections et l'insuffisance ne peuvent rejaillir que sur moi seul. Ce serait déjà, il est vrai, avoir prouvé combien il est difficile de bien remplir cette tâche. Ce service n'a jamais passé pour fiction chez aucun peuple civilisé. Les ouvrages d'Hippocrate ont enrichi toutes les bibliothèques, et le texte grec, en regard d'une traduction fidèle, ne peut qu'ajouter un nouveau prix à cette monnaie courante, fruit légitime de trésors bien acquis. On ne saurait nier que la langue française ne puisse rajeunir des ouvrages déjà anciens, qui ne doivent pas tomber en désuétude, à cause des mêmes faits dont nous sommes témoins ; ceux - ci se renouvelant pour ainsi dire tous les jours à la face du soleil et des hommes. Vouloir nier ces vérités, il y aurait presque abnégation de la raison. La difficulté de reconnaître la légitimité des traités d'Hippocrate n'est le plus souvent qu'une dispute de mots, parce qu'il y a même embarras pour les textes d'Homère et de la Bible ; on n'a jamais mis en doute l'existence de ces écrits, qui seraient enfin totalement abandonnés, si les beautés et les vérités qu'ils renferment n'en étaient les meilleurs garans. C'est ce que je crois avoir prouvé dans les précédens volumes. La médecine est comme la philosophie : elle enseigne les moyens de se préserver des erreurs et du mensonge. Le père de la chirurgie devait donc attaquer de front toutes les mauvaises méthodes de la routine, et détruire la forfanterie du charlatanisme. Il lui eût été absolument impossible de parvenir à ce double but dans ses principaux ouvrages, et surtout dans ses traités sur les maladies des os, s'il n'eût étudié exactement l'organisation de l'homme. On a beau prétendre juger contradictoirement, en accusant publiquement, *ex cathedrá*, Hippocrate d'ignorance grossière en anatomie ; ce sophisme, réduit à sa juste valeur, ne ferait jamais prendre le mauvais parti à des hommes vraiment savans et érudits, d'oser se déclarer, ni de cœur, ni d'intention, les contempteurs du plus beau génie des Grecs, soit comme philosophe, soit comme médecin. Il est vrai qu'à travers les obscurités des temps qui voilent de grandes vérités, on y découvre quelques lueurs plus rap-

prochées de la nature que des systèmes
faits *à priori* d'après le raisonnement.
Je ne veux sans doute pas soutenir que
la chirurgie ne soit pas mieux éclairée
aujourd'hui que du temps d'Hippocrate ; mais il y a une foule d'excellentes vues et de bons préceptes qui
ont ouvert la carrière à nos prédécesseurs, et ce sont les mêmes principes,
empruntés à notre célèbre auteur,
que nous suivons encore dans l'invention ou la perfection des bonnes méthodes et des procédés opératoires
actuels. La chirurgie se lie tellement
à la médecine, que l'on ne peut en
trouver facilement le terme ; Hippocrate en a fait le premier l'observation dans le Traité des luxations.
On n'aurait pas renouvelé des dissertations, au moins inconvenan-
tes sur ce sujet, si on avait lu atten-
tivement le philosophe de Cos. Le

traité que je viens de citer est un des plus complets et des plus longs parmi tous ceux que l'on n'a jamais cessé d'attribuer à Hippocrate. Les connaissances anatomiques y sont semées avec un discernement exquis, et une supériorité de vues, qui témoignent de la perspicacité du grand praticien. On peut affirmer, avec vérité, que les élèves en chirurgie, qui auraient ces connaissances bien présentes, ne seraient aucunement sujets à se tromper dans le traitement des plaies et blessures ; mais ils doivent nécessairement recourir aux leçons des maîtres modernes pour apprendre à réduire les fractures et les luxations, d'après les procédés et découvertes déjà faites dans l'art de guérir. Toutefois, il naît une foule de réflexions curieuses et profitables de la seule connaissance des faits. Quiconque

aura la bonne foi de comparer le
texte grec à la traduction française, y
reconnaîtra cette fidélité qui, sans
nuire à l'élégance, sait réunir la con-
cision à la clarté du style. C'est là
surtout que consiste le principal mérite des ouvrages scientifiques en général, où les incorrections et les né-
gligences sont bien plus pardonnables
qu'en tout autre sujet d'érudition ou
de littérature. Je n'ai point été arrêté
par les difficultés du sujet. Une indul-
gente critique, et non une censure
amère, excusera les fautes échappées
à la plume courante, en se rattachant
au fond des choses. Une introduction
y était absolument nécessaire, comme
pour les traités précédens. Je regrette
beaucoup de n'avoir pu entrer dans
de plus longs détails sur les procédés mis en usage pour la réduction
de chaque article en particulier;

mais les livres sur les maladies des
os, de MM. Boyer et Richerand,
sont entre les mains de tous les étudians; la Nosographie chirurgicale
et les opérations de chirurgie de
MM. Larrey, Roux et Marjolin, présentent, ainsi que les dictionnaires,
toutes les questions scientifiques réduites à leur plus simple expression.
Les cours de clinique chirurgicale de
MM. Dupuytren, Dubois, Lisfranc,
Sanson et Cloquet sont suivis avec un
zèle très-louable et méritent toute
l'attention des étudians. En ne faisant
que continuer les travaux que j'ai en-
trepris sous les auspices des maîtres
les plus célèbres, ma persévérance serait de nature à m'attirer des égards,
et mon dévouement devrait me méri-
ter une juste récompense.

Je ne puis passer sous silence la
peine que j'ai prise de corriger le

texte sur les manuscrits de la Bibliothèque Royale. C'est surtout dans le
Traité des luxations que l'on reconnaîtra son perfectionnement , bien
supérieur à l'édition de Vanderlin-
den , que les meilleurs critiques re-
gardent , en général , comme assez
exact. Outre les ionismes nombreux
rétablis presque à chaque page , il
y a une foule d'autres améliorations ,
plus importantes sous les rapports
de la langue grecque , considérées
suivant la syntaxe. Enfin les hellé-
nistes apercevront facilement que ma
tâche ne s'est pas bornée à celle
d'éditeur ; et les praticiens éclairés
verront avec plaisir de quel prix sont
pour moi les vrais principes de l'art
chirurgical. J'ai rempli ma tâche autant que je l'ai pu dans mes précédentes traductions, relativement à la
science du médecin : les hommes

éclairés me sauront gré de mes efforts
et de mon dévouement.

Voici ce que les législateurs an-
noncèrent en rétablissant les bases de
l'instruction publique :

« Le talent et l'étude, le travail et
» les premiers succès de l'enfance et
» de la jeunesse conduiront à un état
» assuré, autant qu'honorable, ceux
» qu'une bonne éducation aura déjà
» placés dans la vraie route du savoir.
» L'émulation et l'espérance renaî-
» tront partout. Les parens soigneront
» dans leurs enfans l'instruction pre-
» mière, qui les conduira désormais
» à des places assurées et à une for-
» tune légitime. Il n'y aura donc réel-
» lement point de suppression, et
» tout annonce, au contraire, qu'il
» existera un véritable accroissement
» dans l'instruction publique.

» On reconnaîtra surtout le carac-
» tère d'augmentation et de perfec-
» tionnement dans le titre v, consacré
» aux écoles spéciales. On est con-
» venu de désigner par ce nom, celles
» des écoles publiques supérieures, où
» l'on enseigne en particulier et dans
» toute leur profondeur les sciences
» utiles, la jurisprudence, la méde-
» cine, l'histoire naturelle.

» Je dois répéter, » dit le rappor-
teur du projet de loi soumis au conseil
des cinq cents, « que le gouverne-
» ment, frappé des malheurs dont a
» été suivie la destruction presque
» totale des dotations anciennes des
» établissemens d'instruction, et de
» la nécessité de rappeler la bienfai-
» sance et l'amour des lettres à l'une
» de ses plus douces et de ses plus
» utiles conceptions, est bien déter-
» miné à entourer du respect le plus

» profond et le plus inaltérable ces
» dotations, comme les fruits les plus
» précieux de la philanthropie, et à
» consacrer par des monumens du-
» rables la reconnaissance nationale
» pour les bienfaiteurs de l'huma-
» nité, qui feront ce grand et noble
» usage de leur fortune. » *Bulletin
des lois*, n° 186, loi du 11 floréal an x,
avec les considérans présentés par
MM. *Thouret* et *Fourcroy*.

Ainsi à cette époque, feu Corvisart
expliquait le texte latin des aphorismes de Boërhaave et de Stool au collége Royal de France, tandis que
Bosquillon expliquait aussi, le texte
grec à la main, les Aphorismes et
Pronostics d'Hippocrate ; enfin, feu
Thouret, directeur de l'École de
santé de Paris (organisée en vertu de
la loi du 14 frimaire an iii), se faisait

inscrire publiquement avec le titre
de professeur de la doctrine d'Hippocrate et d'histoire des cas rares, sur
les colonnes de l'Ecole de santé :
de plus, on remarquait dans les pro-
grammes du Collége de France, l'enseignement public des sentences ou
aphorismes du père de la médecine.
Or je demande comment on a pu
imaginer qu'il se serait agi unique-
ment, dans mes réclamations, de la
création de deux nouvelles chaires,
parce que j'aurais traduit et publié
le texte des œuvres d'Hippocrate? On
voit ainsi l'incroyable assertion de
quelques docteurs, qui se sont mépris,
au nom même d'une société de médecine, et qui ont oublié de lire les
considérans de la loi du 11 floréal
an x, sur l'instruction publique ; car
le Collége de France n'a jamais cessé
d'être l'établissement consacré aux

sciences et aux lettres grecques, comme la faculté de médecine n'a jamais cessé d'être créée pour enseigner la doctrine d'Hippocrate.

Voici un discours qui prouverait aussi les heureuses améliorations prescrites par les lois, pour la régénération des langues savantes et leur utile application aux sciences et aux lettres.

Dans la capitale, en 1832.

« Jeunes élèves,

» C'est avec un plaisir vivement senti que je viens présider la fête qui termine et récompense vos travaux annuels. Heureux, en vous décernant ces couronnes, de saisir dans vos premiers succès l'augure de ceux que l'avenir vous réserve, de pouvoir m'associer aux émotions, aux 'plus

chères espérances de vos familles, à
la satisfaction de vos maîtres, aux
suffrages même de vos rivaux.

» L'instruction dont vous recevez
le bienfait est le besoin d'un peuple
libre; elle lui donne l'intelligence
et l'amour de ses institutions, elle
lui apprend à les défendre, elle crée
des habitudes morales qui les com-
plètent, et deviennent sa meilleure
garantie dès l'aurore de la régénération. La France, pénétrée de cette
vérité, désirait assurer à tous ses enfans le degré d'enseignement qu'il
leur serait possible d'atteindre. Ce
vœu, long-temps perdu dans nos
tempêtes politiques, recueilli par le
génie puissant qui les calma, ce vœu
se réalise enfin. L'enseignement a été
rétabli dans la vérité de son principe.
Une liberté compatible avec nos lois
lui a été rendue; elle recevra toute

l'extension que peut permettre l'in-
térèt social : les injustices des derniers temps ont été réparées.

» Vos maîtres ont pu s'appliquer
à leur honorable mission avec la certitude que leurs efforts pour la bien
remplir seraient justement appréciés,
qu'ils en trouveraient le prix dans
cette conviction même, dans la régu-
larité de leur avancement, dans les
prévisions qui promettraient le repos
et l'indépendance à leurs vieux jours.
Tandis que les études classiques reprennent cette supériorité nécessaire
et dont le discours que vous venez
d'entendre vous offre une éloquente
preuve, de nouvelles sources de connaissances vous sont ouvertes : le
nombre des *chaires s'accroît dans
les facultés*; les sciences exactes et
naturelles, l'histoire, la géogra-
phie, les langues vivantes, vous ap-

pellent à une instruction appropriée à l'esprit de votre époque et aux carrières diverses que vous aurez à choisir.

» Toutefois, ne l'oubliez pas, jeunes élèves, à quelque perfection que le système de l'enseignement public puisse être amené, ce n'est que par un entier dévouement à vos devoirs que vous recueillerez ses fruits. L'accomplissement des devoirs est l'obligation de toute la vie. Dès l'âge le plus tendre, dans la position la plus humble comme dans la plus relevée, faire ce qu'on doit sans se laisser arrêter par les difficultés ou les sacrifices, est le seul moyen d'obtenir le contentement de soi-même, comme l'estime des autres; et la justice de la Providence le veut. Nous vous demandons une application sérieuse et soutenue, l'observation des règles d'une discipline dont l'apparente sévérité n'est que la condition indispensable de l'ordre ; de l'ordre sans lequel vos efforts seraient vains, vos progrès impossibles. Nous réclamons de vous, pour vos parens, cette bonne conduite, récompense de leurs tendres soins ; pour vos maîtres et l'autorité qui les dirige, une confiance qui sera toujours justifiée; pour vos camarades, cette sincère bienveillance qui vous vaudra des amitiés durables. Tels sont vos devoirs; vous les remplirez.

« Un jour, s'ouvriront pour vos légitimes ambitions, des carrières dégagées d'entraves, accessibles à tous, mais où, par cela même, il vous sera plus difficile de vous distinguer. Si quelques-uns de vous se reposaient sur les avantages de la fortune, sur la haute position de leurs proches, sur le souvenir d'honorables aïeux, qu'ils se désabusent : le mérite, dépourvu de ces appuis, le mérité isolé, s'avançant par sa propre force, les dépasserait bientôt : nos institutions lui *assurent le rang qui lui appartient*. Hâtez-vous donc de mettre à profit le temps que vous passerez encore dans nos écoles ; il s'écoule rapidement ; gardez-vous de le dissiper en préoccupations stériles, en illusions qui pourraient tromper vos généreux sentimens, mais *dont l'expérience viendrait trop tard vous signaler le danger*. C'est par de *solides études*, par le développement régulier de vos facultés morales et intellectuelles, que vous préparerez à la patrie des citoyens vertueux et capables de la servir dignement. Les travaux glorieux de vos pères l'auront faite libre et florissante ; c'est de vous qu'elle attendra le maintien

et l'accroissement de ses prospérités ;
vous ne trahirez pas son espoir. »

*(Discours prononcé pour la distribution des
  prix de l'université, devant les quatre
  facultés, en 1832.)*

Dans un discours latin, M. Lorrain, professeur de rhétorique au collége Louis-le-Grand, a prononcé le discours d'usage. L'orateur avait choisi pour texte le besoin que l'on ressent aujourd'hui de revenir aux études anciennes. Malheureusement, dit le sthénographe, l'esprit de convenance a empêché M. Lorrain de s'élever contre ce mélange des sciences physiques, contre ces nouvelles études de la chimie, de l'histoire naturelle, qu'une manie ridicule d'innovation a jetées à travers l'étude sérieuse et véritable des langues grecque, latine et française.

Or on a vu, dans le premier volume de cette traduction, que les corps enseignans avaient dû conserver intactes les institutions légalement fondées, et protéger par leurs suffrages les dotations généreuses des princes et des citoyens illustres, qui avaient créé des institutions utiles en faveur des sciences et des lettres. Or c'est bien ici que la fondation d'une chaire de médecine grecque au Collége royal de France, pour l'explication des textes d'Hippocrate et des pères de la médecine, remonte à François Ier. J'ai prouvé comment, après avoir fait de fortes études, j'ai été arbitrairement privé du fruit de mes veilles et de leur utile application à la science médicale ; tandis que toutes les promesses des législateurs, tous les discours prononcés chaque année pour la distribution solennelle des prix

dans les colléges royaux, maintien-
draient philosophiquement l'enseignement des auteurs classiques, ordinairement expliqués en grec et en
latin dans nos écoles, comme dans les
universités européennes. Les prix de
rhétorique de l'université de France
étaient autrefois accordés publiquement aux jeunes lauréats qui avaient
fait preuve des connaissances les plus
solides dans l'étude du grec et du latin. J'ai encore entre les mains les
œuvres d'Hippocrate, en grec et en
latin, données en prix par le recteur
de l'université de Paris à un jeune
élève des muses, qui, plus tard, a
parcouru avec honneur la carrière de
la médecine. Veut-on faire rejaillir
aujourd'hui sur moi seul, tont le
discrédit des études classiques? Que
l'on s'explique nettement; mais on
ne le pourrait sans calomnie, après

avoir travaillé pendant vingt ans,
comme je l'ai fait, pour la régénération de la langue grecque, parmi les
jeunes médecins ; mais je dirai avec
un poëte célèbre :

« Que le mensonge un instant vous outrage,
» Tout est en feu soudain pour l'appuyer ;
» La vérité perce enfin le nuage :
» Tout est de glace à vous justifier. »

DES LUXATIONS.

Dans l'homme, l'appareil locomoteur se
compose de trois sortes de parties : 1° les
nerfs, qui, des centres nerveux, portent
aux muscles les ordres de la volonté ; 2° le
système musculaire, assemblage de muscles nombreux placés çà et là dans l'économie partout où il y avait des mouvemens
à produire ; 3° enfin le *système osseux*,
assemblage de pièces dures, solides, qui
forment la charpente du corps et sont mues
par les muscles. A ces deux dernières parties se rattachent beaucoup d'organes divers ; savoir : les *tendons* qui terminent
les muscles et sont les cordons par lesquels
ils s'attachent aux os ; les *aponévroses*, qui
sont de grandes toiles résistantes qui em-
brassent les muscles, les soutiennent et

préviennent leur déplacement au moment de leur contraction ; les *cartilages* qui revêtent les extrémités par lesquelles les os s'articulent et se meuvent les uns sur les autres ; les *ligamens*, qui sont des cordons fibreux, fort résistans, enveloppant les articulations, et tout à la fois prévenant les déplacemens des os par leur résistance, et permettant leurs mouvemens par leur souplesse ; les *fibro-cartilages*, qui, placés dans quelques articulations, entre les deux os qu'elles unissent, mais sans être continus à aucun des deux, paraissent servir à augmenter l'étendue de leurs mouvemens ; les *ligamens* inter-osseux, ainsi nommés à cause de leur position intermédiaire entre deux os longs, et qui servent à multiplier les surfaces pour l'attache des muscles *extenseurs* et *fléchisseurs* des doigts, tant ceux des mains que ceux des pieds, et à empêcher aussi le déplacement des os bijugés ; enfin les membranes *synoviales* qui fournissent dans les articulations ce fluide onctueux qui lubréfie les

extrémités articulaires des os, les rend
plus glissantes, et qu'on appelle synovie.

Mais ce n'est pas immédiatement que le
cerveau imprime aux muscles les détermi-
nations de la volonté ; il en est trop éloigné :
c'est au moyen des nerfs, qui proviennent
les uns de la moelle allongée, les autres
de la moelle spinale, et qui communiquent
avec eux par l'intermédiaire de ces deux
centres. De là, la nécessité qu'à l'action
encéphalique s'ajoutent une action de la
moelle spinale et une des nerfs, qui d'elle
se rendent aux muscles. Ceci se fait en
un clin d'œil et presque aussi vite que la
lumière, pour la transmission des actes
de la volition ; de sorte que l'on pense
généralement que le fluide nerveux n'est
qu'une modification de l'électricité. Les
animaux électro-moteurs sont pourvus
d'appareils parfaitement distincts pour
l'exercice de cette fonction, par laquelle
ils attaquent et engourdissent leurs enne-
mis, comme le pourrait faire une décharge
du fluide électrique ou d'une pile galva-

nique sur une ou plusieurs personnes.
D'abord le fait par lequel on attribue au
nerf sa puissance d'excitation électrique est
incontestable, mais seulement au moyen
des nerfs qui sont les vrais conducteurs du
fluide subtil, provenant de l'encéphale ou
de la moelle épinière. Enfin on est parvenu à injecter du mercure dans les nerfs.
Si on lie les cordons de la huitième paire
ou le récurrent au cou, on arrête subitement la voix et la respiration. Ces principes une fois posés, on n'est plus embar-
rassés pour expliquer les contractions des
muscles, pénétrés par une innombrable
quantité de filets nerveux qui s'y divisent
à l'infini, accompagnés des veines et des artères. Mais on n'expliquerait jamais comment arrivent les luxations ou les fractures, si on ignorait la force avec laquelle
agissent les muscles, considérés comme
puissance, et les os comme résistance dans
les différens mouvemens des membres,
selon les diverses positions du corps. D'a-
bord évidemment tout os en mouvement a

son *point d'appui* à l'articulation dans laquelle il se meut ; sa *puissance* au point de
sa surface, auquel sont implantés les muscles qui le meuvent, et sa *résistance* à l'autre
lieu de son étendue où se font sentir son
poids et celui des pièces dont il est le sou-
tien : ainsi dans une chute sur la main, au
moment où le corps pèse de tout son poids
sur le bras, il peut y avoir à l'instant luxation de l'humérus en avant et fracture du
poignet ; mais souvent il arrive aussi que la
fracture de l'extrémité de l'avant-bras ou
de la clavicule prévient la luxation de l'humérus sur l'omoplate ; l'humérus peut se
luxer plus facilement en haut, en tombant sur le coude, le bras écarté de la poitrine ; toutefois les os résistent souvent par
les moyens mêmes que la nature a employés dans la direction des muscles et la
structure des os ; ainsi, par exemple,
à l'articulation de la cuisse, où il y a une
grande résistance à vaincre, se trouvent réunies en bien plus grand nombre qu'au bras,
toutes les conditions qui engendrent une

grande force : muscles en grand nombre,
d'un gros volume, insérés presque perpen-
diculairement aux trochanters et aux environs du col du fémur, mais surtout implantés très-près du point d'appui ou de
la résistance ; c'est pourquoi il arrive plus
souvent ici la fracture du col du fémur
et bien plus rarement le décollement ou
la fracture de la tête de l'humérus, parce
que celle-ci est presque droite avec le corps
de l'os, au lieu que l'obliquité du col du
fémur donne plus de prise à l'action musculaire. Quant à l'obliquité des muscles
par rapport aux os, comme pour ceux des
membres, il y avait obligation de la nature
de donner à nos membres des formes et
des proportions sveltes, et dès lors il était
indispensable que les muscles fussent
couchés sur les os dans une direction
presque parallèle aux axes de ces leviers,
et attachés à ces organes de manière à les
constituer des leviers du troisième genre,
tandis que nous avons noté l'action de ceux
du deuxième. Enfin, indépendamment de

ce que, dans l'appareil locomoteur, la nature sacrifie tour à tour, selon ses besoins,
ses diverses dispositions mécaniques les
unes aux autres, ce qui est déjà une
preuve de sa sagesse, que de précautions
nécessaires on la voit prendre pour amoin-
drir les effets des dispositions défavorables
auxquelles elle a été obligée de se sou-
mettre ici pour augmenter la force ! elle
multiplie le nombre des muscles et celui
de leurs fibres, comme dans la disposition
des tendons et des muscles qui s'attachent
aux apophyses épinières et au corps des
vertèbres : là pour atténuer les effets du
parallélisme de ces organes, elle emploie
des os sésamoïdes, elle fait saillir en
dehors des épiphyses auxquelles sont insérés les muscles ; ainsi les plus éminentes,
nommées *coracoïdes* et *acromion* de l'omoplate, servent d'attaches à plusieurs muscles absolument parallèles à l'os du bras ;
les grands et petits trochanters multiplient
les points d'appui des muscles de la cuisse.
Il en est de même des grandes et petites

tubérosités de l'humérus. Pour les muscles du bras, elle donne beaucoup de volume aux extrémités articulaires des os, comme au genou et au coude, et que de dispositions anatomiques elle assemble pour faire produire facilement, avec précision et sans crainte de déplacement des os, tous les mouvemens possibles et nécessaires! Les diverses surfaces articulaires ont partout une disposition qui est en rapport avec la direction que doivent avoir les mouvemens. Des cartilages revêtent ces surfaces articulaires et facilitent les mouvemens par leur élasticité. Divers organes albuginés, ligamens et capsules articulaires, entourent toutes les articulations et préviennent les déplacemens des os par leur solidité, tout en permettant les mouvemens par leur souplesse. La synovie les lubréfie ainsi que tous les lieux où il y a des glissemens, et remplit l'office de cette huile par laquelle nous cherchons à atténuer les frottemens dans nos machines artificielles. Enfin, des gaînes tendineuses, des gouttières osseuses, fixent les tendons et précisent ainsi la direction des mouvemens, comme ceux que l'on observe aux doigts des pieds et de la main. De grandes et solides aponévroses recouvrent tous les muscles d'une seule et même partie et en préviennent les déplacemens, comme à la cuisse, au bras, à l'avant-bras et aux hanches. Tout dans l'appareil locomoteur est donc aussi sagement établi que dans les autres appareils. Les derniers faits que nous venons de présenter à l'appui de cette assertion devaient d'autant plus être rappelés, qu'ils ont trait au jeu des diverses parties de l'appareil locomoteur, et qu'ainsi nous achevons l'indication des fonctions des divers organes passifs des mouvemens. Le traitement des luxations consiste à replacer les os luxés dans leurs rapports naturels, à les maintenir réduits, à prévenir ou combattre leurs complications primitives ou consécutives. Ce traitement difficile est encore dans quelques villes, et surtout dans beaucoup de campagnes, con-

fié par les malades à des hommes dépour-
vus de toutes connaissances anatomiques
et chirurgicales, et guidés seulement par
une aveugle routine ; leurs méprises fréquentes et dangereuses, les accidens graves qui résultent souvent de leurs manœu-
vres irrégulières et violentes, sont insuffi-
sans près d'un public prévenu pour leur
faire apprécier ces hommes ignorans à leur
juste valeur.

Hippocrate fait à ce sujet des réflexions
tout-à-fait conformes aux faits qui se passent encore aujourd'hui dans un grand
nombre de localités, soit en France, soit
ailleurs.

Hippocrate, dis-je, et non J.-L. Petit,
a donné le premier le conseil extrêmement
sage de placer le membre qu'il s'agit de
réduire, dans une situation moyenne entre
la flexion et l'extension, afin d'éviter de
laisser des muscles importans allongés et
tendus. C'est au sujet de la situation de la
main, placée en supination, que notre
auteur blâme surtout les efforts tentés par

d'ignorans renoueurs de son temps, qui
prétendaient ainsi réduire la luxation des
os de l'avant-bras. Il indique donc ici la
position parallèle des os de l'avant-bras,
ou l'état moyen entre la pronation et la
supination, pour bien maintenir les os, au
moyen du bandage; il fait observer que
non-seulement les os, mais les nerfs, les
veines et artères, sont ainsi favorablement
bien situées pour la guérison. Enfin, la
flexion du coude, si l'on craint l'ankylose,
devient d'autant plus indispensable, que
toute l'extrémité supérieure serait alors
tout-à-fait incommode pour les mouvemens ordinaires de la main et de l'avant-
bras. Dans le cours du traitement des fractures et luxations de l'avant-bras, l'état
moyen entre la pronation et la supination
est maintenu avec facilité, au moyen de
l'écharpe, de rubans, ou d'une serviette
pliée en forme de fronde, suspendus au
cou.

Il faut remarquer que l'extension de la
jambe, recommandée par notre auteur,

n'est pas tellement exclusive, qu'il faille
l'admettre dans tous les cas, même dans
une simple fracture. Il est même essen-
tiel que la jambe reste un peu pliée au
genou, pour garder un parfait repos, assuré d'ailleurs par l'application des bandes
et l'adjonction d'une boîte, où se trouve
contenue la jambe; mais dans l'extension
continuelle, pour la fracture du fémur, la
jambe doit être étendue au moyen de lacs
attachés au dessus des malléoles, et fixés
à une planche du lit.

La contre-extension ou la **résistance** à
l'extension, doit être toujours opérée avec
des forces égales à celles de l'extension.
On la fait aussi avec les mains ou avec les
lacs ; ils doivent être placés au pourtour
ou un peu au dessus de l'articulation luxée,
avec les précautions convenables pour
qu'ils ne meurtrissent pas la peau, qu'ils
ne compriment pas les muscles qui passent
autour de la jointure, et qu'ils puissent
empêcher toute espèce de mouvement,
soit direct, soit de bascule, soit de rota-

tion, de la part de l'os, qu'ils doivent
maintenir immobile. C'est ce que le père
de la chirurgie fait très-bien observer relativement à la réduction de la luxation
du fémur, mais surtout au sujet de la
boîte que l'on place sous la jambe ou la
cuisse fracturée, pour prévenir le déran-
gement des os; tandis qu'il prescrit de
prendre en même temps toutes les précautions nécessaires afin, de s'opposer aux
mouvemens intérieurs des muscles, si on
n'a pas eu soin auparavant de bien garnir
la boîte et de l'établir d'abord sur un plan
immobile, pour y fixer invariablement les
os. Ce sont là les préceptes qui ont été
exactement mis en pratique par nos auteurs modernes, dans les machines inven-
tées par eux, pour contenir les fractures
des os de la clavicule, du bras, de la jambe
et de la cuisse.

Les appareils de J. L. Petit, de MM. Dupuytren, Boyer, Richerand, sont construits
sur ces premières observations des mêmes
faits précédens. Qu'on ne dise donc pas

que l'étude des anciens auteurs, et parti-
culièment des ouvrages d'Hippocrate, est
inutile.

On confie ordinairement la contre-extension à des aides; mais il vaut mieux,
comme on le pratique dans la plupart des
hôpitaux, fixer à un poteau, à un anneau,
ou à une barre de fer, ou à tout autre corps
résistant, les lacs employés pour cette manœuvre : on est bien plus sûr de cette
manière d'exercer des efforts égaux sur les
deux extrémités du membre.

Notre célèbre auteur n'a pas fait autrement, ou du moins il recommande l'emploi d'un mécanisme à peu près semblable,
comme serait une poutre ou un madrier
carré en chêne, où l'on a pratiqué de entailles, afin d'y insérer l'extrémité d'un
bois tendre, qui fait ici l'office du levier.
Il parle aussi de moufles, de poulies, d'un
tour ou d'un essieu pour s'en aider et faire
l'extension de la cuisse. C'est dans la con-
struction même du mécanisme que réside
toute la vertu de la force violente ou mo-

dérée que l'on emploie pour la réduction
des membres. La pensée de l'auteur ne
souffre pas encore ici d'exception ; il
loue, dit-il, beaucoup le premier qui a
imaginé d'employer la puissance des leviers, mais il en blâme surtout la mauvaise
direction. C'est particulièrement dans la
juste application de la puissance proportionnée à la résistance, qu'il fait apprécier
le succès ou l'insuccès de la réduction des
os rompus ou luxés. La dissertation lumineuse qu'il nous a laissée sur l'articulation
des vertèbres, et dans laquelle sont indiqués les divers symptômes de lésion et de
commotion de la moelle épinière que les
vertèbres dans l'état naturel protègent et
renferment dans le canal rachidien ; les
explications qu'il donne sur les moyens
d'empêcher ou de diminuer ces symptômes,
en s'abstenant de secousses et de moyens
violens pour opérer le redressement des
gibbosités qu'il distingue en plusieurs genres ou espèces, sont ici en harmonie avec les
connaissances anatomiques les plus com-

plètes. On peut même dire que nous ne pourrions rien ajouter de plus fort aux conséquences des phénomènes résultant des observations d'Hippocrate ; car s'il n'a pas rapporté un grand nombre d'expériences pour prouver que les nerfs sont les moteurs de la sensibilité, et qu'ils communiquent intimement avec le cerveau et la moelle épinière, il a parfaitement établi la différence du siége de la paralysie ; ainsi la commotion ou la lésion de la moelle épinière au dessus du diaphragme, peut occasioner, outre la paralysie des membres supérieurs, la suspension des fonctions des organes les plus essentiels à la vie ; tandis qu'au dessous du muscle phrénique, il y a froid, insensibilité des extrémités inférieures, paralysie du rectum et de la vessie, suppression ou incontinence d'urine. Il nomme ces phénomènes ou symptômes, d'utiles avertissemens de la mort, pour prévenir les médecins ou chirurgiens téméraires de ne point tenter des secousses imprudentes sur la colonne épinière, ni même dans les cas de luxation de la cuisse, où l'on suspend l'homme par les pieds.

Les principaux points d'appui pour la contre-extension ont été indiqués par Hippocrate aux aines, aux aisselles, au dessus des os du bassin, au dessus des genoux, des malléoles et du poignet, avec les précautions nécessaires pour ne point froisser la peau, ni blesser les nerfs, les veines et artères considérables, qui se trouvent dans les diverses régions des membres. Lorsque le fémur est luxé en dedans et que la tête de l'os appuye sur les os pubis ou en dedans vers les aines, il y a souvent paralysie de la vessie par la compression exercée aux dépens des nerfs, qui se trouvent dans l'aine du côté luxé : ce n'est donc pas d'après de simples observations empiriques que notre célèbre auteur explique l'accident, mais bien, en ayant égard à la situation des organes. Ainsi la même observation a été faite par l'auteur, en décrivant la colonne épinière relativement à l'os *sacrum*, auquel sont

attachés par des ligamens lâches le rectum ; tandis que la vessie l'est plus particulièrement au pubis ; mais comme ces
organes reçoivent particulièrement leurs
nerfs de la moelle épinière, c'est par la
lésion directe de ce siége ou centre de la
sensibilité, communiquant avec le cerveau, qu'Hippocrate explique le froid et
l'insensibilité des extrémités inférieures,
la paralysie de la vessie et du rectum. Où
trouvera-t-on ici une ignorance grossière
en anatomie? Je vois au contraire le savant
auteur que je crois pouvoir nommer ici,
comme dans les traités précédens, sans
exagération, le père de la chirurgie, eu
égard à ses lumineux préceptes de science
et d'observation ; car c'est par leur réunion que les hommes consciencieux ap-
plaudiront à mes vues ; il faut laisser à
chacun la gloire qui lui est due.

La réduction résulte des mouvemens
que le chirurgien imprime à l'os luxé
pour le replacer dans sa situation naturelle, quand l'extension l'a ramené au

niveau de sa cavité : c'est encore ce qu'a
recommandé expressément le célèbre Hippocrate ; ajoutant que l'os rentre bientôt
au moindre effort qu'il reçoit alors par
une impulsion extérieure ; mais toujours
en sens contraire de la sortie de l'os. Enfin, la coaptation est surtout utile et indispensable dans les fractures pour donner
aux os la direction droite, réduire les esquilles, effacer les protubérances ou saillies extérieures, affronter les fragmens de la clavicule, les bouts des os de l'avant-bras et
de la jambe. Dans le premier exemple,
nous voyons une discussion lumineuse ana-
tomique, qui fait connaître pour toujours
les moyens de prévenir la déformation de
la clavicule par la seule position du bras.
L'expérience avait appris au père de la
chirurgie, que le moignon de l'épaule devait s'avancer en pointe et que le bras devait être élevé et rapproché de la poitrine,
afin d'abaisser le fragment supérieur de la
clavicule, et de relever le fragment inférieur. Les applications lourdes de lames

de plomb pour déprimer la clavicule attes-
tent une méthode purement empirique,
dont un anatomiste instruit pouvait seul
démontrer l'absurdité.

Ce n'est pas dans cette seule occasion
que notre célèbre écrivain s'est montré supérieur, dans ses dissertations, à beaucoup
d'auteurs de son temps. La manière dont
il blâme ouvertement les tentatives de
quelques médecins imprudens, n'est pas
une pure déclamation : quelques empiriques ignorans obtenaient la confiance du
public en se jouant de toutes les difficultés ;
ils prétendaient démontrer qu'ils avaient
réduit des luxations complètes des vertèbres, quoiqu'ils fussent ignorans, au point
de prendre les apophyses épineuses, pour
le corps même des vertèbres. C'est à les
convaincre de mensonge et d'ignorance
qu'Hippocrate a consacré ses traités im-
mortels des fractures et des luxations. Il
fait remarquer que le corps des vertèbres
est si éloigné de la surface du dos, qu'il
serait de toute impossibilité d'y atteindre,

à moins que de pénétrer jusque là à travers le ventre : alors, dit-il, la présence d'un médecin ne serait pas nécessaire ; on pourrait bien tenter la réduction de quelque vertèbre luxée sur un mort, mais sur un homme? impossible. Voilà à quoi se réduisent les reproches d'ignorance grossière en anatomie, et la certitude de la punition infligée aux Grecs qui osaient toucher à des cadavres !

Le même guide qui nous a prévenus des fautes des ignorans de son temps, a fait une autre autopsie, en dépouillant la partie supérieure de l'épaule et du bras, afin d'y découvrir la tête de l'humérus et les tendons du grand dorsal et du grand pectoral, qui s'insèrent au bras près de l'aisselle, et à la poitrine. Il indique comment les tendons, lorsque le bras est tendu, rétrécissent le creux de l'aisselle ; enfin, il prouve que la tête de l'humérus est saillante, mais point luxée en avant, quoique placée en bas sous l'aisselle, et qu'il faut, pour la réduire, diriger l'extension de ce côté, en

la dégageant de dessus les côtes et la ra-
menant au niveau de la cavité glénoïde de
l'omoplate. Je ne me rends point garant,
ni je ne me fais pas l'apologiste de tous les
moyens cités par Hippocrate, dans la vue
de réduire les luxations ou les fractures. Le
père de la chirurgie est historien, et rapporte les diverses méthodes employées dans
des gymnases; il les indique brièvement en
les blâmant tour à tour; car je le vois dans
ses commentaires discuter sur toutes ces
méthodes; il prend le parti de faire choix
de la dernière; mais toute sa théorie est fondée sur la connaissance exacte de l'anatomie : voilà ce qu'il m'importe de prouver.

La luxation de la cuisse a lieu de quatre
manières différentes admises par Hippocrate; mais il ne donne ici aucuns détails
sur l'articulation; il n'en donne pas davantage sur l'article du genou, de l'avant-bras,
du poignet et du pied. On ne peut guères
parler de cet oubli pour accuser un auteur
qui a une connaissance assez exacte de l'articulation très-compliquée des vertèbres,

des côtes et de la mâchoire inférieure, mais qui n'en a parlé qu'en passant; car les difficultés étaient aussi bien plus grandes pour la dissection du rachis, afin d'y découvrir les ligamens, les tendons, les nerfs et les vaisseaux; ces derniers provenant (dit l'auteur anatomisant les vertèbres) des troncs principaux ou des fleuves qui arrosent l'intérieur du corps; il n'avait donc pu ignorer ce qu'étaient les capsules ligamenteuses, les cartilages semi-lunaires et les tégumens extérieurs qui revêtent le genou et les condyles de l'humérus; il lui était encore plus facile d'examiner l'articulation du coude avec l'avant-bras; enfin, quant à l'os de la cuisse luxé en bas et en dedans, l'auteur reconnaît distinctement que la branche de l'iléon communique avec les pubis; que la tête du fémur se place en dedans à sa surface, et qu'ainsi l'extrémité inférieure de ce côté paraît plus longue; au contraire dans la luxation du fémur en haut et en dehors, il annonce clairement que la tête du fémur appuye

en haut et antérieurement contre la face
externe de l'iléon ou de l'os des hanches,
et que l'extrémité inférieure luxée est plus
courte que l'autre. Ce n'est donc pas là encore une accusation bien fondée d'ignorance en anatomie, que l'on peut diriger
avec connaissance de cause contre notre
illustre auteur ou contre ses prédécesseurs,
tous très-illustres descendans des Asclé-
piades.

Les Grecs ont divisé les articulations
en plusieurs genres, selon l'étendue de
leurs mouvemens : d'abord en *diarthrose*
et *synarthrose*, dont il y a plusieurs
espèces : le premier genre seul est mobile ; le second ne l'est que très-peu ou
imperceptible. Les exemples du premier
genre sont, 1° l'*arthrodie*, mode d'articulation résultant du contact de surfaces
planes ou peu profondes, telle est l'articulation temporo-maxillaire, celle des os
du carpe ou du poignet ; 2° la *diarthrose*,
articulation mobile, comme celle de l'humérus avec le scapulum ; 3° l'*énarthrose*

ou l'emboîtement d'une tête arrondie dans une cavité profonde, comme l'articulation coxo-fémorale; 4° le *ginglyme* de plusieurs sortes ou charnière, articulation souvent bornée à la flexion et à l'extension à angle plus ou moins aigu, et qu'on divise en *ginglyme angulaire parfait* ou *imparfait*, latéral double ou simple : on a des exemples de ces ginglymes dans le coude, le genou et les articulations radio-cubitale, tibio-tarsienne et altoïdo-axoïdienne. Les vertèbres du dos, quoique très-solidement unies par de très-forts ligamens et des muscles dont les tendons sont continus aux apophyses épineuses, se meuvent par une sorte de ginglyme insensible; mais très-remarquable dans la région inférieure vers le sacrum, qui se joint par une sorte d'arthrodie avec les vertèbres lombaires, de manière à permettre des mouvemens assez étendus. Les mouvemens latéraux de la colonne épinière sont seulement circulaires; les doigts des pieds et des mains se meuvent par un ginglyme parfait. Le gin-

glyme se remarque particulièrement aux
articulations du coude et du genou, au
pied, au poignet et à la mâchoire inférieure.
Quant à la synarthrose, qui permet à peine
le plus léger mouvement des os, unis par des
dentelures, comme les sutures du crâne;
elle est seulement remarquable à la symphyse du pubis : les os maxillaires supérieurs sont en outre unis entre eux, avec les
grandes ailes du sphémoïde et avec les os
malaires, par une sorte de symphyse, qui
partage la face en deux, ainsi que la mâchoire inférieure au menton. En outre,
les os temporaux se joignent par une suture presque invisible ou par harmonie
avec ceux des tempes. La mâchoire supérieure ou syncrânienne ne peut donc se
mouvoir comme 1 à 4, comparativement
à l'os maxillaire inférieur, ainsi que l'affirme Gavard, élève de Desault, dans son
Traité de Myologie (un vol. in-8, Paris,
1802). Le muscle crotaphyte ne peut aucunement avoir d'action sur l'os maxillaire
supérieur; il n'agit que sur la mâchoire

inférieure par son tendon, qui vient se fixer derrière la base de l'apophyse coronoïde. Les ptérygoïdiens ne produisant que des mouvemens latéraux très-bornés et ne peuvent agir sur l'os maxillaire supérieur. Hippocrate avait fait observer que la mâchoire supérieure ou syncrânienne était jointe au crâne, et point articulée avec la tête, dont les mouvemens d'abaissement et d'élévation ne pouvaient avoir lieu qu'en totalité sur l'atlas articulé avec la seconde vertèbre ; tandis que l'apophyse odontoïde sert comme d'un pivot, autour duquel la tête se meut et s'incline à droite ou à gauche ; se levant et s'abaissant de même, au moyen de la première vertèbre sur la seconde. Mais il avait fallu nécessairement faire de l'anatomie, pour bien remarquer ce mécanisme naturel de l'articulation atloïdienne et syncrânienne. Hippocrate n'est donc point ici d'une ignorance grossière en anatomie, puisqu'il est au contraire plus exact qu'un auteur moderne, élève du plus célèbre chirurgien du dix-huitième siècle. Il n'est personne qui ignore comment les dents s'articulent par *gomphose*, c'est-à-dire comme un coin reçu dans une ouverture qu'il remplit exactement ; telle est, dis-je, l'articulation immobile des dents avec les alvéoles. Quant à la symphyse des os pubis, Hippocrate a aussi très-bien remarqué que l'éminence ilio-pectinée ou le pubis était formée par la jonction de l'os ilion avec la branche du pubis. Il a désigné le psoas, comme le seul muscle intérieur qui se trouve dans le ventre ; or il s'étend du corps de la dernière vertèbre dorsale au petit trochanter, et du corps de la même vertèbre à l'éminence ilio-pectinée.

Les anatomistes modernes ont-ils mieux caractérisé les mouvemens propres aux articulations que ne l'ont fait les auteurs grecs ? Sans invoquer ici d'autre autorité que celle d'Hippocrate, toutes les dénominations que nous avons employées pour désigner les mouvemens articulaires résultant de l'union des surfaces ou des

jointures des os, témoignent ici de la
perspicacité et du génie des Grecs; c'est
ainsi que, dans la plupart des sciences et
des arts, nous leur devons presque tous les
termes techniques ou les mots scientifiques. Mais, chose bizarre, il faudrait accuser notre célèbre maître d'ignorance
grossière en anatomie, précisément quand
nous devons soit à lui, soit à ses ancêtres,
toutes les dénominations successives con-
servées et consacrées dans l'art, où l'on
ne peut pénétrer qu'avec ce même flam-
beau, dont nous profitons, non-seulement
en médecine, mais dans toutes les sciences
accessoires. Eh! que serait le langage scientifique, si l'on bannissait de nos dictionnaires tous les termes techniques empruntés
aux Grecs? Tous les auteurs modernes qui
ont essayé d'écrire seulement les mots
comme on les prononce, ont fait preuve
de bizarrerie, d'ignorance ou de ridicule.
Il faut toujours en revenir aux étymolo-
gies vraies, tirées du grec ou du latin. Mais
bien plus, on ne peut se dispenser, dans

un écrit scientifique, d'orthographier, non
comme on prononce, mais comme on connaît chaque mot, dérivé de la langue ori-
ginelle; autrement la confusion et l'ignorance seraient substituées à des règles sû-
res, et par un mépris coupable et grossier,
toutes les beautés des langues se perdraient.
C'est assez, et beaucoup trop sans doute,
d'avoir interrompu dans nos écoles de médecine, l'explication des auteurs grecs ou
latins, et surtout de nous avoir placés dans
la presque impossibilité d'en méditer les
chefs-d'œuvre et d'en étudier les beautés,
en refusant de faire donner lecture des
textes, quoique des lois et ordonnances,
par leur sanction authentique, en permis-
sent l'importante méditation. On voit que
je ne suis point sorti de mon sujet; en con-
tinuant mon commentaire sur Hippocrate,
je réclame l'explication publique des traités les plus connus dans l'art de guérir.

ANALYSE.

Dans l'analyse sur les fractures, je n'ai point remarqué qu'Hippocrate ait parlé des causes de rupture des os, à l'exception des coups, des chutes ou des efforts, qui produisent aussi des luxations. C'est pourquoi, sans doute, l'on trouve des exemples de fractures dans le livre intitulé *des Luxations*. Les fractures par contre-coup arrivent quand les os ne sortent point de leurs jointures et qu'ils y sont poussés violemment de haut en bas, comme dans une chute sur les pieds. Les fractures par contre-coup sont fréquentes dans les os longs. Quand ces os sont frappés dans une direction perpendiculaire à leur axe, la fracture est presque toujours directe; lorsqu'ils sont poussés par le choc suivant leur axe, tandis que l'extrémité opposée à celle qui est frappée est appuyée solidement sur un autre os ou sur le sol, ils résistent comme du bois debout : la percussion ou la pression est transmise à toute leur lon-

gueur ; leurs extrémités tendent à se rapprocher , leur courbure naturelle aug-
mente , et bientôt ils se rompent par
contre-coup à leur partie moyenne , qui
est ordinairement la plus mince et celle
où l'effet de la courbure accidentelle est
plus prononcé. C'est ainsi qu'on voit le tibia , le fémur ou l'humérus , se briser à
leur partie moyenne, à la suite d'une chute
sur les pieds, les genoux ou le coude. L'os
immédiatement frappé offre-t-il une résistance supérieure au choc ? le mouvement
est transmis à l'os suivant avec assez de
force pour le rompre par contre-coup , si
la résistance est moindre. On voit la clavicule se fracturer après une chute sur le
coude ; le col du fémur se rompre après
une chute sur la plante des pieds , et le col
de l'humérus se fracturer également quand
l'acromion résiste.

Les os courts, ordinairement peu volu-
mineux, formés de tissus spongieux et ras-
semblés en grand nombre, offrent peu de
prise à l'action des corps extérieurs , et dé-

composent facilement par leur mobilité,
due à leurs articulations multipliées, les
mouvemens qu'ils reçoivent ; ils sont par
cela même susceptibles de fractures par
contre-coup ; aussi presque toujours leurs
fractures sont-elles directes et consistent-
elles dans de véritables écrasemens. Dans
certains cas, les muscles peuvent avoir assez
de force en se contractant pour briser les
os sur lesquels ils prennent leurs points
d'insertion ; c'est ce qu'on observe dans
quelques cas de fractures de la rotule, de
l'olécrâne et du calcanéum, dont Hippocrate n'a point parlé. L'action musculaire
peut-elle seule produire la fracture d'un
os long ? On a nié la possibilité de ce fait,
qui est démontré par des observations au-
thentiques. On trouve dans les *Transac-
tions philosophiques* un cas de fracture de
l'humérus, produite par une violente contraction des muscles du bras. Bottentuit a
vu le même accident occasioné par l'action
de pousser un volant avec une raquette.
Dans un autre cas rapporté par Cuvet, un

mousse, âgé de dix-sept ans, fit un violent effort pour n'être pas renversé en arrière par le roulis du navire sur lequel il se trouvait, et le fémur se trouva fracturé par la seule contraction des muscles de la cuisse. Ce jeune garçon ne tomba pas, mais il se soutint, quoique avec peine, sur l'autre membre, jusqu'à ce qu'on fût venu à son secours. M. Poupée Desportes cite l'observation d'un jeune nègre chez lequel une violente contraction des muscles de la cuisse détermina la fracture du col de chaque fémur, et consécutivement l'issue des extrémités de ces os rompus à travers les tégumens de la partie externe et supérieure des cuisses. On lit dans les *Mélanges des faits curieux de la nature*, qu'un enfant âgé de dix ans se brisa, pendant un accès d'épilepsie, par contraction de ses muscles, l'humérus et le tibia, et qu'à l'ouverture de son corps, on trouva encore plusieurs autres fractures. M. Chamseru a vu, chez un jeune garçon de douze ans, une fracture de l'humérus produite par l'action de lancer une pierre. M. Rostan a dernièrement rapporté l'observation d'une fracture du fémur, opérée par une violente contraction des muscles de la cuisse, chez une femme de la Salpêtrière. M. A.-Cooper a vu aussi un homme d'une constitution athlétique, se rompre l'humérus en essayant de donner un coup de poing, bien qu'ayant manqué son but, sa main n'ait frappé contre aucun corps. (*Dictionnaire de médecine*, tom. 9 : Paris, 1824.)

Dans ma jeunesse j'ai éprouvé une luxation incomplète du genou, par le seul effort des muscles, après une première impulsion qui m'avait occasioné ledit accident par la faute d'un maître de danse qui, appuyant fortement ses deux genoux sur les miens, me forçait en même temps à plier les jarrets. J'entendis parfaitement une espèce de craquement en manquant le point d'appui ; mon genou droit se porta violemment de côté et en dedans. Je restai pendant plus d'un mois au lit, sans pouvoir remuer le genou, alors beaucoup

plus gros et constamment dans la demi-
flexion. Plusieurs chirurgiens vinrent me
visiter, et ne reconnurent point la luxation
incomplète du condyle interne du fémur
sur le tibia. Le gonflement était considérable, et la tumeur lymphatique se déve-
loppait chaque jour visiblement, lorsqu'il
m'arriva enfin d'essayer de remuer la
jambe. C'était, dis-je, le genou droit qui
était malade : je le saisis fortement avec
les deux mains, et je fis exécuter en même
temps à la jambe, en assujettissant bien
les condyles du fémur et en appuyant particulièrement sur le droit avec les pouces,
de légers mouvemens de rotation de dedans
en dehors. Je fus fort étonné tout à coup
d'entendre un bruit sourd, et de sentir en
même temps rentrer l'os. Aussitôt je me
suis écrié, avec une grande joie : Je suis
guéri. En effet, les mouvemens de l'articulation du genou devinrent libres et presque aussi étendus qu'auparavant. Le gonflement se dissipa facilement au bout de
quelques jours avec du gros vin rouge,

dans lequel j'avais fait infuser des roses de Provins. Mais dans certains mouvemens brusques de la cuisse, le même déplacement s'est représenté plusieurs fois, et je l'ai toujours fait cesser en prenant le parti de m'asseoir aussitôt par terre ou sur une chaise, tandis que je recommençais mon opération, comme je l'ai indiquée plus haut.

On distingue donc les déplacemens des os hors de leurs articulations en luxations *complètes* ou *incomplètes*, comme Hippocrate les a désignées ; mais il n'y a guère que les articulations ginglymoïdes qui se luxent incomplètement ; ou lorsque l'un des os bijugés auxquels elles se lient, se déplace de l'un ou de l'autre côté, soit en dehors, soit en dedans. Il ne faut pas croire, comme l'on voit, que l'humérus ou le fémur servent toujours de point d'appui immuable aux os du coude ou aux os de la jambe. L'on voit l'humérus glisser sur sa poulie articulaire, complètement en avant par dessus les os radius et cubitus,

et se placer à la partie antérieure de l'avant-
bras , en soulevant le biceps ; la déformation du bras et du coude est complète ; on
sent la poulie articulaire de l'humérus en
avant du bras et l'apophyse olécrâne et la
tête du radius remonter en arrière sur la surface concave de l'humérus. Mais il faut que
le gonflement ne soit pas trop considérable
et que l'on ne soit pas appelé trop tard. J'ai
vu cette luxation non réduite sur un jeune
homme de dix-sept ans , qui a conservé
un peu plus de difficulté à mouvoir librement l'avant-bras ; mais qui s'en sert
presque aussi facilement que de l'autre,
au moyen d'une fausse articulation.

Il n'arrive pas ordinairement de luxation incomplète aux articulations pourvues
d'une cavité orbiculaire , comme on le re-
remarque très-bien , à cause du défaut de
point d'appui ; la largeur du rebord de la
cavité cotyloïde de l'ischion ou de la cavité glénoïde du scapulum ne peuvent
présenter une surface suffisante à la tête
du fémur ou à celle de l'humérus.

Il y a donc déplacement complet en
dedans ou en dehors, en haut ou en bas,
suivant l'action simultanée des muscles
adducteurs ou abducteurs. Ainsi les luxations sont distinguées en spontanées, en
consécutives et symptomatiques. Mais les
dénominations des luxations sont tirées de
la direction suivant laquelle l'os le plus
éloigné du tronc s'est déplacé, ou des
nouveaux rapports qu'il a pris en se déplaçant : ainsi on distingue trois espèces de
luxations dans l'articulation scapulo-hu-
mérale, nommées luxations en bas ou sur
le bord axillaire de l'omoplate ; luxation
en avant ou en dedans, ou dans la fosse
sous-scapulaire ; luxation en arrière ou en
dehors ou dans la fosse sus-épineuse. Ceci
provient souvent du déplacement consé-
cutif de la tête de l'humérus, qui ordinairement se luxe en bas et en dedans sous
l'aisselle : c'est pourquoi Hippocrate, en
disant qu'il n'a jamais vu que cette dernière espèce de luxations, n'affirme point
cependant que les autres n'aient lieu con-

sécutivement ; car il reconnaît très bien
que la tête de l'humérus se luxe de plusieurs manières, mais il insiste sur la première espèce comme la plus commune et
presque l'unique primitivement. Quant à
la luxation en haut, on en voit l'impossibilité, car il faudrait qu'il y eût d'abord
rupture de l'apophyse acromion. On doit
toujours tâcher de ramener l'os vers sa
cavité, par le même chemin à peu près
qu'il a pris pour en sortir ; il n'y a pas
d'espoir d'y réussir, à moins que les muscles ne s'y prêtent, en s'étendant visib'e-
ment. J'ai fait la réduction de la luxation
de l'humérus en bas, sur un homme
qui était tombé d'une voiture. Il présen-
tait absolument les mêmes symptômes décrits par Hippocrate ; des assistans furent
placés, de manière à tirer fortement le
bras au dessus du coude et du poignet,
tandis que, avec les deux mains placées
sous l'aisselle, je repoussais en-haut la
tête de l'os ; je fis de vains efforts pendant
quelques momens, mais après une demi-

heure, de plus heureuses tentatives ; à un signal donné, les aides rapprochèrent tout d'un coup le bras de la poitrine, et la tête de l'os rentra dans sa cavité, avec un bruit tout-à-fait semblable à celui d'un corps dur qui heurte contre un autre corps mou qui lui résiste. Le bras fut enveloppé d'un bandage en 8 de chiffre, et l'avant-bras suspendu dans une écharpe, ainsi que la main. Le blessé fut saigné et mis à la diète ; après quelques jours de repos, il se remit en route. J'ai appris qu'il était bien guéri, sans récidive. Mais il y a des luxations consécutives causées par le relâchement des ligamens ; si l'on voit ces luxations se reproduire assez souvent, c'est de celles-là qu'Hippocrate a parlé au sujet des accidens semblables, surtout très-fréquens dans les gymnases. Notre célèbre auteur déclare même reconnaître la promptitude avec laquelle les blessés en faisaient les réductions eux-mêmes ; c'est pourquoi il se contente de rapporter les méthodes vulgairement employées, sans y attacher d'autre importance que celle d'en faire ressortir le tableau, comme simple historien. Il y aurait une insigne mauvaise foi à vouloir le rendre responsable de ces moyens vulgaires, dont certes il ne s'est point fait l'admirateur, mais bien plutôt le censeur et le critique éclairé par une sage pratique et une longue expérience. Les moyens de réduction employés contre la luxation de l'humérus, soit avec l'échelle, le bâton, le battant d'une porte, soit avec le talon, en situant le malade de manière que le poids du corps servît de contre-extension, tandis qu'on fait l'extension du bras luxé, passé par dessus ces corps durs intermédiaires : ces moyens de réduction, dis-je, avaient paru défectueux à notre célèbre auteur. Il a proposé d'attacher à la partie interne du bras et de l'avant-bras jusqu'à la main, un bois de même longueur pour protéger les gros vaisseaux et les nerfs qui passent à la partie interne de l'aisselle : le coin ou l'extrémité du bois devait appuyer contre la tête de

l'humérus, et la repousser en haut. Il a
conseillé le même moyen pour remettre
l'os de la cuisse, en passant l'autre cuisse
par dessus un fort liteau fixé à deux pou-
tres, comme l'échelon pour la luxation du
bras. Mais l'on a objecté avec raison, que
la tête de l'humérus pouvait être fracturée,
et encore bien plus directement la tête du
fémur, à cause de son obliquité et de la
longueur de son col, dans les tentatives
de réduction par des moyens aussi violens.

Quant aux luxations du fémur, en
bas, en dedans, en haut ou en avant, en
arrière ou en dehors, Hippocrate en éta-
blit les signes patens. Il reconnaît les
fausses articulations produites par le défaut
de réduction. Un os luxé peut ne conserver que momentanément les rapports qu'il
a pris en se déplaçant; c'est ainsi que l'os
de la cuisse se luxe ordinairement en bas
et en dedans, mais qu'il peut glisser en
arrière, en avant ou en dehors, primitivement, mais bien plus souvent secondaire-

ment ; la luxation consécutive a lieu , par
exemple , lorsque la tête du fémur glisse
en arrière et remonte sur la face externe
de l'ischion , ou lorsqu'elle se place en
avant et en bas, sur la fosse obturatrice, ou
lorsqu'elle glisse en dehors sous les muscles fessiers ; de même lorsque la tête de
l'humérus luxé glisse sur le bord de l'omoplate, l'abandonne, et qu'entraînée par les
muscles , elle glisse entre l'omoplate et le
muscle sous-scapulaire, elle éprouve une
luxation consécutive. Il importe beaucoup
de ne pas confondre ces déplacemens avec
les déplacemens primitifs, parce que pour
parvenir à réduire un os luxé , il faut ,
quand il a éprouvé deux déplacemens suc-
cessifs, commencer par le replacer dans
les rapports qu'il avait d'abord pris en se
luxant, pour qu'il puisse rentrer par l'ouverture de la capsule articulaire.

Dans les ginglymes , on compte quatre
espèces de luxations différentes, et on les
désigne sous les dénominations d'interne
et d'externe, suivant que les os s'échap-

pent par la partie antérieure, postérieure,
interne ou externe. C'est ainsi que les os
du coude et du genou peuvent se luxer
complètement ou incomplètement. Quand
on connaît bien les rapports des os avec
les mouvemens de l'articulation, on se
conduit de manière à faciliter la rentrée
des os, sans violence et sans secousse,
particulièrement pour les os luxés à
droite ou à gauche, comme le radius; le
cubitus ne pouvant se luxer d'arrière en
avant et en haut sans se fracturer. Quant
aux os de la jambe, il n'y a que très-peu
d'exemple de luxation complète du tibia
sur le fémur; on n'en a cité qu'un seul
dans le *Dictionnaire de Médecine*, tome 13,
à l'article Luxation. Pour réduire le fémur
luxé soit en bas ou en dedans, en dehors
ou en arrière, il convient de se rappeler
ici le précepte immuable donné par le
père de la chirurgie, de ne jamais tenter
aucun effort direct sur les os luxés ou
fracturés, avant de les mettre en rapport
ou en harmonie entre eux ou avec leur

cavité par l'extension et la contre-extension. Toute tentative qui ne s'accorderait
point avec ce précepte serait absolument
opposée à la doctrine de notre célèbre auteur. On peut assurément différer d'opinion sur les méthodes de réduction et les
moyens de coaptation ; mais la pratique
sage et éclairée des chirurgiens ne variera
jamais relativement à l'observation déjà
faite par Hippocrate. On place des lacs
aux extrémités au dessus des genoux et
des malléoles, pour augmenter la force
de l'extension, tandis que l'on retient le
bassin par des liens ou des courroies de
cuir, que des aides tirent de chaque côté
du tronc pour la contre-extension. On re-
trouve dans les auteurs, relativement au
nombre possible des luxations de l'extrémité supérieure du fémur, et relativement
aux dénominations par lesquelles on doit
les désigner, autant d'opinions différentes
que pour les luxations de la tête de l'humérus ; ainsi Hippocrate a dit aussi n'a-
voir vu que la luxation primitive de l'hu-

mérus en bas et en dedans sous l'aisselle, n'affirmant point que la luxation ne puisse avoir lieu en avant ou en dedans et en dehors ou en arrière. Mais quant aux luxations du fémur, il en reconnaît quatre espèces, comme J.-L. Petit, auteur d'un traité assez complet sur les maladies des os (2 volumes in-12, Paris, 1785). Suivant ce grand chirurgien, le fémur peut se luxer en haut et en dedans, en bas et en dedans, en haut et en dehors, en bas et en dedans, et peut-être en bas et en dehors. B. Bell admet en outre la possibilité d'une luxation directement en bas; mais il ne paraît pas qu'il l'ait observée. M. Boyer n'admet comme primitives que les trois premières espèces de J.-L. Petit, ou plutôt d'Hippocrate qui le premier en a établi les signes directs; il considère comme luxation consécutive, celle que l'on a quelquefois observée en bas et en arrière. MM. Delpech, Richerand et Atsley-Cooper décrivent comme primitives les luxations sur *l'iléum*, sur le pubis, dans le trou ovale, et enfin sur l'échancrure ischiatique. Ce dernier praticien en rapporte plusieurs observations dans les œuvres chirurgicales qu'il a publiées avec M. Travers. Enfin M. Ollivier d'Angers a décrit, dans le tome 3 des *Archives générales de médecine*, une luxation du fémur directement en bas, observée par lui. Notons ici que des praticiens très-habiles ont révoqué en doute la possibilité des luxations de cet os.

D'après les observations recueillies par A. Cooper, sur quinze luxations de la cuisse, neuf ont eu lieu sur l'iléum, quatre dans l'échancrure ischiatique, deux dans le trou ovale. Suivant les observations recueillies en France, ces luxations, sous le rapport de leur fréquence, devraient être placées dans l'ordre suivant : 1. sur l'iléum ; 1. dans le trou ovale ; 1. sur le pubis ; 1. dans l'échancrure ischiatique ; 1. en bas ou sur la tubérosité de l'ischion. Pour procéder méthodiquement à la réduction de ces luxations, il faut d'abord, si l'indication en est manifeste, employer les moyens débilitans pour affaiblir l'action musculaire ; tels que la saignée réitérée, et même l'émétique *fracta dosi*. Ils ne sont pas toujours nécessaires : car il est quelquefois arrivé que deux personnes seulement, l'une tirant sur la jambe, et l'autre assujettissant le bassin, sont parvenues à replacer le fémur. Le blessé, convenablement préparé, doit être couché sur une table solide ou sur un lit sans dossier, garni d'un ou de plusieurs matelas. Deux lacs sont nécessaires pour la contre-extension : l'un d'eux, le plus long, fait avec un drap roulé dans le sens de sa longueur, est placé entre le scrotum et la cuisse du côté sain ; ses extrémités, ramenées obliquement en avant et en arrière au dessus du bassin, sont réunies et confiées à des aides ou mieux encore fixées à un corps résistant, tels qu'un anneau ou un crochet en fer, une barre de bois ; et le second lacs, destiné à empêcher le bassin de s'incliner latéralement, embrasse obliquement

le bassin ; le milieu en est appliqué au dessous de la crête iliaque, du côté de la luxation, et les deux extrémités, réunies au
dessus de la même crête du côté opposé,
sont confiées à un aide. M. A. Cooper se
sert de moufles, comme l'a conseillé Hippocrate ; il fait fixer la courroie d'extension au dessus du genou : disposition qui
lui permet de conserver plus parfaitement
au membre luxé, pendant l'extension, la
déviation que lui a donnée la luxation, et
qui ne le force pas à étendre la jambe sur
la cuisse. Le blessé doit être couché sur le
côté sain, et le chirurgien placé en dehors
du membre luxé. La manœuvre des aides
chargés de l'extension, et celle du chirurgien chargé de la coaptation sont différentes dans les cinq espèces de déplacemens.
Hippocrate n'en reconnaît que quatre.

L'extrémité inférieure du fémur se luxe
sur les ligamens semi-lunaires. M. A. Cooper a conservé ce nom, donné par feu
M. Ney à ce mode de déplacement. J'ai
rapporté un fait qui m'est personnel, re-

lativement à la luxation incomplète du condyle interne du fémur sur le tibia ; alors le condyle était très-protubérant en dedans, et la forme extérieure de la cuisse visiblement altérée, la flexion de la jambe impossible. Les luxations de l'extrémité inférieure du tibia sont désignées sous les dénominations de luxation du pied en avant, en arrière, en dedans et en dehors, à peu près comme le poignet. La luxation du pied en avant, a dit M. Marjolin (auteur de l'article des Luxations, dans le *Dictionnaire de médecine*, tome 13 : Paris, 1825), n'a point encore été observée ; mais on conçoit que dans une violente extension du pied, l'astragale étant passée au devant du tibia, les ligamens antérieurs de l'articulation doivent être déchirés, et les ligamens latéraux fortement distendus et partiellement rompus ; la surface articulaire supérieure de l'astragale fera saillie au devant du tibia ; la surface articulaire des os de la jambe reposera sur la partie postérieure et supérieure du calca-

néum; le talon paraîtra plus court, et la
portion du pied placée au devant du tibia
sera plus longue; les mouvemens de flexion
et d'extension du pied seront impossibles.
C'est précisément ce cas rare de luxation
qui a été observé en 1816 par MM. Dupuytren, Portal, Bougon et Thévenot,
chirurgiens ordinaires du roi, appelés au-
près de M. Gouvernat, pour réduire cette
luxation. Les avis furent partagés; après
plusieurs tentatives très-douloureuses, suivies d'insuccès, et l'invention d'un mécanisme par M. D. pour réduire l'os luxé, on
avait agité la question de l'amputation;
mais M. P. fut d'un avis contraire, et
même du seul retranchement de l'os luxé.
Le malade a conservé le pied luxé précisément dans la position précédemment
décrite par M. Marjolin : l'observation
a été précédemment faite par Hippocrate, sur le danger de réduire les os,
quand les difficultés sont trop grandes
ou que l'on craint des accidens mortels;
comme les convulsions, le tétanos. Il faut

considérer comme une complication moins grave celle qui consiste dans la fracture de l'une ou des deux malléoles, ou même dans la fracture des deux os de la jambe, un peu au dessus de l'articulation, lorsque la peau n'a pas été déchirée, ou qu'elle n'a pas été meurtrie assez violemment par les os ou par les corps extérieurs, pour devoir nécessairement tomber en gangrène. Dans ce cas, après avoir réduit la luxation et les fractures, on applique l'appareil des fractures des os de la jambe à leur partie intérieure, et l'on insiste sur l'emploi des moyens antiphlogistiques locaux et généraux.

Quant aux luxations des vertèbres, le mode d'articulation de la plupart des vertèbres cervicales, le nombre, la force des ligamens et des muscles qui les unissent, le peu d'étendue des mouvemens que chacune d'elle peut exécuter, rendent leurs luxations extrêmement rares. Les conditions de solidité augmentent dans la région du dos par les connexions des vertèbres

avec les côtes ; dans la région lombaire
par la largeur et la direction des surfaces
des apophyses articulaires, et par l'étendue
du corps des vertèbres et des fibro-cartilages : aussi les luxations proprement dites
y sont impossibles ; mais on a souvent observé dans ces régions, des ruptures de l'é-
pine , c'est-à-dire des disjonctions des
vertèbres, toujours accompagnées de fractures multiples à leurs corps et à leurs diverses apophyses, de décollement et de déchirement des tégumens. Ces désordres ,
tous graves par eux-mêmes , le sont cependant bien moins que les lésions de la
moelle épinière , qui existent en même
temps. C'est donc seulement dans la région
cervicale, que les vertèbres peuvent se
luxer. M. Marjolin , dans cet aperçu,
donne le commentaire le plus exact de tout
ce qui a été avancé par le père de la chirurgie , relativement à l'impossibilité des
luxations complètes du corps des vertèbres
et au danger de tenter la réduction de la
luxation incomplète dans la région cer-

vicale. M. *Petit-Radel* avait vu succomber un enfant pendant qu'on cherchait à lui réduire une luxation de ce genre; *Dessault* n'osa pas essayer d'en réduire une semblable, et MM. *Boyer, Delpech, Richerand,* donnent aussi le conseil de ne faire aucune tentative de réduction : c'est aussi ce qu'a conseillé Hippocrate.

Enfin, les luxations symptomatiques sont produites par les maladies des articulations, l'exostose, la carie, le rachitis. La coutume barbare employée par les Amazones pour luxer les membres des jeunes enfans du sexe masculin, est rapportée comme un fait historique; mais la véracité de notre célèbre auteur lui fait dire seulement : Je n'ai point *vu*. Quand on voudrait même ne point reconnaître l'existence singulière des Amazones, l'historien d'Alexandre l'indique à peu près comme certaine; il en a en quelque sorte consacré la mémoire par l'entrevue de leur reine avec le plus grand capitaine de l'univers : il y aurait au moins cette cir-

constance assez remarquable pour prouver
qu'il ne s'agit pas ici de fictions ; mais
comme je l'ai dit en maintes occasions, en
traduisant les œuvres d'Hippocrate , partout son esprit philosophique combat le
charlatanisme , l'ignorance et les fictions.
La médecine est une science exacte,
enrichie de faits, dont l'observation se lie
à l'histoire des temps anciens , mais sans
fanatisme ni superstition. Sous ce dernier
point de vue, mon célèbre auteur a surtout
mérité parmi ses contemporains, le beau
titre de philosophe de Cos. Je conclus
donc sur ce chapitre :

« On doit chercher à replacer les os dis-
» joints dans leur situation, avant que
» l'inflammation ne soit survenue. Les
» lits mécaniques inventés par Danjeon,
» au moyen desquels on peut soulever les
» malades, sans leur communiquer aucune
» secousse, pour passer un bassin sous le
» siége, pour changer les draps, etc., sont
» dans ce cas d'une grande utilité. Les sai-
» gnées générales, les ventouses scarifiées,

« la position la plus favorable pour mettre
» dans le relâchement les muscles qui
» pourraient tendre et reproduire le dépla-
» cement, le repos absolu, les applications
» sédatives, la compression circulaire au-
» tour du bassin, les lavemens émolliens,
» sont les premiers secours à mettre en
» usage pour prévenir les accidens : si l'on
» ne réussit pas à les prévenir, on y oppose,
» à mesure qu'ils se développent, les
» moyens indiqués par leur nature, par
» leur intensité, en ayant d'ailleurs égard
» à la constitution, au degré de force des
» blessés, et à la durée probable des ma-
» ladies. »

Nous avons maintenant dans la capitale
des établissemens orthopédiques, où l'on
trouve des lits mécaniques destinés surtout à effacer les difformités de la colonne
vertébrale, soit de naissance, soit autrement. Les faits curieux et multipliés de
guérison en ce genre surpassent en perfection toutes les inventions des temps anciens et même modernes. Jamais on ne

peut se figurer les changemens extraordi-
naires, inespérés, vraiment merveilleux,
que l'on a obtenus et que l'on obtient par
ces lits mécaniques, au moyen de l'extension et contre-extension, exercées continuellement pendant six mois, un an, dix-
huit mois, plus ou moins, sur des sujets
entièrement contrefaits, rachitiques, et
dont la poitrine, les membres et la figure
paraissaient déformés. Lorsque la guérison est complète, il semble que l'on ne re-
connaisse plus les individus, dont l'em-
bonpoint et les belles formes sont restau-
rées par une métamorphose presque divine ;
c'est en effet là le pouvoir de l'art, dont les
vrais principes, même dans l'opération
merveilleuse dont je viens de parler, ont
été directement posés par le père de la
chirurgie ; ses principes perfectionnés par
les méthodes modernes, sans interruption
des siècles, lient pour toujours la médecine ancienne à la médecine moderne.

AVERTISSEMENT.

———

J'aurais bien voulu ne point parler
ici d'une traduction française d'Hippocrate, qu'un médecin entreprit il
y a quelques années; mais de peur
qu'on ne m'accuse d'avoir feint d'i-
guorer qu'elle eût été faite comme
tant d'autres, j'ai été obligé, malgré
moi, de dire ce que j'en connaissais.
L'auteur voulait s'étayer des suffrages
des maîtres les plus célèbres, et pré-
tendait expliquer lui-même les difficultés qu'il lui avait fallu vaincre
pour parvenir, disait-il, à donner
un texte plus correct, et deux versions
à la fois, l'une française et l'autre
latine des œuvres complètes d'Hip-

pocrate. Je crois aussi qu'il s'était agi
du texte et d'une traduction française
des œuvres de Celse ; le tout bien
exactement revu et corrigé sur les
manuscrits de la Bibliothèque royale ;
voire même le texte d'Hippocrate rétabli dans sa première pureté sur les
manuscrits, qui auraient été colla-
tionnés avec le plus grand soin ; l'at-
ticisme accusé dans nos livres aurait
été ainsi puisé à sa première source ;
ce qui laissait supposer une lacune
de ce côté, et faisait présumer aussi
l'infidélité du texte et des traductions
précédentes. Enfin, c'était la première fois qu'un travail de ce genre
devait voir le jour dans la capitale,
où l'on se jouait ainsi de la cré-
dulité des lecteurs. Je n'en ai vu
que le premier volume grand in-8, à
trois colonnes ; j'ai signalé les fautes
nombreuses qui fourmillent dans les

textes grec et latin en regard de la
traduction française ; j'ai cité ces
fautes typographiques dans un mémoire sur l'éducation classique des
jeunes médecins français, afin de
faire mieux saisir ainsi la lacune qui
existe là tout entière. Il est à peine
possible de croire qu'il y ait eu un
pareil exemple d'ignorance, quand
on affirme tant de choses avec em-
phase ; enfin j'ajoute que c'est moins
une traduction qu'une méchante pa-
raphrase, avec une sorte de calco-
graphie du *texte* d'Hippocrate, d'a-
près d'autres éditions grecques, sans
la moindre amélioration notable,
soit à l'égard des ionismes, soit par
rapport à la syntaxe ; en un mot,
sans l'indication d'un seul manus-
crit, coté avec un n° quelconque
sur le Catalogue de la Bibliothèque
royale ; j'ai cité, au contraire, ces ma-

nuscrits ; l'auteur a gâté tout ce qu'il n'entendait pas et altéré le reste, de manière qu'Hippocrate n'y peut être reconnu.

Quoique je fusse continuellement au milieu de l'épidémie régnante, je n'ai cessé un moment mes travaux que lorsqu'il m'a été impossible d'échapper à la rigueur d'un traitement extrêmement actif, pour dissiper les premiers symptômes du choléra, dont j'ai été moi-même atteint avec assez de gravité. La saignée du bras, les sangsues, la diète la plus sévère, ont eu principalement les succès que j'en attendais, comme j'en avais fait l'expérience sur un bon nombre de malades que j'ai guéris par les mêmes moyens. Je dois faire remarquer que la doctrine d'Hippocrate a été ici précisément mon guide ; tandis que la méthode d'expectation que l'on attribue

avec tant d'affectation au père de la
médecine n'est réellement pas fondée;
et j'ajoute qu'il est aussi absurde d'o-
ser accuser Hippocrate d'attendre les
crises dans les maladies inflamma-
toires, que de nous accuser nous-
mêmes de ne savoir employer les
moyens actifs et incapables d'arrêter
les progrès du mal ; ce qui serait
évidemment se renier soi-même comme médecin et s'accuser de sophisme
pour être d'une complète nullité. Je
sais bien que quelques médecins modernes veulent soutenir contre nous
cette thèse; mais la science se prouve
par l'instruction puisée aux sources.

Je crois, dans le cas de légitime
défense, avoir acquis le droit de pro-
tester contre des injustices, qui m'ont
soustrait déloyalement à la protection
des lois et à l'avancement mérité dans
une carrière où mon zèle et mon dé-

vouement se fussent développés d'une manière non moins honorable que profitable à la cause à laquelle j'ai été appelé, non clandestinement, mais publiquement ; il faut noter que la même carrière de l'instruction, toujours protégée par les lois françaises, a été conservée dans toutes les universités européennes; tandis qu'on s'est appuyé sur la désuétude en France pour ne point professer le texte à la main la doctrine d'Hippocrate ; je dois ajouter que dans notre Université, des études longues et importantes sont encore publiquement recommandées, comme offrant une existence honorable et distinguée à ceux qui s'y sont dévoués dans leur jeunesse. En effet, les législateurs modernes ont promis d'entourer de leur respect les dotations généreuses des princes et même des citoyens il-

lustres qui en ont enrichi leur patrie ;
enfin, il n'est permis à aucune société savante de se refuser à l'exécution
des lois, et encore moins aux corps
enseignans, de cesser de les protéger
de tout leur pouvoir et de toute l'in-
fluence attachée à leur célébrité. On
voit qu'il n'est nullement question de
faire créer pour moi des chaires d'Hippocrate, qui n'auraient jamais existé.
Or, ces assertions ont été données
maintes fois au gouvernement, soit au
moment présent, soit long-temps auparavant, pour faire croire à des obses-
sions de ma part, afin de m'emparer
de cette concession arrachée à l'im-
portunité de mes démarches, et dans
mon intérêt personnel, comme me
l'ont écrit certains docteurs, qui se
sont vantés de s'y opposer ouvertement et d'être ainsi mes antagonistes.
On voit, dis-je, s'ils ont tenu parole,

et s'ils ont pour cela respecté les lois
et lettres-patentes, royales, ayant
maintenu les institutions qui leur ont
été confiées? Je répète, pour la cen-
tième fois, qu'il y avait une chaire
d'Hippocrate; et d'histoire des cas
rares, créée à l'Ecole de santé de
Paris, et dont feu Thouret avait été
nommé titulaire, n'ayant pu avoir le
titre de directeur de l'école, qu'en
vertu de sa nomination de professeur d'Hippocrate; je dis qu'il avait
d'ailleurs le droit de professer, puisqu'il faisait souvent partie des con-
seils et des examens de l'Ecole; ce
n'était donc pas, comme on l'a avoué
légèrement, un titre purement ho-
norifique, dont il aurait profité pendant plus de seize ans, comme les
journaux le lui ont reproché publiquement, sans expliquer un seul
aphorisme en grec; mais il était pro-

fesseur titulaire de la doctrine d'Hippocrate ; enfin la chaire de médecine du Collège de France était publiquement remplie par M. Corvisart,
qui expliquait les aphorismes de Boer-
haave et de Stoll ; Bosquillon expliquait aussi les Aphorismes et Pronostics d'Hippocrate ; et MM. Hallé et
Chaussier ont expliqué les textes précédemment indiqués, savoir : les Pronostics et les Epidémies, pour se conformer au programme du Collége de
France : les professeurs de l'Ecole de
médecine avaient de même inscrit
M. Thouret pour les cours de la doctrine d'Hippoctate. J'ai eu cependant
le droit d'ajouter quelque confiance
au Rapport de la Faculté, du 1ᵉʳ fé-
vrier 1816.

« Messieurs les commissaires de la
» Faculté sont d'avis que la Faculté

» témoigne à la Commission royale
» de l'instruction publique, qu'elle
» verrait avec plaisir, que le gouver-
» nement donnât à M. de Mercy une
» indemnité pécuniaire annuelle, suf-
» fisante pour continuer l'entreprise
» utile qu'il a formée, de donner une
» édition et une traduction française
» complètes des œuvres d'Hippocrate ;
» édition dont il a déjà fait paraître
» quelques volumes.

Signé, J. J. Le Roux,

Doyen de la Faculté.

Messieurs les membres de la Commission royale m'ont écrit, le 11 juin
1819 : « Nous avons adressé au mi-
» nistre de l'intérieur copie du rap-
» port de la Faculté de médecine,
» ci-mentionné, sur l'utilité de cette
» entreprise, et nous avons déclaré

» en même temps à son excellence,
» que nous partagions l'avis de la
» Faculté. Nous vous engageons à
» réclamer de nouveau la bienveil-
» lance du ministre de l'intérieur,
» dans la persuasion qu'il ne se
» refusera pas à vous faciliter les
» moyens de publier le résultat de
» vos travaux. »

Signé, ROYER-COLLARD,
Président.

ELIÇA GARAY.
G. CUVIER.

VIRO GENEROSS. DOCT. EQ. DE MERCY,

S. P. D. CAR. GLO KUHN.

Accepi nuper duo volumina tuorum eruditis-
simorum commentariorum in Hippocratis apho-
rismos, totidem tuæ erga me benivolentiæ testes.
Gratias tibi pro hoc insigni tui, mihi exhibiti,
documento ago, quas possum, maximas. Cum
doctissimus medicinæ doctor, Ἰωάννης Βοῦρος

me de itinere ad Franco-Gallorum metropoliam
suscipiendo, certiorem faceret, hanc occasionem
nolui negligere, ut et tibi harum literarum per-
latorem commendarem, et grati mei animi sensa
pro hactenùs conservata mihi tua benivolentia,
de quâ maximoperè mihi gratulor, tibi hac epi-
stola exprimerem.

« In præfatione voluminis operum Galeni xvi,
» quo commentarii iii Galeni et Hippocratis
» lib. *de humoribus*, tua benignitate è codice ma-
» nuscripto *Bibl. Reg. Paris.* descripti et me-
» cum communicati continentur, tuam meritis
» laudibus humanitatem et publicæ utilitati in-
» serviendi studium celebravi, cui respublica li-
» teraria publicationem illorum commentario-
» rum, qui graecè nondum typis excusi erant,
» debet. »

Propediem alteram partem collectionis chirur-
gorum graecorum, à Niceta factæ, cujus partem
priorem Cocchius edidit, è cod. Florentino pu-
blicabo in medicorum graecorum operibus. Gra-
tissimum mihi feceris, si tu è thesauris Biblio-
thecæ reg. Paris. mihi suppeditare possis, quo
meam Nicetæ editionem augere et ornare queam.

In Bibl. reg. Paris. latet cod. mss. glossarum
hippocraticarum Galeni, qui à typis expresso

glossario valde recedit. Eum descripsit Bosquil-
lonus, quod apographum, hanc inscriptionem.
Conspexit illud amicus in bibliotheca laudata;
vide an non codicem mss. unde apographum
illud haustum est, in Bibliotheca regia reperire
possis, meque certiorem fac de variantibus lec-
tionibus memorabilibus, quæ judice Bosquillono,
in eo reperiantur. Vale mihique fave.

Scrib. Leipzig, d. 11 mens. aug. 1829.

J'ai conservé dans ma correspon-
dance un grand nombre de témoi-
gnages tout-à-fait semblables et rela-
tifs à l'utilité de ces mêmes travaux,
également encouragés par plusieurs
académies, notamment par les universités de Leipsick, de Iéna et par la
société latine d'Allemagne. Leurs di-
plômes les ont expressément men-
tionnés.

Propter eruditionis copiam et elegantiam
Hippocraticorum operum editionibus eximiis
Declaratam
Et insignia in rempublicam litterariam merita
Universitatis litterarum Ienensis
Sodalis Honorarius
Cooptatus
(In ejusque rei fidem ac monimentum
Publica hæc tabula
Senatus auctoritate ipsi decreta
Signo academico munita et prorectoris manu
Subscripta est.
Jenæ calendis Novembribus A. C. MDCCCXVIII.

Jo. HENR. VOIGT,
h. t. prorector.

———

Ob magna, quæ singulari operum Hippocraticorum
Studio, et librorum ejus eximiis
Editionibus sibi comparavit, merita
Universitati litterarum Lipsiensi
Ejusque civibus
Honoris causa adscriptus est.
In cujus rei publicum documentum
Hæ tabulæ sunt propositæ.
In Univ. litt. Lips. Dom. XXI. P. Fest. Trinit.
A. C. MDCCCXVIII.

———

Quod felix faustumque fortunatumque sit
Societas Latina Ienensis,
Ob ingenii doctrinæque elegantiam
Et præclara in Rempublicam litterariam merita
Liberis omnium suffragiis electum
Sociorum Honorarorium numero adscripsit,
Ejusque cooptationis has litteras testes
Quibus impressum est sigillum Societatis
Promulgavit.
Ieuæ mense Decembre anni A. S. N. cIɔ Iɔ ccc xviii
A Societate condita LXXXIIII.

---

*

DES LUXATIONS,

D'HIPPOCRATE.

*

ΙΠΠΟΚΡΑΤΟΥΣ

ΠΕΡΙ

ΑΡΘΡΩΝ.

ΙΠΠΟΚΡΑΤΟΥΣ

ΠΕΡΙ

ΑΡΘΡΩΝ.

α΄. Ὤμου δὲ ἄρθρον ἕνα τρόπον οἶδα ὀλισθαῖ-
νον τὸν ἐς τὴν μασχάλην. Ἄνω δὲ, οὐδέποτε
εἶδον, οὐδὲ ἐς τὸ ἔξω. Οὐ μέν τοι διϊσχυριεῦω
γε, εἰ ὀλισθαίνοι ἄν, ἢ οὔ, καί περ ἔχων περὶ
αὐτοῦ, ὅ,τι λέγω. Ἀτὰρ οὐδὲ ἐς τὸ ἔμπροσθεν
οὐδέπω ὄπωπα, οὐδὲ τοῦτο ὅτι ἐδοξέ μοι ὠλι-
σθηκέναι. Τοῖσι μέν τοι ἰητροῖσι δοκέει κάρτα ἐς
τοὔμπροσθεν ὀλισθαίνειν, καὶ μάλιστα ἐξαπατῶνται ἐν τούτοισιν, ὧν ἂν φθίσις καταλάβῃ τὰς
σάρκας τὰς περὶ τὸ ἄρθρον τε καὶ τὸν βραχίονα.
Φαίνεται γὰρ ἐν τοῖσι τοιούτοισι παντάπασιν
ἡ κεφαλὴ τοῦ βραχίονος ἐξέχουσα ἐς τοὔμπροσθεν. Ἐγὼ δέ ποτε τὸ τοιοῦτον οὐ φὰς ἐκπεπτωκέναι, ἤκουσα φλαύρως ὑπό τε τῶν ἰητρῶν ὑπό

DES LUXATIONS,

D'HIPPOCRATE.

———

1. Je n'ai jamais vu l'épaule ou le bras se luxer qu'en bas, vers l'aisselle, et jamais en haut ni en dehors. Je ne veux pas disputer si le contraire peut arriver ou non, quoique je puisse en parler ; mais je n'ai, dis-je, jamais vu l'épaule se luxer en haut, et je ne crois même pas que cela soit possible ; toutefois l'os du bras paraît se luxer en avant aux yeux de certains médecins ; ils se trompent surtout, quand la maigreur s'est déjà emparée du bras et de l'épaule, car alors la tête de l'humérus proémine surtout antérieurement. Un jour, affirmant que cette luxation était impossible, je pa-

raissais seul ignorer ce que tout le monde
savait : enfin je n'ai pu parvenir que très-
difficilement à convaincre ceux qui étaient
présens. Mais si l'on détache l'épomide ou
le moignon de l'épaule, on voit à nu le
tendon qui s'y insère en haut, et celui
qui passe sous l'aisselle et va à la poitrine
près de la clavicule. On découvre alors la
tête de l'humérus protubérante à la partie
antérieure, mais non luxée. Elle fait une
saillie naturelle, tandis que le reste de
l'os est courbé en dehors. En le rapprochant des côtes, il s'articule obliquement
avec la cavité glénoïde de l'omoplate ;
mais si le bras est étendu en avant, la tête
de l'humérus se trouve directement dans
la cavité de l'omoplate, et ne fait plus de
saillie antérieurement. Or, pour conclure,
je répète que je n'ai jamais vu cette luxation. Pourtant je n'affirme pas qu'elle soit
impossible ou non. Mais lorsque la tête de
l'os se trouve sous l'aisselle, comme il est
ordinaire, beaucoup de gens savent la remettre. Il est même d'une bonne éduca-

τε τῶν δημοτέων διὰ τοῦτο τὸ πρῆγμα. Ἐδόκεον
γάρ αὐτοῖσι ἠγνοηκέναι μοῦνος, οἱ δὲ ἄλλοι πάντες ἐγνωκέναι, καὶ οὐκ ἠδυνάμην αὐτοὺς ἀνα-
γνῶσαι, εἰ μὴ μόλις, ὅτι τάδ᾽ ἐστὶ τοιόνδε. Εἰ
τις τοῦ βραχίονος ψιλώσειε μὲν τῶν σαρκέων
τὴν ἐπωμίδα, ψιλώσειε δὲ τὸν τένοντα, τὸν
κατὰ τὴν μασχάλην καὶ τὴν κληΐδα πρὸς τὸ
στῆθος ἔχοντα, φαίνοιτοι ἂν ἡ κεφαλὴ τοῦ βραχίονος ἐς τοὔμπροσθεν ἐξέχουσα ἰσχυρῶς, καί
περ οὐκ ἐκπεπτωκυῖα. Πέφυκε γὰρ ἐς τοὔμπροσθεν προπετὴς ἡ κεφαλὴ τοῦ βραχίονος. Τὸ δὲ
ἄλλο ὀστέον τοῦ βραχίονος ἐς τὸ ἔξω καμπύλον.
Ὁμιλέει δὲ ὁ βραχίων τῷ κοίλῳ τῆς ὠμοπλάτης
πλάγιος, ὅταν παρὰ τὰς πλευρὰς παρατεταμένος ᾖ. Ὅταν μέντοι ἐς τοὔμπροσθεν ἐκτανυσθῇ
ἡ ξύμπασα χείρ, τότε ἡ κεφαλὴ τοῦ βραχίονος
κατ᾽ ἴξιν τῆς ὠμοπλάτης τῷ κοίλῳ γίνεται καὶ
οὐκ ἔτι ἐξέχειν ἐς τοὔμπροσθεν φαίνεται. Περὶ
οὗ νῦν ὁ λόγος, οὐδέποτε εἶδον οὐδὲ εἰς τοὔμπροσθεν ἔκπεσον. Οὐ μὴν ἰσχυριεῖω γε σὺ δὲ
περὶ τούτου, εἰ μὴ ἐκπέση ἂν οὕτως, ἢ οὔ. Ὅταν
οὖν ἐκπέση ὁ βραχίων ἐς τὴν μασχάλην, ἅτε
πολλοῖσιν ἐκπίπτοντος, πολλοὶ ἐπίστανται ἐμ—
βάλλειν. Εὐπαίδευτον δὲ ἐστι τὸ εἰδέναι πάντας

τοὺς τρόπους, οἷσιν οἱ ἰητροὶ ἐμβάλλουσι καὶ
ὡς ἄν τις αὐτοῖσι τοῖσι τρόποισι τούτοισι μάλιστα χρῶτο. Χρέεσθαι δὲ χρὴ τῷ κρατίστῳ τῶν
τρόπων, ἢν τὴν ἰσχυρωτάτην ἀνάγκην ὁρᾷ.
Κράτιστος δὲ ὁ ὕστατος γεγραψόμενος.

β΄. Ὅσοισι μὲν οὖν πυκινὰ ἐκπίπτει ὁ ὦμος,
ἱκανοὶ ὡς ἐπὶ τὸ πλεῖστον αὐτοὶ σφίσιν αὐτοῖσιν
ἐμβάλλειν. Ἐνθέντες γάρ τῆς ἑτέρης χειρὸς τοὺς
κονδύλους ἐς τὴν μασχάλην, ἀναγκάζουσιν ἄνω
τὸ ἄρθρον. Τὸν δὲ ἀγκῶνα παράγουσιν ἐπὶ τὸ
στῆθος. Τὸν αὐτὸν δὲ τρόπον τοῦτον καὶ ὁ ἰατρὸς
ἄν ἐμβάλλοι, εἰ αὐτὸς μὲν ὑπὸ τὴν μασχάλην,
ἐσωτέρω τοῦ ἄρθρου ἐκπεπτωκότος, ὑποτείνας
τοὺς δακτύλους ἀναγκάζοι ἀπὸ τῶν πλευρέων ἐμ-
βάλλων τὴν ἑωυτοῦ κεφαλὴν ἐς τὸ ἀκρώμιον, ἀντερείσιος ἕνεκα, τοῖσι δὲ γούνασι παρὰ τὸν ἀγκῶνα ἐς τὸν βραχίονα ἐμβαλών, ἀντωθέῃ πρὸς τὰς
πλευράς. Συμφέρει δὲ κρατερὰς τὰς χεῖρας ἔχειν
τὸν ἐμβάλλοντα. Ἢ εἰ αὐτὸς μὲν τῇσι χερσὶ καὶ
τῇ κεφαλῇ οὕτω ποιοίη· ἄλλος δέ τις τὸν ἀγκῶνα
παράγοι παρὰ τὸ στῆθος. Ἔστι δὲ ἐμβολὴ ὤμου,

tion de connaître toutes les méthodes des médecins pour réduire les os, afin que, si l'on en voit l'extrême urgence, on puisse choisir la meilleure. C'est celle-là que je décrirai la dernière.

2. Ceux dont l'épaule se déboîte facilement parviennent assez souvent à la remettre eux-mêmes, de l'autre main, en pressant avec les condyles et tubercules des doigts sous l'aisselle, contre la tête de l'humérus qu'ils repoussent en haut, et en rapprochant le coude de la poitrine. Le médecin réduira de même l'article luxé encore plus en dedans sous l'aisselle, en y introduisant les doigts pour dégager la tête de l'os de dessus les côtes, tandis qu'il appuie sa tête sur l'acromion pour la contre-extension, et qu'avec ses genoux apuyés près du coude, il repousse l'humérus vers la poitrine. Celui qui fait cette réduction doit avoir les mains fortes, et seulement tirer sur le bras, en arc-boutant sa tête contre l'acromion, en même temps qu'un aide dirige le coude vers la poitrine. Il y

a aussi une autre manière de réduire l'articulation de l'épaule. Il faut porter en arrière le coude vers l'épine dorsale , tourner
légèrement l'humérus en haut , d'une
main , et repousser de l'autre en arrière le
coude vers la poitrine. Quoique cette réduction et la précédente ne soient pas très-
naturelles , on force ainsi quelquefois, par
ce mouvement de rotation , l'os à rentrer
dans sa cavité. Quelques—uns essaient plus
naturellement de faire la réduction avec le
talon. L'opérateur s'assied à terre du côté
de la luxation ; ensuite saisissant la partie
lésée des deux mains , il en fait l'extension ; en même temps qu'avec le talon
droit du côté droit ou gauche, il repousse
la tête de l'humérus placée sous l'aisselle.
On en remplit d'abord le creux avec une
pelote , qui s'y adapte le mieux possible
On a pour cela des petites balles de cuir,
dures , rondes , bien cousues ; sans cette
précaution , le talon ne pourrait mouvoir
directement la tête de l'os. En effet, l'aisselle se creuse, tandis qu'on étend le bras,

καὶ ἐς τοὐπίσω ὑποβάλλοντα τὸν πῆχυν ἐπὶ τὴν
ῥάχιν, ἔπειτα τῇ μὲν ἑτέρῃ χειρὶ ἀνακλᾶν ἐς τὸ
ἄνω τοῦ ἀγκῶνος ἐχόμενον, τῇ δὲ ἑτέρῃ παρὰ τὸ
ἄρθρον ὄπισθεν ἐνερείδειν. Αὕτη ἡ ἐμβολὴ, καὶ
ἡ πρόσθεν εἰρημένη, οὐ κατὰ φύσιν ἐοῦσαι,
ὅμως ἀμφιβάλλουσαι τὸ ἄρθρον, ἀναγκάζουσιν
ἐμπίπτειν. Οἱ δὲ τῇ πτέρνῃ πειρώμενοι ἐμβάλλειν, ἐγγύς τι τοῦ κατὰ φύσιν ἀναγκάζουσι.
Χρὴ δὲ τὸν μὲν ἄνθρωπον χαμαὶ κατακλῖναι
ὕπτιον, τὸν δὲ ἐμβάλλοντα χαμαὶ ἵζεσθαι ἐφ᾽
ὁκότερα ἂν τὸ ἄρθρον ἐκπεπτώκῃ. Ἔπειτα λαβόμενον τῇσι χερσὶ τῇσιν ἑωυτοῦ, τῆς χειρὸς τῆς
σιναρῆς, κατατείνειν αὐτὴν, τὴν δὲ πτέρνην ἐς
τὴν μασχάλην ἐμβάλλοντα ἀνθωθέειν τῇ μὲν
δεξιῇ, ἐς τὴν δεξιὴν, τῇ δὲ ἀριστερῇ, ἐς τὴν
ἀριστερήν. Δεῖ δὲ ἐς τὸ κοῖλον τῆς μασχάλης ἐν-
θεῖναι στρογγύλον τι ἐναρμόττον. Ἐπιτηδειότα-
ται δὲ αἱ πάνυ σμικραὶ σφαῖραι καὶ σκληραὶ,
οἷα πολλαὶ ἐκ τῶν σκυτέων ῥάπτονται. Ἢν γὰρ
μὴ τι τοιοῦτον ἐγκέηται, οὐ δύναται ἡ πτέρνη
ἐξικνέεσθαι πρὸς τὴν κεφαλὴν τοῦ βραχίονος.
Κατατεινομένης γὰρ τῆς χειρὸς, κοιλαίνεται ἡ
μασχάλη. Οἱ γὰρ τένοντες οἱ ἔνθεν καὶ ἔνθεν
τῆς μασχάλης ἀντισφίγγοντες ἐναντίοι εἰσι. Χρὴ

δέ τινα ἐπὶ θάτερα τοῦ κατατεινομένου καθήμενον κατέχειν κατὰ ὑγιέα ὤμου, ὡς μὴ περιέλ-
κηται τὸ σῶμα, τῆς χειρὸς, τῆς σιναρῆς ἐπὶ
θάτερα τεινομένης. Ἔπειτα ἱμάντος μαλθακοῦ,
πλάτος ἔχοντος ἱκανὸν, ὅταν ἡ σφαῖρα ἐντεθῇ
εἰς τὴν μασχάλην, περὶ τὴν σφαίρην περιβεβλη-
μένου τοῦ ἱμάντος, καὶ κατέχοντος, λαβόμενον
ἀμφοτερέων τῶν ἀρχῶν τοῦ ἱμάντος, ἀντικα-
τατείνειν τινὰ ὑπέρ κεφαλῆς τοῦ κατατεινομένου
καθήμενον τῷ ποδὶ προσβάντα πρὸς τοῦ ἀκρωμίου τὸ ὀστέον. Ἡ δὲ σφαίρη ὡς ἐσωτάτω καὶ
ὡς μάλιστα πρὸς τῶν πλευρέων κείσθω, καὶ μὴ
ἐπὶ τῇ κεφαλῇ τοῦ βραχίονος.

ζ΄. Ἔστι δὲ καὶ ἄλλη ἐμβολὴ, ὡς κατωμί-
ζουσιν ἐς ὀρθόν. Μείζω μέντοι εἶναι χρὴ τὸν
κατωμίζοντα· διαλαβόντα δὲ τὴν χεῖρα, ὑπο-
θεῖναι τὸν ὦμον τὸν ἑωυτοῦ ἐπὶ τὴν μασχάλην
ὀξύν. Κἄπειτα ὑποστρέψαι, ὡς ἂν ἐνίζηται
ὄρη, οὕτω στοχασάμενον, ὅκως ἀμφὶ τὸν ὦμον
τὸν ἑωυτοῦ κρεμάσαι τὸν ἄνθρωπον κατὰ τὴν
μασχάλην. Αὐτὸς δὲ ἑωυτὸν ὑψηλότερον ἐπὶ

et se rétrécit de chaque côté par la tension
des tendons. Un aide doit alors se placer
du côté sain et retenir le malade par l'é-
paule, pour l'empêcher de glisser, durant
l'extension. Après avoir rempli le creux
de l'aisselle avec une de ces pelotes, on
passe par dessus plusieurs tours d'une courroie de cuir assez molle, assez longue,
dont on ramène les deux bouts par dessus
la tête du blessé ; en même temps l'aide,
qui est assis, tire ces courroies et appuie
pour la contre-extension le talon contre
l'extrémité supérieure de l'épaule. La pelote doit surtout porter vers les côtes, et
très-peu ou point sur la tête de l'humérus.

3. Il y a une autre réduction, qui se
fait en soulevant directement l'épaule. Un
homme beaucoup plus grand que le blessé
avance son épaule en pointe sous l'aisselle
luxée, en même temps qu'il fait l'extension du bras et soulève le malade par une
conversion subite, comme s'il voulait l'asseoir, de manière à lui donner ainsi plusieurs secousses, en le tenant suspendu

par l'épaule, et lui rapprochant le bras vers la poitrine. La secousse s'opère dans cette situation avec l'extension du bras lésé, tandis que le malade suspendu par l'épaule, subit la contre-extension de l'autre côté. S'il est très-grêle, alors un enfant se suspend à son épaule. Ces sortes de réductions sont toutes familières dans les gymnases, parce qu'elles n'exigent le concours d'aucun instrument mécanique. On peut très-bien y avoir recours ailleurs, mais ceux qui réduisent l'humérus par dessus un pilon ou un bâton paraissent agir plus naturellement ; en l'enveloppant d'abord de quelques linges doux pour qu'il glisse moins, tandis qu'il est placé sous l'aisselle entre la tête de l'os et les côtes. S'il est un peu court, on fait asseoir le malade sur un siége, de manière que son bras puisse à peine atteindre le bout du pilon, mais dont la longueur est préférable afin qu'il y soit plus fermement soutenu. Ensuite, on lui étend le bras et le coude par dessus le pilon, tandis qu'un aide placé de

τοῦτον τὸν ὦμον ποιεέτω, ἢ ἐπὶ τὸν ἕτερον.
Τοῦ δὲ κρεμαμένου τὸν βραχίονα πρὸς τὸ ἑωυτοῦ στῆθος προσαναγκαζέτω ὡς τάχιστα. Ἐν
τούτῳ δὲ τῷ σχήματι προσκυασειέτω, ὁκόταν
μετεωρήσῃ τὸν ἄνθρωπον, ὡς ἀντιρρέποι τὸ ἄλλο
σῶμα αὐτῷ, ἀντίον τοῦ βραχίονος κατεχομέ-
νου. Ἢν δὲ ἄγχι κοῦφος ἔῃ ὁ ἄνθρωπος, προσ—
επικρεμασθήτω τούτου ὄπισθέν τις κοῦφος παῖς.
Αὗται δὲ αἱ ἐμβολαὶ πᾶσαι κατὰ παλαίστρην
εὔχρηστοί εἰσιν, ὅτι οὐδὲν ἀλλοίων ἁρμένων
δέονται ἐπεισενεχθῆναι. Χρήσαιτο δ᾽ ἄν τις
καὶ ἄλλοθι. Ἀτὰρ καὶ οἱ περὶ τὸ ὕπερον ἀναγ-
κάζοντες, ἐγγύς τι τοῦ κατὰ φύσιν ἐμβάλλουσι.
Χρὴ δὲ τὸ μὲν ὕπερον κατειλῆχθαι ταινίῃ τινὲ
μαλθακῇ· ἧσσον γὰρ ἂν ὑπολισθαίνοι, ὑπηναγ-
κάσθαι δὲ μεσηγὺ τῶν πλευρέων καὶ τῆς κεφαλῆς
τοῦ βραχίονος. Καί, ἢν μὲν βραχὺ ἔῃ τὸ ὕπερον, καθῆσθαι χρὴ τὸν ἄνθρωπον ἐπί τινος, ὡς
μόλις τὸν βραχίονα περιβάλλειν δύνηται περὶ τὸ
ὕπερον. Μάλιστα δὲ ἔστω μακρότερον τὸ ὕπερον, ὡς ἂν ἑστὼς ὁ ἄνθρωπος κρέμασθαι μικροῦ

δὴ ἀμφὶ τῷ ξύλῳ. Κᾄπειτα ὁ μὲν βραχίων καὶ
ὁ πῆχυς παρατεταμένος περὶ τὸ ὕπερον ἔστω.
Τὸ δὲ ἐπὶ θάτερα τοῦ σώματος καταναγκαζέτω
τὶς ὑπερβάλλων κατὰ τὸν αὐχένα παρὰ τὴν
κληΐδα τὰς χεῖρας. Αὕτη ἡ ἐμβολὴ κατὰ φύσιν
ἐπιεικέως ἐστὶν, καὶ ἐμβάλλειν δύναται, ἢν
χρηστῶς, σκευάσωνται αὐτήν. Ἀτὰρ καὶ ἡ διὰ
τοῦ κλιμακίου ἑτέρη τίς τοιαύτη, καὶ ἔτι βελ-
τίων, ὅτι ἀσφαλεστέρως ἂν τὸ σῶμα, τὸ μὲν
τῇ, τὸ δὲ τῇ, ἀντισηκωθείη μετεωρισθέν. Περὶ
γὰρ τὸ ὑπεροειδὲς ὁ ὦμος, εἰ καὶ καταπεπήγει,
περισφάλλεσθαι τὸ σῶμα κίνδυνος, ἢ τῇ, ἢ
τῇ. Χρὴ μέντοι καὶ ἐπὶ τῷ κλιμακτῆρι ἐπιδε-
δέσθαι τὸ ἄνωθεν στρογγύλον ἐναρμόσσον ἐς τὸ
κοῖλον τῆς μασχάλης, ὃ προσδιαναγκάσῃ τὴν
κεφαλὴν τοῦ βραχίονος ἐς τὴν φύσιν ἀπιέναι.

δ΄. Κρατίστη μέντοι πασέων ἐμβολέων ἡ
τοιήδε. Ξύλον χρὴ εἶναι πλάτος μὲν ὡς πεντε-
δάκτυλον ἢ τετραδάκτυλον τὸ ἐπίπαν. Πάχος
δὲ, ὡς διδάκτυλον, ἢ καὶ λεπτότερον. Μῆκος
δὲ, δίπηχυ, ἢ ὀλίγῳ ἔλασσον. Ἔστω δὲ ἐπὶ θά-

l'autre côté entrelace ses mains au cou près
de la clavicule, et appuie en bas. Cette
méthode est modérée et naturelle ; elle
peut réussir si on s'y prend bien. La réduction de l'os du bras peut s'opérer de même
sur une échelle ; ce moyen paraît même
meilleur que le précédent, à cause de l'équilibre plus parfait et de la secousse plus
égale, tandis que le malade est suspendu
par l'épaule ; car si le pilon doit rempla-
cer un échelon, il est à craindre que le
malade ne glisse d'un côté ou d'un autre.
On garnit donc le haut de l'échelle de
quelque chose de mou et de rond, qui
s'adapte au creux de l'aisselle et qui soit
propre à forcer la tête de l'humérus, à se
replacer en son lieu naturel.

4. Mais entre toutes les méthodes de
réduction, voici la meilleure. On a un
morceau de bois large de quatre ou cinq
travers de doigts, épais d'environ deux
doigts, et long de deux coudées ou un peu
moins, fort tendre et aminci d'un bout,

arrondi et étroit de l'autre, ayant une petite tête ronde avec une cavité au sommet, que l'on dirige non vers les côtes, mais directement sur la tête de l'humérus qui s'est portée vers les côtes et sous l'aisseille. On a soin de garnir le bois de quelque chose de mou pour qu'il soit plus doux. Ensuite, après avoir glissé le plus avant qu'il est possible ce bout arrondi sous l'aisselle, entre les côtes et la tête de l'os du bras, on attache l'autre bout aminci le long de toute l'extrémité jusqu'à la main. Il faut surtout avoir l'attention de bien assujettir le bois qui se trouve sous le bras, et de le lier le plus haut possible près de l'aisselle. Ensuite on fixe entre deux colonnes une pièce de bois en travers; on fait immédiatement passer par dessus, le bras garni du bois, la main pendante d'un côté et le corps de l'autre : et tandis que l'on place d'une part la pièce transversale sous l'aisselle, l'on en rapproche le bois qui est attaché au bras que l'on tire en bas, et de l'autre un aide ap-

τερα τὸ ἄκρον περιφερὲς καὶ στενότατον ταύτῃ
καὶ λεπρότατον. Ἄμβην δὲ ἐχέτω, μικρὸν ὑπερ-
έχουσαν ἐπὶ τῷ ὑστάτῳ τοῦ περιφερέος ἐν τῷ
μέρεϊ, ἀλλὰ μὴ τῷ πρὸς τὰς πλευράς, ἀλλὰ τῷ
πρὸς τὴν κεφαλὴν τοῦ βραχίονος ἔχοντι, ὡς
ὑφαρμόσειεν τῇ μασχάλῃ παρὰ τὰς πλευρὰς ὑπὸ
τὴν κεφαλὴν τοῦ βραχίονος ὑποτιθέμενος. Ὀθονίῳ δὲ, ἢ ταινίῃ μαλθακῇ, κατακεκολλήσθω
ἄκρην τὸ ξύλον, ὅκως προσηνέστερον ἔῃ. Ἔπειτα
χρὴ ὑπώσαντα τὴν κεφαλὴν τοῦ ξύλου ὑπὸ τὴν
μασχάλην ὡς ἐσωτάτω, μεσηγὺ τῶν πλευρέων
καὶ τῆς κεφαλῆς τοῦ βραχίονος, τὴν δὲ ὅλην χεῖρα
πρὸς τὸ ξύλον κατατείνοντα προσκαταδῆσαι κατά
τε τὸν βραχίονα, κατά τε τὸν πῆχυ, κατά τε
τὸν καρπὸν τῆς χειρὸς, ὡς ἂν ἀτρεμέῃ ὅτι μάλιστα. Περὶ παντὸς δὲ χρὴ ποιέεσθαι, ὅκως τὸ
ἄκρον τοῦ ξύλου ὡς ἐσωτάτω τῆς μασχάλης ἔσται,
ὑπερβεβηκὸς τὴν κεφαλὴν τοῦ βραχίονος. Ἔπειτα
χρὴ μεσηγὺ δύο στύλων στρωτῆρα πλάγιον εὖ
προσδῆσαι, ἔπειτα ὑπερενεγκεῖν τὴν χεῖρα ξὺν
τῷ ξύλῳ ὑπὲρ τοῦ στρωτῆρος, ὅκως ἡ μὲν χεὶρ
ἐπὶ θάτερα ἔῃ, ἐπὶ θάτερα δὲ, τὸ σῶμα. Κατὰ
δὲ τὴν μασχάλην, ὁ στρωτήρ. Κἄπειτα ἐπὶ μὲν
θάτερα τὴν χεῖρα καταναγκάζειν ξὺν τῷ ξύλῳ

περὶ τὸν στρωτῆρα. Ἐπὶ θάτερα δέ, τὸ ἄλλο
σῶμα. Ὕψος δὲ ἔχων ὁ στρωτὴρ προσδεδέσθω,
ὥστε μετέωρον τὸ ἄλλο σῶμα εἶναι, ἐπ' ἄκρων
τῶν ποδῶν. Οὗτος ὁ τρόπος παραπολὺ κράτιστος
ἐμβολῆς ὤμου. Δικαιότατα μὲν γὰρ μοχλεύει,
ἢν καὶ μοῦνον ἐσωτέρω ἔῃ τὸ ξύλον τῆς κεφαλῆς
τοῦ βραχίονος. Δικαιόταται δὲ αἱ ἀντιῤῥοπαί,
ἀσφαλίες δὲ τῷ ὀστέῳ τοῦ βραχίονος.

ε΄. Τὰ μὲν οὖν νευρὰ ἐμπίπτει θᾶσσον, ἢ
ὡς ἄν τις οἴοιτο, πρὶν ἢ κατατετάσθαι δο-
κέειν. Ἀτὰρ καὶ τὰ παλαιὰ μούνη αὕτη τῶν
ἐμβολέων οἵη τε ἐμβιβάσαι, ἢν μὴ ἤδη ὑπὸ χρόνου σὰρξ μὲν ἐπεληλύθῃ ἐπὶ τὴν κοτύλην, ἡ δὲ
κεφαλὴ τοῦ βραχίονος ἤδη τρίβον ἑωυτῇ πεποιη-
μένη ἔῃ ἐν τῷ χωρίῳ, ἵνα ἐξεκλίθη. Οὐ μὴν
ἀλλ' ἐμβάλλειν γάρ μοι δοκέει, καὶ οὕτω πεπα-
λαιωμένον ἔκπτωμα τοῦ βραχίονος. Τί γὰρ ἂν δικαίη μόχλευσις οὐχὶ κινήσειεν; μένειν μέντοι
οὐκ ἄν μοι δοκέη κατὰ χώρην, ἀλλ' ὀλισθαίνειν
ἄν, ὡς τὸ ἔθος. Τὸ αὐτὸ δὲ ποιέει καὶ περὶ ὀλι-

puie sur l'autre moitié du corps. Le support doit être à une hauteur telle que le malade puisse à peine y atteindre, en se redressant sur la pointe des orteils. Ce moyen de réduction l'emporte sur tous les autres. La force du levier y est très-modérée, pourvu que le bois qui garnit l'intérieur du bras soit bien assujetti. La résistance est aussi très-égale et très-sûre pour l'humérus.

5. Les luxations récentes se réduisent par ce moyen plus promptement qu'il ne le paraît, avant même qu'on ne croie les extensions suffisantes. Dans le cas où la maladie est déjà ancienne, c'est même la seule réduction possible, à moins que les chairs des environs n'aient déjà comblé la cavité de l'omoplate, et que la tête de l'humérus n'ait déjà foulé la partie où elle s'est frayé un passage. Ce cas de luxation ancienne me paraît même susceptible de réduction par ce moyen ; car que ne déplace-t-on pas par la force calculée du levier ? Mais ce n'est pas tout ; la réduction

ne me paraît ici rien moins que durable, et
bientôt l'humérus retombe comme auparavant. Le même inconvénient a lieu par
l'échelon bien garni, et de la même manière. Lorsque la luxation est récente, on
en fait très-bien la réduction sur la chaise
thessalique ; mais on doit se munir d'un
bois taillé pour le bras luxé, comme je l'ai
dit. On assied le malade de côté, on passe
son bras ainsi garni par dessus le dos de la
chaise, et on le tire en bas, tandis que de
l'autre côté, on abaisse l'autre moitié du
corps. On fait aussi cette réduction sur
une porte à double battans. On se sert
aussi quelquefois de ce qui se présente sous
la main ; mais on ne doit pas ignorer que
les complexions, quoique naturelles, diffèrent souvent d'elles-mêmes au point de
faciliter le retour des luxations. Les cavités articulaires varient de même relativement au déplacement plus ou moins facile
des os. Enfin les ligamens différens des
tendons sont lâches chez les uns et tendus
avec force chez les autres.

μακτῆρα καταναγκάζειν, τοῦτον τὸν τρέπον
σκευάσαντα, πάνυ μὲν ἱκανῶς ἔχει, καὶ περὶ
μέγα ἔδος θεσσαλικὸν ἀναγκάζειν, ἢν νεαρὸν ἔῃ
τὸ ὀλίσθημα. Ἐσκευάσθαι μέν τοι χρὴ τὸ ξύλον,
ὥσπερ εἴρηται. Ἀτὰρ τὸν ἄνθρωπον καθίσαι
πλάγιον ἐπὶ τῷ δίφρῳ. Κἄπειτα τὸν βραχίονα
ξὺν τῷ ξύλῳ ὑπερβαλέειν ὑπὲρ τοῦ ὀνακλι-
σμοῦ, καὶ ἐπὶ μὲν θάτερα τὸ σῶμα καταναγκάζειν, ἐπὶ δὲ θάτερα τὸν βραχίονα ξὺν τῷ ξύλῳ.
Τὸ αὐτὸ δὲ ποιέειν ἀναγκάζειν, καὶ ὑπὲρ δὶ-
κλειδος θύρης; χρέεσθαι δὲ τούτοισι ἃ ἂν τύχη
παρέοντα. Εἰδέναι μὲν οὖν χρὴ, ὅτι φύσιες φυσίων μέγα διαφέρουσιν, ἐς τὸ ῥηϊδίως ἐμπί-
τειν τὰ ἐκπίπτοντα. Διεκέγκοι μὲν γὰρ ἂν καὶ
κότυλη κοτύλης, ἡ μὲν εὐυπέρβαλος ἐοῦσα, ἡ
δὲ ἧσσον. Πλεῖστον δὲ διαφέρει καὶ τῶν νεύρων
ὁ σύνδεσμος, τοῖσι μὲν ἐπιδόσιας ἔχων, τοῖσι
δὲ ξυντεταμένος ἐών.

ς'. Καὶ γὰρ ἡ ὑγρότης, τοῖσιν ἀνθρώποισι γίνεται ἡ ἐκ τῶν ἄρθρων, διὰ τῶν νεύρων τὴν ἀπάρτισιν, ἢν χαλαρά τε ἔῃ φύσει, καὶ τὰς ἐπιτάσιας εὐφόρως φέρῃ. Συχνοὺς γὰρ ἄν τις ἴδοι, οἱ οὕτως ὑγροί εἰσιν, ὥστε, ὁπόταν ἐθέλωσιν, τότε αὐτοῖσι τὰ ἄρθρα ἐξίστανται ἀνωδύνως, καὶ καθίστανται ἀνωδύνως. Διαφέρει μέντοι καὶ σχέσις τὶς σώματος. Τοῖσι μὲν γὰρ εὖ ἔχουσι τὸ γυῖον καὶ σεσαρκωμένοισιν ἐκπίπτει τε ἧσσον, ἐμπίπτει τε χαλεπωτέρον. Ὅταν δὲ αὐτοὶ σφῶν αὐτῶν λεπτότεροι καὶ ἀσαρκότεροι ἔωσι, τότε ἐκπίπτει τε μᾶλλον, ἐμπίπτει τε ῥᾷον. Σημήῖον δὲ, ὅτι ταῦτα οὕτως ἔχοι, τόδε. Τοῖσι γὰρ βουσὶ τότε ἐκπίπτουσι μᾶλλον οἱ μηροὶ ἐκ τῆς κοτύλης, ἡνίκα ἂν αὐτοὶ σφῶν αὐτῷ οἱ λεπτότατοι ἔωσι. Γίνονται δὲ καὶ βόες λεπτότατοι, τοῦ χειμῶνος τελευτῶντος. Τότε οὖν καὶ ἐξαρθρέουσι μάλιστα, εἰ δή εἰ καὶ τοιοῦτο δεῖ ἐν ἰητρικῇ γράψαι· δεῖ δέ. Καλῶς γὰρ Ὅμηρος καταμεμαθήκει, ὅτι πάντων τῶν προβάτων βόες μάλιστα πονέουσι ταύτην τὴν ὥρην, καὶ βοῶν οἱ ἀρέται, ὅτι κατὰ τὴν χειμῶνα ἐργάζονται. Τούτοισι τοινὺν ἐκπίπτει μάλιστα· οὗτοι γὰρ μάλιστα λεπτύνονται.

6. L'humidité dans l'espèce humaine, se manifeste pour les articulations naturellement tendues, par leur laxité et leur distension au delà des bornes ordinaires. Ainsi vous voyez des gens aussi prompts à se luxer les membres qu'ils sont habiles à se les réduire : cela vient de la différence dés complexions. Des sujets bien constitués et bien charnus se luxent moins facilement et plus rarement les membres, que d'autres plus faibles et plus grêles, qui éprouvent, au contaire, des luxations plus complètes. En voici une preuve remarquable : les bœufs devenus très-maigres se luxent surtout la cuisse, en sortant des étables à la fin de l'hiver. Cette luxation leur arrive donc, si toutefois l'on doit en parler en médecine ; mais je soutiens qu'il le faut : et Homère fait très-bien observer, qu'entre tous les bestiaux, ce sont surtout les bœufs qui travaillent le plus constamment dans cette saison, où les laboureurs façonnent leurs champs. Aussi les bœufs boitent-ils très-souvent et sont frappés d'une extrême maigreur.

II.   6

7. Les autres bestiaux peuvent paître
l'herbe courte, mais le bœuf ne la prend
que très-haute ; ils ont la lèvre supérieure
plus mince et qui avance, et la mâchoire
supérieure plus petite ; le bœuf, au contraire, a la mâchoire supérieure large et
obtuse et la lèvre épaisse : il ne peut donc
rien saisir dans des prairies très-nues ; les
autres animaux monongles, pourvus d'une
double rangée de dents qui se rapprochent
directement, paissent, au contraire, très-
facilement, parce qu'ils peuvent placer les
dents des deux mâchoires à la racine de
l'herbe même très-courte, qu'ils préfèrent
à la plus haute. La plus tendre leur est
meilleure, et les nourrit mieux que la plus
haute, toute fructifère qu'elle est. Ainsi le
poète a fait allusion à ceci, lorsqu'il a dit :
comme quand le doux printemps, vers
l'herbe rajeunie, ramène les bœufs qui tour-
nent les jambes ! C'est qu'ils ont naturellement les articulations coxales plus lâches
que celles des autres animaux. C'est pour
cela qu'ils se luxent aussi plus souvent la

ζ΄. Τὰ μὲν γὰρ ἄλλα βοσκήματα δύνανται βραχεῖαν τὴν πόην βόσκεσθαι. Βοῦς δὲ οὐ μάλα, πρὶν
βαθεῖα γένηται. Τοῖσι μὲν γὰρ ἄλλοισιν ἐστὶ
λεπτὴ ἡ προβολὴ τοῦ χείλεος, λεπτὴ δὲ ἡ ἄνω
γνάθος. Βοῒ δὲ παχεῖα μὲν ἡ προβολὴ τοῦ χείλεος·
παχεῖα δὲ καὶ ἀμβλεῖα ἡ ἄνω γνάθος· διὰ ταῦτα
ὑποβάλλειν ὑπὸ τὰς βραχείας πόας οὐ δύνανται.
Τά τε αὖ μώνυχα τῶν ζώων, ἅτε ἀμφόδοντα
ἐόντα, δύνανται μὲν γὰρ σαρκάζειν· δύνανται δὲ
ὑπὸ τὴν βραχεῖαν πόην ὑποβάλλειν τοὺς ὀδόντας.
Καὶ ἥδεται τῇ οὕτως ἐχούσῃ πόῃ μᾶλλον ἢ τῇ βαθείῃ. Καὶ γὰρ τὸ ἐπίπαν ἀμείνων, καὶ στερεωτέρη
ἡ βραχεῖα πόη τῆς βαθείης, ὅτι καὶ πρὶν ἐκκαρπεῖν τὴν βαθεῖαν. Διὰ τοῦτο οὖν ἐποίησεν ὧδε
τάδε τὰ ἔπη. Ὡς δ᾽ ὁπότ᾽ ἀσπάσιον ἔαρ ἤλυθε βουσὶν ἕλιξιν· ὅτι ἀσμενωτάτη τοῖσι αὐτοῖσιν ἡ βαθεῖα
ποίη φαίνεται· ἀτὰρ καὶ ἄλλως ὁ βοῦς, χαλαρὸν φύσει τὰ ἄρθρον τοῦτο ἔχει μᾶλλον τῶν ἄλλων διὰ ·

τοῦτο καὶ εἰλίπουν ἐστὶ μᾶλλον τῶν ἄλλων ζώων.
Καὶ μάλιστα, ὅταν λεπτὸν καὶ γηραλεὸν ἔη.
Διὰ ταῦτα πάντα καὶ ἐκπίπτει βοΐ μάλιστα. Πλείω
δὲ γέγραπται περὶ αὐτοῦ, ὅτι πάντων τῶν προει-
σημένων ταῦτα μαρτύριά ἐστι.

η΄. Περὶ οὗ νῦν ὁ λόγος, τοῖσιν ἀσάρκοισι μᾶλλον ἐκπίπτει ὡς θᾶσσον ἐμπίπτειν, ἢ τοῖσιν εὖ σε-
σαρκωμένοισι· καὶ ἧσσον ἐπιφλεγμαίνουσι τοῖσιν
ὑγροῖσι καὶ τοῖσιν ἀσάρκοισιν, ἢ τοῖσι σκελιφροῖσι
καὶ σεσαρκωμένοισι, καὶ ἧσσόν γε δέδεται ἐς τὸν
ἔπειτα χρόνον. Ἀτὰρ καὶ εἰ μύξα πλείων ὑπείη τοῦ
μετρίου μὴ ξὺν φλεγμονῇ. Καὶ οὕτως ἂν ὀλισθη-
ρὸν εἴη. Μυξωδέστερα γὰρ τοὐπίπαν τὰ ἄρθρα
τοῖσιν ἀσάρκοισιν, ἢ τοῖσι σεσαρκωμένοισίν
ἐστιν. Καὶ γὰρ αὗται αἱ σάρκες τῶν μὰ ἀπὸ
τέχνης ὀρθῶς λελιμαγχημένων, αἱ τῶν λεπτῶν,
μυξωδέστεραί εἰσιν, ἢ αἱ τῶν παχέων. Ὅσοισι
μέντοι ξὺν φλεγμονῇ μύξα ὑπογίνεται, ἡ φλε-
γμονὴ δήσασα ἔχει τὸ ἄρθρον. Διὰ τοῦτο οὐ
μάλα ἐκπίπτει τὰ ὑπόμυξα, ἐκπίπτοντα ἄν, εἰ

cuisse, étant maigres et surtout déjà vieux.
J'ai disserté un peu longuement, voulant
puiser mes preuves dans les écrits précédens.

8. Mais pour revenir à mon sujet, je
dis que les hommes maigres se luxent
plus facilement et plus souvent les membres que d'autres bien charnus. J'ajoute
que les tempéramens très-humides sont
moins sujets aux inflammations que les
constitutions sèches et charnues. Ici la réduction est plus durable; là, les mucosités s'engendrent plus facilement sans inflammation, et il y a plus à craindre les
récidives des luxations. Enfin les articulations très-maigres sont plus muqueuses
que celles dont les chairs sont bien nour-
ries. Il arrive en effet que les personnes
exténuées par une longue abstinence, non
prescrite par l'art, de même que les sujets
très-maigres, ont les chairs plus muqueuses que d'autres très-forts et très-charnus.
Quand les mucosités abondent, s'il y a inflammation, celle-ci raffermit l'articula-

tion et lui sert en quelque sorte de lien ; c'est pourquoi ceux dont les articulations sont très-humides se luxeraient encore plus souvent les membres , si l'inflammation ne s'y opposait plus ou moins directement. Quand l'épaule luxée est réduite sur-le-champ, l'absence des douleurs et de l'inflammation dispose tout de suite les malades à renoncer à tous les soins ; pourtant les médecins leur font au contraire craindre l'avenir. En effet , la récidive est ici plus à redouter que dans le cas d'inflammation des nerfs ou ligamens de l'articulation. Tout se passe ainsi dans l'homme, comme je viens de l'indiquer. Il est surtout sujet à se luxer le bras et le genou ; or c'est principalement de ces luxations qu'il s'agit.

9. Lorsqu'il y a donc inflammation des nerfs ou des ligamens de l'épaule , on ne peut se servir du bras , à cause de la tension et des douleurs de l'articulation. On y remédie par l'application du cérat , des compresses et des bandes. On place sous

μή τι ἢ πλέον ἢ ἔλασσον φλεγμονῆς ὑπεγένετο. Οἶσι μὲν οὖν, ὅταν ἐκπέσῃ τὸ ἄρθρον, καὶ μὴ ἐπιφλεγμήνῃ τὰ περιέχοντα, χρῆσθαι τὰ ἀνωδύνως αὐτίκα τῷ ὤμῳ δύνανται· οὗτοι μὲν οὐδὲν νομίζουσιν ἑωυτῶν δεῖν ἐπιμελεῖσθαι. Ἰητροῦ μήν ἐστι καταμαντεύσασθαι τῶν τοιούτων. Τοῖσι τοιούτοισιν ἐκπίπτει, καὶ αὖθις μᾶλλον, καὶ οἷσιν ἂν ἐπιφλεγμήνῃ τὰ νεῦρα. Τοῦτο κατὰ πάντα τῷ ἀνθρώπῳ οὕτως ἔχει. Καὶ μάλιστα κατ’ ὦμον καὶ κατὰ γόνυ. Μάλιστα γὰρ οὖν καὶ ὀλισθαίνῃ ταῦτα.

θ. Οἷσι δ’ ἂν ἐπιφλεγμήνῃ τὰ νεῦρα, οὐ δύνανται χρέεσθαι τῷ ὤμῳ. Κωλύει γὰρ ἡ ὀδύνη καὶ ἡ ξύντασις τῆς φλεγμονῆς. Τοὺς οὖν τοιούτους ἰῆσθαι χρὴ κηρωτῇ καὶ σπλήνεσι καὶ ὀθονίαισι πολλοῖσιν ὑποδέοντα. Ὑποτιθέναι ἐς τὴν

μασχάλην εἰρίον μαλθακὸν καθαρὸν ξυνειλίσσον-
τα, ἐκπλήρωμα τοῦ κοίλου ποιέοντα, ἵνα ἀντιστή-
ριγμα μὲν τῇ ἐπιδέσει ἔῃ, ἀνακωχὴ δὲ τὸ ἄρθρον. Τὸν δὲ βραχίονα ἐς τὸ ἄνω ῥέποντα ἴσχειν
χρὴ τὰ πλεῖστα. Οὕτω γὰρ ἂν οἴη ἑκάστῳ εἴη
τοῦ χωρίου, ἐς ὃ ὤλισθεν ἡ κεφαλὴ τοῦ ὤμου.
Χρὴ δὲ ὅταν ἐπιδήσῃς τὸν ὦμον, ἔπειτα προσ-
καταδεῖν τὸν βραχίονα πρὸς τὰς πλευρὰς ταινίῃ
τινὶ κύκλῳ περὶ τὸ σῶμα περιβάλλοντα. Χρὴ δὲ
καὶ ἀνατρίβειν τὸν ὦμον ἡσυχέως καὶ λιπαρῶς.
Πολλῶν δὲ ἔμπειρον δεῖ εἶναι τὸν ἰητρόν, ἀτὰρ
δὴ καὶ ἀνατρίψιος. Ἀπὸ γὰρ τοῦ αὐτοῦ ὀνόματος
οὐ τὸ αὐτὸ ἀποβαίνει. Καὶ γὰρ ἂν δήσειεν ἄρθρον
ἀνάτριψις, χαλαρώτερον τοῦ καιροῦ ἐὸν, καὶ
λύσειεν ἄρθρον, σκληρότερον τοῦ καιροῦ ἐόν.
Ἀλλὰ διοριεῖται ἡμῖν περὶ ἀνατρίψιος ἐν ἄλλῳ
λόγῳ. Τὸν γοῦν τοιοῦτον ὦμον μαλθακοῖσι
χρὴ χερσὶν ἀνατρίβειν. Συμφέρει γὰρ καὶ ἄλλως
πρηέως. Τὸ δὲ ἄρθρον διακινέειν μὴ βίῃ, ἀλλὰ
τοσοῦτον, ὅσον ἀνωδύνως κινήσεται. Καθίσταται δὲ πάντα, τὰ μὲν ἐν πλείονι χρόνῳ, τὰ
δ᾽ ἐν ἐλάσσονι.

l'aisselle, des pelotes de laine molle et propre, qui s'adaptent à sa cavité. Afin de favoriser la pression du bandage et de soutenir l'articulation, il faut tenir le bras un peu élevé, pour éloigner le plus possible la tête de l'os de l'endroit luxé. On a soin d'environner l'épaule et le bras de plusieurs tours de bandes, qui les maintiennent rapprochés du corps et de la poitrine; ensuite on masse et on oint mollement l'épaule. Le médecin doit avoir l'expérience d'une foule de choses et même des frictions; car, quoique sous une même dénomination, leurs effets sont quelquefois opposés. Elles peuvent fortifier les articulations trop lâches, et amollir celles qui sont trop tendues. Mais je parlerai des frictions dans un autre traité. Quant à l'épaule luxée, il convient de l'oindre mollement avec les mains et légèrement sans secousses ni douleurs. Les articulations se rétablissent en général, plus promptement ou plus lentement, à raison de leur constitution naturelle.

6*

10. Voici les signes d'après lesquels
on reconnaît la luxation de l'épaule.
Comme les hommes dont la stature est
bien proportionnée ont de même les
bras et les jambes bien conformés, on
compare ainsi les membres sains avec les
membres malades, et point ce qui n'est
pas lésé avec ce qui est sain, ni en voyant
d'autres articulations (car il en est de plus
saillantes les unes que les autres); mais
en examinant si le malade a un membre
plus sain que l'autre? Ceci l'indique très-
bien; toutefois l'on se trompe souvent.
Or il ne suffit pas de démontrer l'art par
des discours, il faut aussi s'en rendre la
pratique familière. Mais il arrive souvent,
même sans luxation, de ne pouvoir situer
les membres comme dans l'état sain, parce
que la douleur en empêche, ou toute autre
cause. Il importe donc de bien connaître
cette conformation et de l'examiner atten-
tivement. En effet la tête de l'humérus,
du côté luxé, paraît placée bien plus bas
sous l'aisselle que du côté sain; et l'apo-

ί. Γινώσκειν δὲ εἰ ἐκπέπτωκεν ὁ βραχίων,
τούτοισι χρὴ τοῖσι σημείοισι. Τοῦτο μὲν, ἐπειδὰν δίκαιον ἔχουσι τὸ σῶμα οἱ ἄνθρωποι, καὶ
τὰς χεῖρας, καὶ τὰ σκέλεα, παραδείγματι χρέεσθαι δεῖ τῷ ὑγιεῖ πρὸς τῷ ὑγιεῖ, καὶ τῷ μὴ ὑγιεῖ
πρὸς τὸ μὴ ὑγιές. Μήτ' ἀλλότρια ἄρθρα καθο-
ρῶντα. Ἄλλοι γὰρ ἄλλων μᾶλλον ἔξαρθροι πεφύκασιν. Ἀλλὰ τὰ αὐτὰ τοῦ κάμνοντος, ἢν ἀνόμοιον ᾖ
τὸ ὑγιὲς τῷ κάμνοντι. Καὶ τοῦτο εἰρήσεται μὲν
ὀρθῶς. Παραξύνεσιν δὲ ἔχει πάνυ πολλὴν διὰ τὰ
τοιαῦτα, καὶ οὐκ ἀρκέει μοῦνον λόγῳ εἰδέναι τὴν
τέχνην ταύτην, ἀλλὰ καὶ ὁμιλίῃ ὁμιλέειν. Πολλοὶ
γὰρ ὑπὸ ὀδύνης, ἢ ὑπ' ἀλλοίης προφάσιος, οὐκ
ἐξεστεώτων αὐτέοισι τῶν ἄρθρων, ὅμως οὐ δύνανται ἐς τὰ ὅμοια σχήματα καθιστάναι, ἐς οἷόπερ
τὸ ὑγιαῖνον σῶμα σχηματίζεται. Προσξυνιέναι δὲ
δεῖ οὖν, καὶ ἐννοεῖν καὶ τὸ τοιόνδε σχῆμα χρὴ,
ἀτὰρ καὶ ἐν τῇ μασχάλῃ ἡ κεφαλὴ τοῦ βραχίονος
φαίνεται ἐγκειμένη πολλῷ μᾶλλον τοῦ ἐκπεπτωκότος ἢ τοῦ ὑγιέος. Τοῦτο δὲ ἄνωθεν κατὰ
τὴν ἐπωμίδα κοῖλον φαίνεται τὸ χωρίον, καὶ

τὸ τοῦ ἀκρωμίου ὀστέου ἐξέχον φαίνεται, ἅτε
ὑποδεδυκότος τοῦ ἄρθρου ἐς τὸ κάτω τοῦ χωρίου.
Παραξύνεσιν μὲν καὶ ἐν τούτῳ ἔχει τινά, ἀλλ'
ὕστερον περὶ αὐτοῦ γεγράψεται. Ἄξιον γὰρ γρα-
φῆς ἐστι. Τοῦτο δὲ τοῦ ἐκπεπτωκότος ὁ ἀγκὼν
φαίνεται ἀφεστὼς μᾶλλον ἀπὸ τῶν πλευρέων,
ἢ τοῦ ἑτέρου. Εἰ μέν τοι τις προσαναγκάζοι,
προσάγεται μὲν, ἐπιπόνως δέ. Τοῦτο δὲ ἄνω τὴν
χεῖρα ἆραι εὐθεῖαν παρὰ τὸ οὖς ἐκτεταμένου
τοῦ ἀγκῶνος οὐ μάλα δύναται, ὥσπερ τὴν
ὑγιέα, οὐδὲ παράγειν ἔνθα καὶ ἔνθα ὁμοίως. Τά
τε οὖν σημήια ταῦτά ἐστιν ὤμου ἐκπεπτωκότος.
Αἵ τε ἐμβολαὶ αἱ γεγραμμέναι, αἵ τε ἰητρεῖαι
αὗται.

ιθ'. Ἐπάξιον δὲ τὸ μάθημα, ὡς χρὴ ἰητρεύειν
τοὺς πυκνὰ ἐκπίπτοντας ὤμους. Πολλοὶ μὲν
γὰρ ἤδη ἀγωνίης ἐκωλύθησαν διὰ ταύτην τὴν
ξυμφορὰν, τ' ἄλλα πάντα ἀξιόχρεοι ὄντες. Πολλοὶ δὲ ἐν πολεμικοῖσιν ἀχρήιοι ἐγένοντο καὶ διε-
φθάρησαν διὰ ταύτην τὴν ξυμφορὰν. Ἅμα τε
ἐπάξιον καὶ διὰ τοῦτο, ὅτι οὐδένα οἶδα ὀρθῶς
ἰητρεύοντα, ἀλλὰ τοὺς μὲν μηδὲ ἐγχειρέοντας,
τοὺς δὲ τἀναντία τοῦ ξυμφέροντος φρονέοντάς τε
καὶ ποιέοντας. Συχνοὶ γὰρ ἤδη ἰητροὶ ἔκαυσαν

physe acromion est beaucoup plus saillante en haut de l'épaule, tandis que l'articulation penche évidemment en bas.
Mais il se commet à ce sujet plus d'une
erreur que je signalerai dans la suite, car
cet article est digne d'être médité. Le
coude du bras luxé paraît plus éloigné des
côtes que l'autre ; ce n'est qu'avec douleur que l'on tente de l'en rapprocher. On
ne peut étendre le coude ni porter la main
jusqu'à l'oreille, comme du côté sain ; ce
sont là les signes de la luxation de l'humérus en bas. Les moyens de réduction
ont été décrits ; voici quels ils sont.

11. C'est une instruction bien importante que la guérison des luxations du
bras, d'ailleurs si fréquentes ; en effet des
guerriers encore capables de se signaler
dans les combats en sont éloignés par ce
malheureux accident, tandis que d'autres
ainsi mutilés sont condamnés à finir leur
vie misérablement ; toutefois ceci est à
noter. Non-seulement je n'ai connu personne qui opérât bien cette guérison ni

même qui l'ait tentée, mais encore je sais que d'aucuns ont fait tout le contraire. La plupart des médecins cautérisent la partie supérieure du bras, tant intérieurement que postérieurement, près de la saillie de la tête de l'humérus. Si en effet le bras était luxé en *haut*, en *avant* ou en *arrière*, la cautérisation serait très-utile; mais comme la luxation a lieu surtout en bas, le feu rétrécit le passage de la tête de l'os, et nuit à sa rentrée plus qu'il ne l'élargit. Voici donc comment il faut cautériser : on fait un pli longitudinal à la peau que l'on saisit avec les doigts, à l'endroit de la protubérance de la tête de l'humérus, et, l'ayant attirée à soi, on perfore ainsi la peau de part en part.

12. On se sert pour cela de morceaux de fer effilés, ronds, pas fort pointus au bout et assez longs, pour qu'ils passent vite. Les fers plus épais passeraient moins promptement. Ils feraient de grandes eschares, et il serait à craindre ensuite que les cicatrices ne vinssent à se rompre ;

ὤμους ἐκπίπτοντας, κατά τε τὴν ἐπωμίδα, κατά τε τὸ ἔμπροσθεν, ἢ ἡ κεφαλὴ τοῦ βραχίονος ἐξογκέει, κατά τε τὸ ὄπισθεν ὀλίγον τῆς ἐπωμίδος. Αὗται οὖν καὶ καύσιες· εἰ μὲν εἰς τὸ ἄνω ἐξέπιπτεν ὁ βραχίων, ἢ εἰς τοὔμπροσθεν, ἢ ἐς τ' ὄπισθεν ὀρθῶς ἂν ἔκαιον. Νῦν δὲ δὴ, ὅτε ἐς τὸ κάτω ἐκπίπτει, ἐκβάλλουσιν αὗται αἱ καύσιες μᾶλλον, ἢ κωλύουσιν. Ἀποκλείουσι γὰρ τῆς ἄνω εὐρυχωρίης τὴν κεφαλὴν τοῦ βραχίονος. Χρὴ δὲ ὧδε καίειν ταῦτα. Ἀπολαβόντα τοῖσι δακτύλοισι κατὰ τὴν μασχάλην, τὸ δέρμα ἀφελκύσαι κατ' αὐτὴν τὴν ἴξιν μάλιστα, καθ' ἣν ἡ κεφαλὴ τοῦ βραχίονος ἐκπίπτει. Ἔπειτα δὲ οὕτως ἀφελκυσμένον τὸ δέρμα διακαῦσαι ἐς τὸ πέρην.

ιϛ'. Σιδηρίοισι δὲ χρὴ τὰ τοιαῦτα καίειν, μὴ παχέσι, μηδὲ λίην φαλακροῖσιν, ἀλλὰ προμήκεσι. Ταχυπορώτερα γὰρ καὶ τῇ χειρὶ ἐπερείδειν. Χρὴ δὲ διαφανέσι καίειν, ὡς ὅτι τάχιστα περαιωθῇ κατὰ δύναμιν. Τὰ γὰρ παχέα, βραδέως περαιούμενα, πλατυτέρας τὰς ἐκπτώσιας

τῶν ἐσχαρῶν ποιέεται. Καὶ κίνδυνος ἂν εἴη ξυρ-
ραγῆναι τὰς ὠτειλάς. Καὶ κάκιον μὲν οὐδὲν ἂν
εἴη· αἴσχιον δὲ καὶ ἀτεχνότερον. Ὅταν δὲ διακαύσῃς ἐς τὸ πέρην, τῶν μὲν πλείστων ἱκανῶς
ἂν ἔχοι τῷ κάτω μέρεῖ τὰς ἐσχάρας ταύτας μό-
νας θεῖναι. Ἢν δὲ μὴ κίνδυνος φαίνηται εἶναι ξυρ-
ραγῆναι τὰς ὠτειλὰς, ἀλλὰ πολὺ τὸ διὰ μέσου
ἔη· ὑπάλειπτρον χρὴ λεπτὸν διέρσαι διὰ τῶν
καυμάτων, ὅτι ἀπαλελαμμένου τοῦ δέρματος. Οὐ
γὰρ ἂν ἄλλως δύναιο διέρσαι. Ἐπὴν δὲ διέρσῃς,
ἀφεῖναι τὸ δέρμα, ἔπειτα μεσηγὺ τῶν ἐσχαρῶν
ἄλλην ἐσχάρην ἐμβάλλειν, λεπτῷ σιδηρίῳ καὶ διακαῦσαι, ἄχρις ἂν τῷ ὑπαλείπτρῳ ἐγκύρσῃ.
ὁκόσον δέ τι χρὴ τὸ δέρμα τὸ ἀπὸ τῆς μασχάλης
ἀπολαμβάνειν, τοῖσι δὲ χρὴ τεκμαίρεσθαι. Ἀδέ-
νες ὕπεισιν ὑπὸ τῇ μασχάλῃ, πολλαχῇ δὲ καὶ
ἄλλῃ τοῦ σώματος. Ἀλλὰ ἐν ἄλλῳ λόγῳ περὶ ἀδένων οὐλομελίης γεγράψεται, ὅτι τέ εἰσι καὶ οἷα
ἐν οἵοισι σημαίνουσί τε καὶ δύνανται. Τοὺς μὲν
οὖν ἀδένας οὐ χρὴ προσεπιλαμβάνειν· οὐ δ’ ὅσα
τῶν ἀδένων ἐσωτέρω. Μέγαν γὰρ κέκτηνται τὸν

ce qui deviendrait aussi nuisible que le mal et serait difforme, et de plus honteux pour l'art. Pourvu que la perforation ait lieu, il suffit de cautériser au dessous de l'aisselle, pour n'avoir pas à craindre la rupture des cicatrices provenant des eschares. Il convient donc de laisser un assez long espace entre les deux ouvertures, où l'on introduit une sonde plate, tandis que la peau est encore tendue (car on ne le pourrait plus après), ensuite on lâche le pli de la peau. On applique un autre fer rouge encore plus petit sur le milieu de la peau, entre les deux ouvertures, jusqu'à la rencontre de la sonde. On se fixe ainsi d'avance sur l'étendue de la peau, que l'on attire à soi, sous l'aisselle : mais ici il y a des glandes comme dans les autres parties du corps. Je ferai connaître dans un autre livre la nature des glandes, selon la constitution des diverses parties, et les signes qu'on en peut tirer. Il faut éviter avec soin, en pinçant la peau, de blesser les glandes extérieu-

res et encore plus celles qui sont intérieures ; cela serait très-dangereux à cause
des nerfs considérables qui les environ-
nent ; mais en se bornant au pli extérieur
de la peau, il n'y a aucun danger. On doit
savoir que, si l'on étend fortement le bras,
il est à peine possible de saisir la peau
sous l'aisselle ; elle s'allonge en effet lors
de l'extension du bras ; on ne doit point
user, pour la réduction des membres, d'aucun mécanisme, propre à léser les nerfs ou
tendons. Ceux-ci sont visibles et bien tendus dans cette figure (du bras) ; si vous
élevez un peu le bras , vous pouvez saisir
alors une quantité de peau plus grande ;
les nerfs sont aussi plus à l'abri de cette
appréhension.

13. N'est-il pas reçu, en tout art quelconque, de tâcher de bien figurer les parties dans de justes proportions ? c'est donc
cette position que nous indiquons relativement à l'aisselle. Ces simples pincemens
de la peau suffisent , si l'on sait bien les
convertir en eschares. Pour bien cautéri-

κίνδυνον. Τοῖσι γὰρ ἐπικαιροτάτοισι τόνοισι χει-
στονεύονται. Ὅσον δὲ ἐξωτέρω τῶν ἀδένων ἐπὶ
πλεῖστον ἀπολάμβανειν, ἀσινέα γάρ. Γινώσκειν δὲ
χρὴ, ὅτι, εἰ μὲν ἰσχυρῶς τὸν βραχίονα ἀνατεί-
νοις, οὐ δυνήσῃ, τοῦ δέρματος ἐπιλαβεῖν οὐδὲν
τοῦ ὑπὸ τῇ μασχάλῃ, ὅτι καὶ ἄξιον λόγου κατατεῖναι. Σιμοῦται γὰρ ἐν τῇ ἀνατάσει. Οὐδ' αὖ
τόνους οὐδεμιῇ μηχανῇ δεῖ τιτρώσκειν. Οὗτοι
γὰρ πρόχειροι γίνονται καὶ κατατεταμμένοι ἐν
τούτῳ τῷ σχήματι. Εἰ δὲ μικρὸν ἐπαρήσῃς τὸν
βραχίονα, πολὺ μὲν τοῦ δέρματος ἀπολήψῃ.
Οἱ δὲ τόνοι, ὧν δεῖ προμηθέεσθαι, εἴσω καὶ
πράσω τοῦ χειρίσματος γίνονται.

ιγ΄. Ἆρ' οὖν οὐκ ἐν πάσῃ τῇ τέχνῃ περὶ παντὸς χρὴ ποιέεσθαι τὰ δίκαια σχήματα ἐξευ-
ρίσκειν ἐφ' ἑκάστοισι; Ταῦτα μὲν κατὰ τὴν
μασχάλην· καὶ ἱκαναὶ αὗται αἱ καταλήψιες,
ἢν ὀρθῶς τεθῶσιν αἱ ἐσχάραι. Ἔκτοσθεν δὲ
τῆς μασχάλης, δισσὰ μόνα ἐστὶ χωρία, ἵνα
ἄν τις ἐσχάρας θείη, τιμωρεούσας τῷ παθήματι. Μίαν μὲν ἐν τῷ ἔμπροσθεν μεταξὺ τῆς

κεφαλῆς τοῦ βραχίονος καὶ τοῦ τένοντος τοῦ κατὰ
τὴν μασχάλην. Καὶ ταύτῃ τὸ μὲν δέρμα τελέως
διακαίειν χρή. Βαθύτερον δὲ οὐ χρή. Φλὲψ γὰρ
παχείη πλησίη καὶ νεῦρα, ὧν οὐδέτερα θερμαν-
τέα. Ὄπισθεν δ᾽ αὖ ἄλλην ἐσχάρην ἐνδέχεται ἐν-
θεῖναι ἀνωτέρω μὲν σύχνῳ τοῦ τένοντος τοῦ κατὰ
τὴν μασχάλην· κατωτέρω δὲ ὀλίγῳ τῆς κεφαλῆς
τοῦ βραχίονος. Καὶ τὸ μὲν δέρμα τελέως χρή
διακαίειν· βαθεῖαν δὲ μηδὲ κάρτα ταύτην ποιέειν.
Πολέμιον γὰρ τὸ πῦρ νεύροισιν. Ἰητρεύειν μὲν
οὖν χρὴ διὰ πάσης τῆς ἰητρείης τὰ ἕλκεα, μηδέ
ποτε ἰσχυρῶς ἀνατείναντα τὸν βραχίονα, ἀλλὰ
μετρίως, ὅσον τῶν ἑλκέων ἐπιμελείη εἵνεκα
ἧσσον μὲν γὰρ ἂν διαφύχοιτο. Ξυμφέρει γὰρ πάντα
τὰ καύματα σκέπειν, ὡς καὶ ἐπιεικῶς ἰητρεύε-
σθαι. Ἧσσον δ᾽ ἂν ἐκπλήσσοιτο. Ἧσσον δ᾽ ἂν αἱ-
μορραγίη. Ἧσσον δ᾽ ἂν σπασμὸς ἐπιγένοιτο.
Ὅταν δὲ δὴ καθαρὰ γένηται τὰ ἕλκεα, ἐς ὠτειλὰς
τε ἴῃ, τότε δὴ καὶ παντάπασι χρὴ αἰεί τὸν βραχίονα πρὸς τῇσι πλευρῇσι προσδέδεσθαι, καὶ
νύκτα καὶ ἡμέρην. Ἀτὰρ καὶ ὅταν ὑγιέα γένηται

ser l'aisselle, il n'est que deux endroits
où l'on puisse attaquer la maladie : à la
partie antérieure ou postérieure, entre la
tête de l'humérus et le tendon qui va à
l'aisselle. Là on peut percer la peau de
part en part, mais sans pénétrer plus avant,
à cause d'une grosse veine remplie de sang
et des nerfs qu'il ne faut point échauffer ;
l'autre eschare se fait à la partie postérieure du bras, un peu plus haut que le
tendon de l'aisselle, et un peu plus bas
que la tête de l'humérus ; là on peut aussi
percer la peau de part en part, mais point
plus avant. L'eschare ne doit pas être
trop profonde, car le feu est l'ennemi des
nerfs. Pendant tout le traitement, on soi-
gne bien les plaies, en évitant avec soin
de lever ou d'étendre beaucoup le bras,
jusqu'à l'entière guérison. Il faut aussi
moins les rafraîchir ; on doit panser mollement et doucement les eschares, afin de
ne point troubler la cure soit par des hé-
morrhagies, soit par des spasmes. Lorsque
les plaies sont mondifiées et prêtes à se ci-

catriser, on tient le bras, le jour comme la nuit, attaché à la poitrine ; la plaie se ferme plutôt, et le lieu d'échappement de la tête de l'humérus se rétrécit à proportion. Si la luxation n'a point été réduite, et si c'est dans l'âge de croissance, le bras ne s'allonge pas comme celui du côté sain ; quoiqu'il se nourrisse encore, il se raccourcit. Ceux que l'on nomme coudes de belettes ont ainsi, dès leur naissance, un bras plus mince et plus court que l'autre ; cette infirmité peut provenir de deux causes, ou de la luxation dans le sein de leur mère, ou de tout autre accident dont je parlerai plus tard.

14. Ceux qui dans leur enfance sont atteints de suppurations profondes qui baignent la tête de l'humérus, deviennent tous coudes de belettes, soit qu'on les opère par l'incision ou la cautérisation, soit que la luxation leur survienne spontanément. On doit être certain que cela leur arrivera. Ceux en qui ce vice de conformation est de naissance, ont la main

τὰ ἕλκεα, ὁμοίως ἐπὶ πολὺν χρόνον χρὴ προσδεῖν τὸν βραχίονα πρὸς τὰς πλευράς. Οὕτω γὰρ
ἂν μάλιστα ἐπουλωθείη, καὶ ἀπολεφθείη ἡ εὐρυχωρίη, καθ᾽ ἣν μάλιστα ὀλισθαίνει ὁ βραχίων.
Ὅσοισι δ᾽ ἂν ὦμος καταπορηθῇ ἐμβληθῆναι, ἢν
μὲν ἔτι ἐν αὐξήσει ἔωσιν, οὐκ ἐθέλει συναύξε-
σθαι τὸ ὀστέον τοῦ βραχίονος ὁμοίως τῷ ὑγιεῖ·
ἀλλὰ αὔξεται μὲν ἐπί τι, βραχύτερον δὲ τοῦ ἑτέρου γίνεται. Καὶ οἱ καλεόμενοι δὲ ἐκ γενεῆς γαλιάγκωνες, διὰ δισσὰς ξυμφορὰς ταύτας γίνονται. Ἢν
γε τι τοιοῦτον αὐτοὺς ἐξάρθρημα καταλάβῃ ἐν τῇ
γαστρὶ ἐόντας, διά τε ἄλλην συμφορήν, περὶ ἧς
ὕστερόν ποτε γεγράψεται.

ιδ΄. Ἀτὰρ καὶ οἷσιν ἔτι νηπίοισιν ἐοῦσι κατὰ
τὴν κεφαλὴν τοῦ βραχίονος βαθεῖαι καὶ ὑπο-
βρύχιοι ἐκπύησιες γίνονται, καὶ οὗτοι πάντες
γαλιάγκωνες γίνονται, καὶ ἤν τε τμηθῶσιν, ἤν
τε καυθῶσιν ἤντε αὐτόματόν σφιν ἐκραγῇ, εὖ
εἰδέναι χρή, ὅτι ταῦτα οὕτως ἔχει. Χρέεσθαι μέν
τοι τῇ χειρὶ δυνατώτατοί εἰσιν οἱ ἐκ γενεῆς γαλιάγκωνες, οὐ μὴν οὐδὲ ἐκεῖνοί γε ἀνατεῖναι παρὰ τὸ
οὖς τὸν βραχίονα ἐκτανύσαντες τὸν ἀγκῶνα δύ-

ναται· ἀλλὰ πολὺ ἐνδεεστέρως, ἢ τὴν ὑγιέα χεῖρα.
Οἷσι δ᾽ ἂν ἤδη ἀνδράσιν ἐοῦσι ἐκπέση ὁ ὦμος, καὶ
μὴ ἐμβληθῇ, ἡ ἐπωμὶς ἀσαρκοτέρη γίνεται, καὶ ἡ
ἕξις λεπτὴ ἡ κατὰ τοῦτο. Ὅταν μέντοι ὀδυνώμενοι παύσωνται, ὁκόσα μὲν δεῖ ἐργάζεσθαι
ἐπάραντας τὸν ἀγκῶνα ἀπὸ τῶν πλευρέων ἐς
τὸ πλάγιον, ταῦτα γὰρ οὐ δύνανται ἅπαντα
ὁμοίως ἐργάζεσθαι· ὁκόσα δὲ δεῖ ἐργάζεσθαι, παρα-
φέροντας τὸν βραχίονα παρὰ τὰς πλευράς, ἢ ἐς τοὐπίσω, ἢ ἐς τοὔμπροσθεν, ταῦτα δὲ δύνανται ἐργάζεσθαι. Καὶ γὰρ ἂν ἀρίδα ἑλκύσαιεν, καὶ πρίονα,
καὶ πελεκύσαιεν ἄν, καὶ σκάψαιεν ἄν, μὴ κάρτα
ἄνω αἴροντες τὸν ἀγκῶνα, καὶ τ᾽ ἄλλα, ὅσα τῶν
τοιούτων σχημάτων, ἐργάζονται.

ιη΄. Ὅσοισι δ᾽ ἂν τὸ ἀκρώμιον ἀποσπασθῇ,
τουτέοισι φαίνεται ἐξέχον τὸ ὀστέον τὸ ἀνεσπασμένον. Ἔστι δὲ τοῦτο ὁ σύνδεσμος τῆς κληῖδος
καὶ τῆς ὠμοπλάτης. Ἑτεροίη γὰρ φύσις ἀνθρώπου ταύτη ἢ τῶν ἄλλων ζώων. Οἱ οὖν ἰητροὶ
μάλιστα ἐξαπατέονται ἐν τούτῳ τῷ τρώματι.
Ἅτε γὰρ ἀνασχόντος τοῦ ὀστέου τοῦ ἀποσπασθέντος, ἡ ἐπωμὶς φαίνεται χαμαιζήλη καὶ κοίλη,

assez forte ; toutefois ils ne peuvent étendre le coude , ni élever le bras et porter
la main jusqu'à l'oreille , ou bien moins
que du côté sain. Les hommes bien ro-
bustes , dont la luxation du bras n'a point
été réduite , ont l'épaule luxée plus maigre
et cette extrémité plus grêle que l'autre.
Lors même qu'ils n'en souffrent plus , ils
sont inhabiles aux ouvrages pour lesquels il
faut que le coude soit un peu tourné obliquement loin des côtes. Mais ils sont très-
aptes aux mouvemens des bras d'avant en
arrière : ainsi ils manient la varlope , la
scie , la hache et la pioche , pourvu qu'ils
ne lèvent pas trop le coude et qu'ils ne
changent pas cette attitude des bras.

15. Toutes les fois que l'apophyse acromion subit une rupture , cet os paraît bien
plus saillant. Il sert en effet d'arc-boutant
à la clavicule et à l'os du bras. La structure
de l'homme est ici bien différente de celle
des animaux : les médecins se trompent
souvent sur ce genre de blessure ; car ,
comme l'acromion s'est séparé de l'ar-

ticle , le haut de l'épaule paraît plus creux
et plus penché vers le bas ; au point que
plusieurs médecins soignent cet accident ,
comme une luxation de l'humérus. J'en ai
connu plusieurs très-estimables qui , per-
suadés de la luxation de l'humérus , firent
beaucoup souffrir les malades , en essayant
inutilement la réduction , ne cessant point
leurs tentatives jusqu'à ce qu'ils crussent
avoir remis l'épaule , ou qu'ils y eussent
renoncé d'eux-mêmes. Mais la cure s'obtient dans des cas semblables au moyen
des onctions de cérat , des compresses et
des bandages. On doit d'abord forcer l'os
saillant à se porter en bas , et surtout
mettre par dessus un bon nombre de
compresses pour le déprimer. On tient en
même temps le bras élevé et rapproché des
côtes , où il demeure attaché. C'est ainsi
surtout que l'on réunit l'os séparé. Du reste,
on doit être bien certain qu'il n'en résultera aucune suite fâcheuse pour le bras, et
on peut même l'annoncer d'avance. Toutefois la blessure laisse après elle une dépres-

ὥστε καὶ προμηθεῖσθαι τῶν ὤμων τῶν ἐκπεπτω-
κότων. Πολλοὺς οὖν οἶδα ἰητροὺς, τ᾽ ἄλλα
οὐ φλαύρους ἐόντας οἳ πολλὰ ἤδη ἐλυμήναντο,
ἐμβάλλειν πειρώμενοι τοὺς τοιούτους ὤμους·
οὕτως οἰόμενοι ἐκπεπτωκέναι. Καὶ οὐ πρόσθεν
παύονται πρὶν ἢ ἀπογνῶναι ἢ ἀπορῆσαι δοκέον-
τας αὐτοὶ σφᾶς αὐτοὺς ἐμβαλέειν τὸν ὦμον.
Τούτοισιν ἰητρείη μὲν ἥπερ καὶ τοῖσιν ἄλλοισιν
τοῖσι τοιούτοισι, κηρωτὴ καὶ σπλῆνες, καὶ ὀθόνια, καὶ ἐπίδεσις τοιαύτη. Καταναγκάζειν μέντοι τὰ ὑπερέχον χρὴ, καὶ τοὺς σπλῆνας κατὰ
τοῦτο τιθέναι πλείστους, καὶ πιέζειν ταύτη
μάλιστα, καὶ τὸν βραχίονα πρὸς τῇσι πλευρῇσι
προσηρτημένον ἐς τὸ ἄνω μέρος ἔχειν. Οὕτω
γὰρ ἂν μάλιστα πλησιάζοιτο ἀνεσπασμένον. Τὰ
δὲ μὴν εὖ εἰδέναι χρὴ καὶ προλέγειν, ὡς ἀσφα-
λέα, εἰ ἄλλως ἐθέλοις, ὅτι βλάβη μὲν οὐδεμίη,
οὔτε μικρή, οὔτε μεγάλη τῷ ὤμῳ γίνεται ἀπὸ
τούτου τοῦ τρώματος, αἴσχιον δὲ τὸ χωρίον.
Οὐδὲ γὰρ τοῦτο τὸ ὀστέον ἐς τὴν ἀρχαίην ἕδρην
ὁμοίως ἂν ἱδρυνθείη, ὥσπερ ἐπεφύκει, ἀλλ᾽

ἀνάγκη πλέον ἢ ἔλασσον ὀγκηρότερον εἶναι ἐς τὸ
ἄνω. Οὐδὲ γὰρ ἄλλο ὀστέον οὐδὲν ἐς τὸ αὐτὸ καθίσταται, ὅτι ἂν κοινωνέον ἐστι ἑτέρῳ ὀστέῳ καὶ
προσπεφυκὸς ἀποσπασθῇ ἀπὸ τῆς ἀρχαίης φύσιος. Ἀνώδυνον δὲ τὸ ἀκρώμιον ἐν ὀλίγῃσιν ἡμέρῃσιν γίνεται, ἢν χρηστῶς ἐπιδέηται.

ις´. Κληὶς δὲ καταγεῖσα, ἢν μὲν ἀτρεκέως
ἀποκκυλισθῇ εὐιητοτέρη ἐστι· ἢν δὲ παραμη-
κέως, δυσιητοτέρη. Τἀναντία δὲ τούτοις ἐστὶν,
ἢ ὡς ἄν τις οἴοιτο. Τὴν μὲν γὰρ ἀτρεκέως ἀπο-
κυλισθεῖσαν προσαναγκάσειεν ἄν τις μᾶλλον ἐς
τὴν φύσιν ἐλθεῖν. Καὶ εἰ πάνυ προμηθηθείη τὸ
ἀνωτέρω, κατωτέρω ἂν ποιήσεις, σχήμασί τε
ἐπιτηδείοισι καὶ ἐπιδέσει ἁρμοζούσῃ. Εἰ δὲ μὴ
τελέως ἱδρυνθείη, ἀλλ' οὖν τὸ ὑπερέχον γε τοῦ
ὀστέου οὐ κάρτα ὀξὺ γίνεται. Ὣν δὲ ἂν παράμη-
κες τὸ ὀστέον κατεαγῇ, ἰκέλη ἡ ξυμφορὴ γίνεται
τοῖσιν ὀστέοισιν τοῖσιν ἀπεσπασμένοισιν, περὶ
ὧν πρόσθεν γέγραπται. Οὔτε γὰρ ἱδρυνθῆναι

sion à l'épaule; car on ne peut tellement
assujettir l'os en sa place, qu'il ne soit nécessairement poussé plus ou moins en
avant; il n'y a point, à l'endroit de la réduction, un autre os auquel il soit uni,
tandis qu'il n'est soutenu que faiblement
à l'endroit de la blessure : mais la
douleur cesse en peu de jours, si la partie
supérieure du bras est bien assujettie par
le bandage.

16. Si la clavicule est entièrement cassée en travers, la guérison en est plus facile que si la fracture était en long. Il
arrive ici tout le contraire de ce que l'on
croit vulgairement; les bouts des os cassés
net, en travers, se rapprochent ici beaucoup plus facilement; pourvu qu'en ap-
pliquant le bandage, on ait bien soin de
le figurer de manière à ce qu'il abaisse le
bout supérieur de l'os, et relève l'inférieur. Si le cal n'est pas parfaitement
égal, du moins on évitera la saillie légère
des os. Lorsque la fracture est oblique ou
en biseau, c'est un accident en tout sem-

blable aux fractures avec esquilles dont nous avons déjà parlé. Mais les segmens osseux ne sont jamais si bien affrontés, qu'ils ne laissent une callosité plus ou moins saillante. On doit savoir qu'il n'en résulte aucune gêne pour l'épaule, ni pour le bras; et qu'à l'exception de la carie qui arrive très-rarement, la gêne des fractures ne trouble point l'économie en général. La difformité paraît d'abord très-grande, mais ensuite elle diminue; la clavicule se réunit, comme les autres os mous, assez promptement quand la fracture est récente. Les blessés s'inquiètent beaucoup, croyant le mal beaucoup plus grand qu'il ne l'est réellement; les médecins se chargent aussitôt de leur guérison: mais les premiers, usant de leurs facultés comme auparavant, exempts de douleurs, pouvant marcher et vivre librement, oublient bientôt leur accident; tandis que les seconds, sans doute dans l'impossibilité d'harmoniser les pièces fracturées, s'éloignent, sans même murmurer de l'incurie

αὐτὸ πρὸς ἑωυτὸ κάρτα ἐθέλει, ἅτε ὑπερέχουσα
ἄχρις τοῦ ὀστέου ὀξεῖα κάρτα γίνεται. Τὸ μὲν
οὖν σύμπαν εἰδέναι χρή, ὅτι βλάβη οὐδεμίη τῷ
ὤμῳ οὐδὲ τῷ ἄλλῳ σώματι γίνεται διὰ τὴν κάτηξιν τῆς κληΐδος, ἢν μὴ ἐπισφακελίση. Ὀλιγάκις
δὲ τοῦτο γίνεται. Αἶσχός γε μὴν προσγίνεται περὶ
τὴν κάτηξιν τῆς κληΐδος· Καὶ τούτοισι τὸ πρῶτον αἴσχιστον. Ἔπειτα μὴν καὶ ἧσσον γίνεται.
Ξυμφύεται δὲ ταχέως κληΐς, καὶ τ' ἄλλα πάντα,
ὅσα χαῦνα ὀστέα. Ταχεῖαν γὰρ τὴν ἐπιπώρωσιν
ποιέεται τὰ τοιαῦτα. Ὅταν μὲν οὖν νεωστὶ καταγῇ, οἱ τετρωμένοι σπουδάζουσιν οἰόμενοι
μεῖζον τὸ κακὸν εἶναι, ἢ ὅσον ἐστιν· οἵ τε ἰητροὶ
προθυμέονται δῆθεν ὀρθῶς ἰῆσθαι. Προϊόντος δὲ
τοῦ χρόνου, οἱ τετρωμένοι, ἅτε οὐκ ὀδυνώμενοι,
οὔτε κωλυόμενοι, οὔτε ὁδοιπορίης, οὔτε ἐδωδῆς,
καταμελέουσιν, οἵ τε αὖ ἰητροὶ, ἅτε οὐ δυνάμενοι
κατὰ τὰ χωρία ἀποδεικνύναι, ἀποδιδράσκουσι,

καὶ οὐκ ἄχθονται τῇ ἀμελείῃ τῶν τετρωμένων. Ἐν τούτῳ δὲ ἡ ἐπιπώρωσις συνταχύνεται.

ιζ΄. Ἐπιδέσιος μὲν οὖν τρόπος καθέστηκε παραπλήσιος τοῖσι πλείστοισι, κηρωτῇ καὶ σπλήνεσι καὶ ὀθονίοισι μαλθακοῖσιν ἰητρεύειν. Καὶ τάδε δεῖ προσιητρεύειν, καὶ τάδε δεῖ προσξυνιέναι, καὶ μάλιστα ἐν τούτῳ τῷ χειρίσματι. Ὅτι τούς τε σπλῆνας πλείστους κατὰ τὸ ἐξέχον χρὴ τιθέναι, καὶ τοῖσι ἐπιδέσμασι πλείστοισι, καὶ μάλιστα κατὰ ταῦτα χρὴ πιέζειν. Εἰσὶ δὲ δὴ τινες, οἱ ἐπεψαφίσαντο ἤδη μολίβδιον βαρὺ προσεπικαταδεῖν, ὡς καταναγκάζειν τὸ ὑπερέχον. Ξυνίασι μὲν οὖν ἴσως οὐδὲ οἱ ἁπλῶς ἐπιδέοντες· ἀτὰρ δὴ οὐδ' οὗτος ὁ τρόπος κληΐδος κατάξιός ἐστιν. Οὐ γὰρ δυνατὸν τὸ ὑπερέχον καταναγκάζεσθαι οὐδὲν, ὅτι καὶ ἄξιον λόγου. Ἄλλοι δὲ αὖ τινες εἰσὶν, οἵτινες καταμαθόντες τοῦτο ὅτι αὗται αἱ ἐπιδέσιες παράφοροί εἰσι, καὶ οὐ κατὰ φύσιν καταναγκάζουσι τὰ ὑπερέχοντα. Ἐπιδέουσι μὲν οὖν αὐτοὺς σπλήνεσι καὶ ὀθονίοισι χρώμενοι, ὥσπερ καὶ οἱ

précitée ; pendant ce temps , la formation du cal s'achève.

17. Il convient d'y appliquer un bandage , qui puisse concourir à la guérison. On emploie les cérats, les bandes et autres linges mous, comme dans les autres cas semblables. La cure dépend surtout ici du procédé chirurgical ; il consiste à appliquer plusieurs compresses graduées sur l'os protubérant , et à l'abaisser particulièrement par plusieurs tours de bande. Quelques médecins ont tenté d'exercer cette dépression au moyen d'un morceau de plomb ; ceux qui se bornent à un bandage simple ne font peut-être pas mieux : car ce moyen est insuffisant pour maintenir la fracture de la clavicule , tandis qu'il est ainsi impossible d'étreindre par le bandage, les bouts des os déplacés. Quelques autres reconnaissant que ces sortes de liens sur les os saillans sont erronés et contre nature, ne tentent cependant rien pour les déprimer, et se contentent d'y appliquer des bandes et des compresses, comme à l'or—

7*

dinaire. Toutefois ils ajoutent plusieurs
tours de bandes à l'endroit de la ceinture,
après avoir mis des compresses graduées
sur la fracture ; ensuite ils commencent
le bandage à la ceinture, en remontant directement au devant de la clavicule , pour
revenir derrière la ceinture, et faire ainsi
circuler les bandes antérieurement et postérieurement , afin de produire l'extension
et la dépression directe des os ; d'autres,
au lieu d'attacher une ceinture, font passer la bande sous le pubis,et la ramènent
plusieurs fois par dessus l'épine dorsale, afin de déprimer ainsi la fracture.
A entendre celui qui manque d'expérience, on paraît ici se rapprocher plus près
de la nature ; mais l'usage du bandage
prouve son inutilité , ne restant jamais le
même. Car, soit que le malade reste couché , où le bandage est le mieux fixé ; soit
qu'il fléchisse la cuisse, ou qu'il s'incline
d'un côté ou d'un autre, aussitôt le bandage
se dérange et devient incommode : le siége
y est enfermé , les linges y sont accumu-

ἄλλοι. Ζώσαντες δὲ τὸν ἄνθρωπον ταινίῃ τινὶ,
ᾗ εὐζωστότατος αὐτὸς ἑωυτοῦ ἐστιν, ὅταν ἐπι-
θῶσι τοὺς σπλῆνας ἐπὶ τὰ ὑπερέχοντα τοῦ κα-
τήγματος, ἐξογκώσαντες ἐπὶ τὰ ἐξέχοντα, τὴν
ἀρχὴν τοῦ ὀθονίου προσέδησαν πρὸς τὸ ζῶσμα
ἐκ τοῦ ἔμπροσθεν, καὶ οὕτως ἐπιδέουσιν ἐπὶ τὴν
ἴξιν τῆς κληΐδος ἐπιτανύοντες ἐς τοὔπισθεν ἄγον-
τες. Κἄπειτα περιβαλόντες περὶ τὸ ζῶσμα ἐς
τοὔμπροσθεν ἄγουσι καὶ αὖθις ἐς τοὔπισθεν. Οἱ
δέ τινες οὐχὶ περὶ τὸ ζῶσμα περιβάλλουσι τὸ
ὀθόνιον, ἀλλὰ περὶ τὸ περίνεόν τε καὶ αὐτὴν
ἕδρην, καὶ παρὰ τὴν ἄκανθαν κυκλεύοντες τὸ ὀθόνιον, οὕτω πιέζουσι τὸ κάτηγμα. Ταῦτα γοῦν,
ἀπείρῳ μὲν ἀκοῦσαι, φαίνεται ἐγγὺς τοῦ κατὰ
φύσιν εἶναι, χρεομένῳ δὲ ἄχρηστα. Οὔτε γὰρ
μόνιμα οὐδένα χρόνον· οὐδ' εἰ κατακείοιτο τις,
καί τοι ἐγγυτάτω ἂν οὕτως ἀλλ' ὅμως εἰ κατακεί-
μενος, ἢ τὸ σκέλος συγκάμψοιεν, ἢ αὐτὸς καμ-
φθείη, πάντα ἂν τὰ ἐπιδέσματα κινέοιτο, ἄλλως τε ἀσηρὴ ἡ ἐπίδεσις. Ἥτε γὰρ ἕδρη ἀπολαμ-

δάνεται, ἀθρόα τε τὰ ὀθόνια ἐν ταύτῃ τῇ στενο-
χωρίῃ γίνεται· τότε αὖ περὶ τὴν ζώνην περιβαλ-
λόμενα οὐχ οὕτως ἰσχυρῶς ἕζωσται, ὡς οὐκ
ἀναγκάσαι ἐς τὸ ἄνω τὴν ζώνην ἐπανιέναι· καὶ
οὕτως ἀνάγκη ἂν εἴη πάντα χαλᾷν τὰ ἐπιδέσματα. Ἄγχιστα δ' ἄν τις δοκέη ποιέειν, καίπερ
οὐ μεγάλα ποιέων, εἰ τοῖσι μέν τισι τῶν ὀθονίων
περὶ τὴν ζώνην περιβάλλοι, τοῖσιν δὲ πλείστοισι
τῶν ὀθονίων τὴν ἀρχαίην ἐπίδεσιν ἐπιδέοι. Οὕτω
γὰρ ἂν μάλιστα τὰ ἐπιδέσματα μόνιμά τε εἴη καὶ ἀλλήλοισι τιμωρέοι. Τὰ μὲν οὖν πλεῖστα εἴρηται ὅσα
καταλαμβάνει τοὺς τὴν κληῗδα κατεαγωρμένους.

ιη΄. Προσξυνιέναι δὲ καὶ τόδε χρὴ, ὅτι κληῗς
ὡς ἐπὶ τὸ πολὺ κατάγνυται, ὥστε τὸ μὲν ἀπὸ
τοῦ στήθεος πεφυκὸς ὀστέον ἐς τὸ ἄνω μέρος
ὑπερέχειν, τὸ δὲ ἀπὸ τῆς ἀκρωμίης πεφυκὸς ὀστέον ἐν τῷ κάτω μέρει εἶναι. Αἴτια δὲ τούτων τάδε·
ὅτι τὸ μὲν στῆθος οὔτε κατωτέρω ἂν πολὺ, οὔκ
ἀνωτέρω χωρήσειεν. Μικρὸς γὰρ ὁ κυκλισμὸς τοῦ
ἄρθρου ἐν τῷ στήθει. Αὐτὸ γὰρ ἑωυτῷ ξυναχὲς
ἐστι τὸ στῆθος, καὶ τῇ ῥάχει. Ἄγχιστα μὲν ἡ κληῗς
πρὸς τὸ τοῦ ὤμου ἄρθρον πλοώδης ἐστίν· ἠνάγκα-
σθαι γὰρ πυκινοκίνητος εἶναι, διὰ τὴν τῆς ἀκρω-

lés si étroitement, qu'il est impossible, avec l'adjonction d'une ceinture même assez forte, d'empêcher celle-ci de remonter ; ce qui relaxe nécessairement tout l'appareil. Cependant pour peu que l'on tienne à cette méthode, qui n'est pourtant pas bonne, il est facile de fixer la ceinture par plusieurs tours de bandes, destinés à affermir le premier bandage. Les circonvolutions en seront alors plus fermes et se soutiendront mutuellement. J'ai ainsi exposé la plupart des moyens de traitement des fractures de la clavicule.

18. On doit aussi remarquer dans cette fracture, que l'extrémité sternale est ordinairement flottante, tandis que l'humérale est déprimée ; ceci vient de deux causes : 1° la poitrine ne se lève et ne s'abaisse que très-peu ; le mouvement de ginglyme des côtes y est très-borné, tant au sternum qui paraît formé d'une seule pièce, qu'à l'épine dorsale ; 2° la clavicule est comme flottante vers l'acromion, où elle se meut fréquemment

à cause de son union avec cet os. Ainsi lorsque la clavicule se rompt, la portion sternale ou supérieure s'échappe aussitôt vers la poitrine, tandis que la portion humérale s'incline en sens contraire. Cet os est léger, et parcourt plus d'espace en haut qu'en bas ; mais l'épaule et ses annexes, ainsi que le bras, peuvent facilement être séparés des côtes et du thorax : c'est pourquoi on peut les élever et les abaisser avec une très-grande latitude. Lorsque la clavicule est cassée, la portion humérale descend alors beaucoup plus bas que la portion sternale. Il est en effet plus naturel qu'elle penche vers la partie déclive plutôt qu'en haut ; puisqu'il en est ainsi, ceux qui croient devoir abaisser cet os, lorsqu'il fait saillie, se trompent évidemment. C'est au contraire la portion inférieure qu'il faut ramener vers la supérieure ; celle-là est très-mobile et hors de sa place naturelle ; il est manifeste que la fracture ne peut être autrement réduite, et que le bandage mal fait ,

μίης σύζευξιν· ἄλλως τε, ὅταν τρωθῇ, φεύγει ἐς τὸ
ἄνω μέρος τὸ πρὸς τῷ στήθει προσεχόμενον· καὶ
οὐ μάλα ἐς τὸ κάτω μέρος ἀναγκάζεσθαι ἐθέλει.
Καὶ γὰρ πέφυκε κοῦφον, καὶ ἡ εὐρυχωρίη αὐτῷ
ἄνω πλείων ἢ κάτω. Ὁ δὲ ὦμος καὶ ὁ βραχίων καὶ
τὰ προσηρτημένα τούτοισι εὐαπόλυτά εἰσιν ἀπὸ
τῶν πλευρέων καὶ τοῦ στήθεος. Καὶ διὰ τοῦτο
δύναται καὶ ἀνωτέρω πολὺ ἀνάγεσθαι καὶ κατωτέρω. Ὅταν γοῦν καταγῇ ἡ κληίς, τὸ πρὸς τῷ
ὤμῳ ὀστέον ἐς τὸ κατωτέρω ἐπιῤῥέπει. Ἐς τοῦτο
γὰρ ἐπιτροχώτερον αὐτὸ ἅμα τῷ ὤμῳ καὶ τῷ
βραχίονι κάτω ῥεῦσαι μᾶλλον, ἢ ἐς τὸ ἄνω.
Ὁπότε οὖν τὰ τοιαῦτά ἐστιν, ἀξυνετέουσιν,
ὅσοι τὸ ὑπερέχον τοῦ ὀστέου ἐς τὸ κάτω κατα-
ναγκάσαι οἴονται εἶναι. Ἀλλὰ δῆλον, ὅτι τὸ κάτω
πρὸς τῷ ἄνω προσακτέον ἐστί. Τοῦτο γὰρ ἔχει
κίνησιν. Τοῦτο γὰρ ἐστι καὶ τὸ ἀποστὰν ἀπὸ
τῆς φύσιος. Δῆλον οὖν, ὅτι ἄλλως μὲν οὐδαμῶς

ἐστιν ἀναγκάσαι τοῦτο· αἵ τε γὰρ ἐπιδέσιες οὐδέν
τι μᾶλλον προσαναγκάζουσιν ἢ ἀπαναγκάζουσιν.
Εἰ δέ τις τὸν βραχίονα πρὸς τῇσι πλευρῇσιν ὡς
μάλιστα ἐόντα ἀναγκάζοι ἄνω, ὡς ὅτι ὀξύτατος ὁ
ὦμος φαίνηται εἶναι, δῆλον, ὅτι οὕτως ἁρμο-
σθείη πρὸς τὸ ὀστέον τὸ ἀπὸ τοῦ στήθεος πεφυ-
κός, ὅθεν ἀπεσπάσθη. Εἰ οὖν τις τῇ μὲν ἐπιδέσει χρῶτο τῇ νομίμῃ τοῦ ταχέως συναλθεσθῆναι
εἵνεκα, ἡγήσαιτο δὲ τἆλλα πάντα μάτην εἶναι
παρὰ τὸ σχῆμα τὸ εἰρημένον, ὀρθῶς τε ἂν ξυνίη
ἰητρεύοιτ᾽ ἂν τάχιστα καὶ κάλλιστα.

ι´. Κατακεῖσθαι μέντοι τὸν ἄνθρωπον μέγα
τὸ διάφορόν ἐστι, καὶ ἡμέραι ἱκαναὶ τεσ-
σαρεσκαίδεκα, εἰ ἀτρεμέοι, εἴκοσι δὲ πάμ-
πολλαι. Εἰ μέντοι τινὶ τἀναντία ἡ κληῒς
καταγείη, ὃ οὐ μάλιστα γένηται, ὥστε τὸ μὲν
ἀπὸ τοῦ στήθεος ὀστέον ὑποδεδυκέναι, τὸ δὲ
ἀπὸ τῆς ἀκρωμίης ὀστέον ὑπερέχειν καὶ ὑποκεῖσθαι ἐπὶ τοῦ ἑτέρου, οὐδεμιῆς μεγάλης ἰητρείης ταῦτα, ἂν δέοιτο. Αὐτὸς γὰρ ὁ ὦμος
ἀφιέμενος καὶ ὁ βραχίων ἱδρύοι ἂν τὰ ὀστέα

loin de l'étreindre, la rend plus saillante.
Mais si l'on rapproche surtout le bras des
côtes, de sorte que l'épaule paraisse s'élever en pointe, il est visible que l'on
pourra ainsi ramener vers la poitrine, l'extrémité saillante de la clavicule ; que si
alors on use d'un bandage artistement fait,
on pourra guérir promptement ; mais vainement le tenterait-on en situant le bras
dans une position différente de celle que
je viens d'indiquer, où l'on conçoit très-
bien la possibilité d'une excellente et
prompte guérison.

19. Il importe aussi beaucoup de rester
couché ; quatorze jours suffisent ordinairement, ou vingt au plus, si on a observé
le repos. S'il arrivait au contraire que la
clavicule se fracturât, de telle manière que
l'extrémité sternale devînt inférieure et
l'humérale supérieure, le traitement ne
diffère pas ici beaucoup du précédent.
Dans ce cas, l'abaissement de l'épaule et
du bras ramènera les fragmens des os vis-
à-vis l'un de l'autre ; et dans peu de jours

le cal sera formé. Si la fracture n'avait pas lieu ainsi, mais de façon que les bouts des os fissent saillie obliquement, il faudrait les réduire naturellement ; en situant l'épaule et le bras, comme je l'ai dit ci-dessus ; le reste du traitement devient facile. Ainsi les déviations des fractures de la clavicule se corrigent ordinairement et principalement, en maintenant le bras élevé en haut et l'épaule en pointe.

20. Toutes les fois que les segmens de la clavicule se portent obliquement en haut ou en bas, on doit procéder à leur redressement en faisant coucher le malade sur le dos ; on place entre les épaules quelque chose qui élève un peu, afin que le thorax puisse bien se dilater des deux côtés ; en même temps qu'un aide étend le bras le long des côtes, le médecin repousse d'une main la tête de l'humérus, et de l'autre il rajuste les os fracturés. On y parvient ainsi le plus naturellement, car il est facile alors de déprimer le bout supérieur de l'os dans la plupart des cas : il suffit de fa-

πρὸς ἄλληλα καὶ φαύλη ἄν τις ἐπίδεσις ἀρκέοι,
καὶ ὀλίγαι ἡμέραι τῆς πωρώσιος γένοιτ᾽ ἄν. Εἰ
δὲ μὴ καταγείη μὲν οὕτως, παρολισθαίνοι δὲ ἐς τὸ
πλάγιον, ἢ τῇ ἢ τῇ ἐς τὴν φύσιν μὲν ἀπαγάγειν
ἂν δέοι ἀναγαγόντα τὸν ὦμον σὺν τῷ βραχίονι,
ὥσπερ καὶ πρόσθεν εἴρηται· ὅταν δὲ ἵζηται ἐς
τὴν ἀρχαίην φύσιν, ταχείη ἂν ἡ ἄλλη ἰητρείη
εἴη. Τὰ μὲν οὖν πλεῖστα τῶν παραλλαγμάτων
κατορθοῖ αὐτὸς ὁ βραχίων ἀναγκαζόμενος πρὸς
τὰ ἄνω.

κ. Ὅσα δὲ τῶν ἄνωθεν παρολισθαίνοντα ἐς
τὸ πλάγιον ἦλθεν, ἢ ἐς τὸ κατωτέρω συμπορ-
σύνοι ἂν τὴν κατόρθωσιν, εἰ ὁ μὲν ἄνθρωπος
ὕπτιος κέοιτο, κατὰ δὲ τὸ μεσηγὺ τῶν ὠμοπλα-
τέων ὑψηλότερόν τι ὀλίγον ὑποκέοιτο, ὡς περιῤ-
ῥηδὲς ἔη τὸ στῆθος, ὡς μάλιστα, καὶ τὸν βραχίονα εἰ ἀνάγοι τις παρὰ τὰς πλευρὰς παρατε-
ταμένον, ὁ δὲ ἰητρὸς τῇ μὲν ἑτέρῃ χειρὶ ἐς τὴν
κεφαλὴν τοῦ βραχίονος ἐμβαλλών τὸ θέναρ τῆς
χειρὸς ἀπωθέοι, τῇ δὲ ἑτέρῃ τὰ ὀστέα τὰ κατεηγότα εὐτεθίζοι οὕτως ἂν μάλιστα ἐς τὴν
φύσιν ἄγοι. Ἀτὰρ ὅπερ ἤδη εἴρηται, εὖ μάλα
τὸ ἄνωθεν ὀστέον ἐς τὸ κάτω φιλέει ὑπεδύ-
νειν. Τοῖσι μὲν οὖν πλείστοισιν, ὅταν ἐπιδέ-

θῶσι, τὸ σχῆμα ἀρήγει παρ' αὐτὰς τὰς πλευρὰς
τὸν ἀγκῶνα ἔχοντα, οὕτως ἐς τὸ ἄνω τὸν ὦμον
ἀναγκάζεσθαι. Ἔστι δ' οἷσι μὲν τὸν ὦμον ἀναγκάζειν δεῖ ἐς τὸ ἄνω, ὡς εἴρηται· τὸν δὲ ἀγκῶνα
πρὸς τὸ στῆθος παράγειν· ἄκρην δὲ τὴν χεῖρα παρὰ
τὸ ἀκρώμιον τοῦ ὑγιέος ὤμου ἴσχειν. Ἢν μὲν οὖν
κατακέεσθαι τολμᾷ, ἀντιστήριγμά τι προστιθέναι
χρή, ὡς ἂν ὁ ὦμος ἀνωτάτω ἔῃ. Ἢν δὲ περιίῃ,
σφενδόνην χρὴ ἐκ ταινίης περὶ τὸ ὀξὺ τοῦ ἀγκῶνος ποιήσαντα ἀναλαμβάνειν περὶ τὸν αὐχένα.

κα. Ἀγκῶνος δὲ ἄρθρον παράξαι μὲν ἢ παραρ-
θρῆσαι πρὸς πλευρὴν ἢ ἔξω, μένοντος τοῦ ὀξέος
τοῦ ἐν τῷ κοίλῳ τοῦ βραχίονος, ἐς εὐθὺ κατατείναντα τὸ ἐξέχον, ἀπωθεῖν ὀπίσω καὶ ἐς τὸ
πλάγιον. Τὰ δὲ τελείως ἐκβάντα ἢ ἔνθα, ἢ ἔνθα·
κατάστασις μὲν, ἐν ᾗ ὁ βραχίων κατεαγεὶς ἐπι-

voriser sa réunion au moyen du bandage,
de telle manière qu'il force le coude à se
rapprocher des côtes et l'humérus à se porter en haut. Ceux, comme je viens de le
dire, dont le bras sera relevé et le coude
ataché à la poitrine, s'en trouveront bien,
ainsi que d'assujettir, par un ruban, la main
du côté malade à l'épaule saine. Si le
blessé consent à rester couché, le bras
doit être placé sur un oreiller, afin que l'é-
paule soit un peu élevée. Si au contraire
il veut marcher, on lui suspend au cou
une bande disposée par le milieu comme
une écharpe ou une fronde, pour soutenir
l'extrémité du coude, et lui donner un
point d'appui au cou.

21. L'articulation du coude se luxe
complètement en dedans et en dehors. L'a-
pophyse du coude, à l'endroit de la luxation, se place en arrière dans la cavité de
l'os du bras, qui reste directement tendu.
L'extension du bras, en haut, est ici nécessaire, tandis que l'on repousse obliquement les os du coude, protubérans en ar-

rière. Quand l'articulation se luxe d'un
côté ou d'un autre, on fait l'extension
comme pour la fracture de l'os du bras,
puis on applique le bandage. De cette manière, on ne se trouve pas gêné par l'obliquité du coude. La luxation complète se
fait ordinairement en dedans ou en avant.
En redressant les os, on ne doit point les
ramener directement en avant, mais les
éloigner un peu de côté et d'autre, afin
que l'apophyse coronoïde du cubitus ne
s'arc-boute pas directement contre l'humérus; tandis qu'on repousse la tête du condyle, en sens contraire de celui où elle est
sortie. On fait aussi exécuter à l'avant-bras
des mouvemens de pronation et de supination. Il importe aussi, pour la guérison,
de situer la main de manière qu'elle soit
un peu plus élevée que le coude, et que le
bras soit rapproché des côtes. Enfin, au
moyen de l'écharpe, cette position est la
plus commode, la plus facile, la plus naturelle; celle du plus grand usage, pourvu
qu'il ne se forme pas d'ankylose; mais

δέεται. Οὕτω γὰρ ἂν τὸ καμπύλον τοῦ ἀγκῶνος
οὐ κωλύσει. Ἐκπίπτει δὲ μάλιστα ἐς τὰ πρὸς
πλευρὰς μέρος. Τὰς δὲ κατορθώσιας, ἀπάγοντα
ὅτι πλεῖστον, ὡς μὴ ψαύῃ τῆς κορώνης ἡ κεφαλή,
μετέωρον περιάγειν καὶ περικάμπτειν, καὶ μὴ
ἐς εὐθὺ βιάζεσθαι. Ἅμα δὲ ὠθεῖν τἀναντία ἐφ'
ἑκάτερα· καὶ παρωθεῖν ἐς χώρην. Συνωφελοίη
δ' ἂν καὶ ἐπίστρεψις ἀγκῶνος ἐν τουτέοις, ἐν
τῷ μὲν εἰς τὸ ὕπτιον, ἐν τῷ δὲ ἐς τὸ πρηνές.
Ἴησις δὲ σχήματος μὲν, ὀλίγον ἀνωτέρω ἄκρην
τὴν χεῖρα τοῦ ἀγκῶνος ἔχειν, βραχίονα δὲ κατὰ
πλευράς. Οὕτω δὲ καὶ ἀνάληψις, καὶ θέσις,
καὶ εὔφορον, καὶ φύσις, καὶ χρῆσις ἐν κοινῷ, ἢν
ἄρα μὴ κακῶς πωρωθῇ· πωροῦται δὲ ταχέως.
Ἴησις δὲ ὀθονίοισι, κατὰ τὸν νόμον τὸν ἀρθρι-
τικόν, καὶ τὸ ὀξὺ προσεπιδεῖν.

κδ΄. Παλιγκοτώτατον δὲ ὁ ἀγκὼν πυρετοῖσι, ὀδύνῃσιν, ἀσώδεϊ, ἀκρητοχόλῳ. Ἀγκῶνος δὲ μάλιστα τοὐπίσω διὰ τὸ νακρῶδες. Δεύτερον δὲ τοὔμπροσθεν. Ἴησις δὲ ἡ αὐτή. Ἐμβολαὶ δὲ τοῦ μὲν ὀπίσω, ἐκτείναντα κατατεῖναι. Σημεῖον δὲ· οὐ γὰρ δύνανται ἐκτείνειν. Τοῦ δὲ ἔμπροσθεν· οὐ δύνανται ξυγκάμπτειν. Τουτέῳ δὲ ἐνθέντα τι συνειλεγμένον σκληρὸν, περὶ τοῦτο ξυμκάμψαι ἐξ ἐκτάσιος ἐξαίφνης. Διαστάσιος δὲ ὀστέων σημεῖον· κατὰ τὴν φλέβα τὴν κατὰ βραχίονα σχιζομένην διαψαύοντι. Ταῦτα δὲ ταχέως διαπωροῦται. Ἐκ γενεῆς δὲ βραχύτερα τὰ κάτω τοῦ σίνεος ὀστέα· Πλεῖστα τὰ ἐγγύτατα τοῦ πήχεος. Δεύτερα, χειρός. Τρίτα, δακτύλων. Βραχίων δὲ καὶ ὦμος, ἐγκρατεστέρα διὰ τὴν τροπήν. Ἡ δὲ ἑτέρη χεὶρ διὰ τὰ ἔργα, ὅτι πλείω ἐγκρατεστέρη. Μινύθησις δὲ σαρκῶν,

il s'en fait facilement. Le bandage se pratique ici suivant les règles de l'art pour l'articulation, en ayant soin d'envelopper la pointe du coude.

22. La luxation complète du coude peut occasioner la fièvre, des douleurs, des spasmes et le vomissement de bile, surtout quand elle se fait en arrière. Il y a alors engourdissement du bras, et quelquefois carie, en cas de luxation en avant. Le traitement est ici le même. La réduction, comme dans la première espèce, s'obtient au moyen de l'extension. Le signe principal est l'impossibilité d'étendre le bras naturellement, dans la luxation en dehors ou en arrière, et de le fléchir dans la luxation en dedans ou en avant. On place alors au pli du coude quelque rouleau dur, mais élastique, tandis que l'on fait subitement la flexion de l'avant-bras, après une extension convenable du bras. La difformité est sensible au tact, si on explore le pli du coude et la veine qui se bifurque au milieu. Il se

forme ici promptement une ankylose. Si la luxation est de naissance, tous les os au dessus de la lésion restent plus courts, particulièrement l'os du coude (le cubitus); puis celui de la main (le radius); puis les os de la main et ceux des doigts qui deviennent plus grêles. Le bras et l'épaule paraissent plus forts, à raison de cette différence; mais l'autre extrémité a bien plus de vigueur et d'agilité. L'émaciation du bras est extérieure, si la luxation est en avant; c'est l'opposé, si la luxation est en arrière. Soit que le coude se luxe en dedans ou en dehors, l'extension se fait dans la position ordinaire du coude et de l'avant-bras. On place sous l'aisselle une double courroie de cuir solidement suspendue; on attache ensuite un poids autour de l'articulation, près du coude, et l'on fait l'extension du bras, tandis que l'on relève le coude et qu'on le repousse en avant avec les paumes des mains (comme pour le poignet). On applique ensuite le bandage dans la situation convenable, en tenant la

εἰ μὲν ἔξω ἐξέπεσεν, εἴσωθεν. Εἰ δὲ μὴ, ἐς
τοὐναντίον, ἢ ἐξέπεσεν. Ἀγκὼν δὲ, ἢν εἴσω ἢ
ἔξω ἐκβαίη· κατάστασις μὲν ἐν σχήματι κοινῷ
τῷ πήχει πρὸς βραχίονα. Τὴν μὲν γὰρ μασχάλην
ἀναλαμβάνοντα ταινίη ἀνακρεμάσαι. Ἀγκῶνι δὲ
ἄκρῳ ὑποτιθέντα τι παρὰ τὸ ἄρθρον βάρος,
ἐκκρεμάσαι, ἢ χερσὶ καταναγκάζειν. Ὑπεραιω-
ρηθέντος δὲ τοῦ ἄρθρου, αἱ παραγωγαὶ τοῖς θέναρσιν, ὡς τὰ ἐν χερσίν. Ἐπίδεσις ἐν τούτῳ
τῷ σχήματι, καὶ ἀνάληψις, καὶ θέσις. Τὰ δὲ
ὄπισθεν ἐξαίφνης ἐκτείναντα, διορθοῦν τοῖσι
θέναρσιν. Ἅμα δὲ δεῖ ἐν τῇ διορθώσει καὶ ἐν
τοῖσιν ἑτέροισιν. Ἢν δὲ ἔμπροσθεν, ἀμφιθεὶς
ὀθόνιον συνειλημμένον εὔογκον συγκάμπτοντα
ἅμα διορθοῦν· ἢν δὲ ἑτεροκλινὲς ᾖ, ἐν τῇ διορθώσει, ἀμφότερα ἅμα χρὴ ποιέειν. Τῆς δὲ μελέτης τῆς θεραπείης κοινὸν τὸ σχῆμα καὶ ἡ ἐπίδεσις. Δύναται καὶ ἐκ τῆς διατάσιος κοινῇ συμ-

πίπτειν ἅπαντα. Τῶν δὲ ἐμβολέων, αἱ μὲν ἐξ
ὑπεραιωρήσιος ἐμβάλλονται· αἱδὲ ἐκ κατατάσιος·
αἱ δὲ ἐκ περισφάλσιος. Αὗται δὲ ἐκ τῶν ὑπερ-
βολέων τῶν σχημάτων, ἢ τῇ, ἢ τῇ, σὺν τῷ
τάχει.

κγ'. Χειρὸς δὲ ἄρθρον ὀλιςθαίνει ἢ ἔσω, ἢ
ἔξω. Ἔσω δὲ τὰ πλεῖστα. Σημεῖα δὲ εὔσημα.
Ἢν μὲν εἴσω, συγκάμπτειν τοὺς δακτύλους οὐ
δύνανται. Ἢν δὲ ἔξω, ἐκτείνειν. Ἐμβολὴ δὲ ὑπὲρ
τραπέζης τοὺς δακτύλους ἔχων, τοὺς μὲν τείνειν, τοὺς δὲ ἀντιτείνειν. Τὰ δὲ ἐξέχον, ἢ θέναρι,
ἢ πτέρνῃ ἅμα ἀπωθέειν, καὶ ὠθέειν πρόσω κάτω.
Κάτωθεν δὲ κατὰ τὸ ἕτερον ὀστέου ὄγκον μαλθακὸν ὑποθεὶς, ἢν μὲν ἄνω, καταστρέψας τὴν

main bien suspendue dans une écharpe.
Si le bras, étendu tout à coup, glisse
d'arrière en avant sur l'os du coude,
on le redresse également avec les paumes des mains. On agit à peu près de
même pour la réduction, dans les autres
cas. Si la luxation du radius est en avant,
on place également un rouleau de linge
dur au pli du bras, tandis qu'on fléchit
subitement l'avant-bras; si le déplacement se fait vers l'un ou l'autre côté, on
opère de même la réduction, en sens contraire de celui où les os sont luxés.

23. L'articulation de la main avec le
radius se luxe en dedans ou en dehors,
mais plus ordinairement en dedans. Les
signes en sont patens; si c'est en avant,
la flexion des doigts est impossible; si
c'est en arrière, il y a défaut absolu d'extension. On fait la réduction en plaçant la
main et les doigts étendus sur une table,
de manière encore à les redresser et à déprimer les os protubérans. On appuie la
paume de la main ou le talon fortement

sur le poignet : on tourne d'abord la main
en pronation , après l'avoir garnie d'une
pelotte molette , à côté de la saillie intérieure de l'os ; mais si elle est en dehors ,
on place la main en supination. On termine la cure par le bandage. La luxation
de toute la main ou du poignet a lieu pa-
reillement en dedans ou en dehors , plus
souvent en dedans ; quelquefois à droite
ou à gauche , mais plus ordinairement en
avant. Quelquefois les épiphyses se séparent , ou bien il y a seulement diastase
des os de l'avant-bras , ou leur écartement a lieu par une fracture ; l'extension
doit être ici très-forte pour ramener l'os
protubérant au niveau de l'autre ; il faut
agir par un mouvement d'arrière en avant
et obliquement. On fait aussi la réduction
du poignet , en le pressant sur une table ,
avec les paumes des mains ou avec le talon.
La récidive accuse les difformités ; mais
celles-ci disparaissent au fur et à mesure
que l'on recouvre l'usage de l'articulation.
La guérison de l'avant-bras luxé ou cassé

χεῖρα· ἢν δὲ κάτω, ὑπτίην. Ἴησις δὲ ὀθονίοισιν. Ὅλη δὲ ἡ χεὶρ ὀλισθαίνει, ἢ εἴσω,
ἢ ἔξω, ἢ ἔνθα, ἢ ἔνθα. Μάλιστα δὲ εἴσω.
Ἔστιν δ' ὅτε καὶ ἡ ἐπίφυσις ἐκινήθη. Ἔστι
δ' ὅτε τὸ ἕτερον τῶν ὀστέων δίεστη. Τούτοισι
κατάτασις ἰσχυρὴ ποιητέη. Καὶ τὸ μὲν ἐξέχον
ἀπωθέειν. Τὸ δὲ ἕτερον ἀντωθέειν· δύο εἴδεα
ἅμα ἐς τοὐπίσω καὶ ἐς τὸ πλάγιον, ἢ χερσὶν
ἐπὶ τραπέζης, ἢ πτέρνῃ. Παλίγκοτα δὲ καὶ
ἀσχήμονα τῷ μὲν χρόνῳ κρατύνεται ἐς χρῆσιν.
Ἴησις ὀθονίοισι σὺν τῇ χειρὶ καὶ τῷ πήχεϊ. Καὶ
νάρθηκας μέχρι δακτύλων τιθέναι. Ἐν νάρθηξι
δὲ δεθέντα ταῦτα πυκνότερον λύειν ἢ τὰ κατή-
γματα. Καὶ καταχύσει πλείονι χρέεσθαι. Ἐκ
γενεῆς δὲ βραχυτέρη ἡ χεὶρ γίνεται, καὶ μινύθησις σαρκῶν μάλιστα τἀναντία ἢ ᾗ τὸ ἐκ-
πτωμα. Ηὐξημένῳ δὲ τὰ ὀστέα μένει. Δακτύλου
δὲ ἄρθρου ὀλισθὸν μὲν, εὔσημον. Ἐμβολὴ δὲ

κατατείναντα ἐς ἰθὺ, τὸ μὲν ἐξέχον ἀπωθέειν· τὸ
δὲ ἐναντίον, ἀπωθέειν. Ἴησις δὲ ταινίῃσιν, ὀθονίοισι. Μὴ ἐκπεσὸν δὲ ἐπιπωροῦται ἔξωθεν. Ἐκ
γενεῆς δὲ, ἢ ἐν αὐξήσει ἐξαρθρήσαντα τὰ ὀστέα
βραχύνεται κάτω τοῦ ὀλισθήματος, καὶ σάρκες
μινύθουσι, τἀναντία μάλιστα ἢ ὡς τὸ ἔκπτωμα·
ἐνεξημένῳ δὲ τὰ ὀστέα μένει.

κθ΄. Γνάθος δὲ ὀλίγοισιν τελέως ἐξήρθρησεν.
Ὀστέον τε γὰρ ἀπὸ τῆς ἄνω γνάθου πεφυκὲς ὑπε-

s'obtient par le bandage avec les éclisses ou les attelles, placées jusqu'au bout des doigts. Mais on a soin de les délier plus souvent que dans les cas de fractures, et d'humecter plus fréquemment. Si la luxation est de naissance, la main reste plus courte, et il y a une maigreur très-apparente du côté opposé à la luxation; mais après l'âge de croissance, les os ne subissent pas de changement. La luxation des doigts se reconnaît facilement; la réduction s'obtient par l'extension directe de la main, tandis qu'on déprime les os protubérans en sens contraire de leur déplacement. Le bandage achève la guérison. Si on ne fait pas la réduction, l'ankylose se forme avec tumeur au dehors; mais s'il y a luxation dès la naissance ou dans l'âge de croissance, les os au dessus de la lésion restent plus courts, et les chairs diminuent du côté opposé à la luxation; mais les os ne changent plus dans l'âge fait.

24. La mâchoire inférieure se luxe rarement complètement. L'os maxillaire su-

périeur s'unit intimement à l'os temporal, lequel, au dessous de l'oreille, reçoit les têtes ou condyles de la mâchoire inférieure. Celle-ci a deux têtes ou extrémités, dont l'une est supérieure et l'autre inférieure. Elles sont situées de manière que la première, à cause de sa longueur, ne peut facilement sortir; tandis que la seconde, nommée coracoïde, déborde en dedans l'arcade zygomatique. Ces deux branches donnent naissance à des tendons et à des aponévroses, qui lient ensemble les muscles crotaphytes et masseters, ainsi nommés à cause de leurs attaches et de leurs mouvemens.

25. Or, durant la mastication et la parole ou tout autre mouvement de la bouche, la mâchoire supérieure demeure immobile. Elle est réunie, mais point articulée avec la tête; l'inférieure seule est mobile. C'est pourquoi dans les convulsions et le tétanos, sa rigidité en est le premier signe. Les plaies des muscles crotaphytes ou temporaux sont dangereuses et entraînent

ζύγωται πρὸς τῷ ὑπὸ τὸ οὖς ὀστέῳ προσπεφυ-
κότι. Ὅπερ ἀποκλείει τὰς κεφαλὰς τῆς κάτω γνάθου · τῆς μὲν ἀνωτέρω ἐὸν, τῆς δὲ κατωτέρω τῶν
κεφαλέων. Τά τε ἄκρεα τῆς κάτω γνάθου , τὸ
μὲν διὰ τὸ μῆκος , οὐκ εὐπαρείσδυτος· τὸ δ'
αὐτὸ κόρωνόν τε καὶ ὑπερέχον ὑπὶρ τοῦ ζυγώ-
ματος. Ἅμα τε ἀμφοτέρων τῶν ἄκρέων τούτων
νευρώδεες τένοντες πεφύκασιν , ἐξ ὧν ἐξήρτηνται οἱ μύες , οἱ κροταφῖται καὶ μασσητῆρες καλεόμενοι. Διὰ τοῦτο δὲ καλέονται , καὶ διὰ
τοῦτο κινέονται , ὅτι ἐντεῦθεν ἐξήρτηνται.

κε΄. Ἐν γὰρ τῇ ἐδωδῇ , καὶ ἐν τῇ διαλέκτῳ ,
καὶ ἐν τῇ ἄλλῃ χρήσει τοῦ στόματος , ἡ μὲν
ἄνω γνάθος ἀτρεμέει · συνήρτηται γὰρ τῇ κεφαλῇ, καὶ οὐ διήρθρωται· ἡ δὲ κάτω γνάθος κι-
νέεται. Ἀπήρθρωται γὰρ ἀπὸ τῆς ἄνω γνάθου ,
καὶ ἀπὸ τῆς κεφαλῆς. Διότι μὲν οὖν ἐν σπα-
σμοῖσι καὶ τετάνοισι τοῦτο πρῶτον τὸ ἄρθρον
σημαίνει συντεταμένον, καὶ διότι πληγαὶ καίριοι

καὶ χαροῦσαι αἱ κροταφίτιδες γίνονται, καὶ ἐν
ἄλλῳ λόγῳ εἰρήσεται· περὶ δὲ τοῦ μὴ κάρτα
ἐξαρθρέειν, τάδε αἴτια. Αἴτιον δὲ καὶ τόδε,
ὅτι οὐ μάλα καταλαμβάνουσι τοιαῦται ἀνάγκαι
βρωμάτων, ὥστε τὸν ἄνθρωπον χανέειν μεῖζον,
ἢ ὅσον δύναται. Ἐκπέσοι δ' ἂν ἀπ' οὐδενὸς ἄλλου σχήματος, ἢ ἀπὸ τοῦ μεγάλα χανέοντα πα-
ραγαγεῖν τὴν γένυν ἐπὶ θάτερα. Προσσυμβάλ-
λεται μέντοι καὶ τόδε πρὸς τὸ ἐκπίπτειν. Ὁκόσα
γὰρ νεῦρα καὶ ὁκόσοι μύες παρὰ τὰ ἄρθρα εἰσὶν,
ἢ ἀπὸ ἄρθρων, ἀφ' ὧν ξυνδέδενται, τούτων
ὅσα ἐν τῇ χρήσει πλειστάκις διακινέεται, τοιαῦτα
μὲν ἐς τὰς κατατάσιας δυνατώτατα ἐπιδιδόναι,
ὥσπερ καὶ τὰ δέρματα τὰ εὐδεψητότατα πλείστην
ἐπίδοσιν ἔχει. Περὶ οὗ οὖν ὁ λόγος. Ἐκπίπτει
μὲν γνάθος ὀλιγάκις· σχᾶται μέντοι πολλάκις ἐν
χάσμῃσιν. Ὥσπερ καὶ τῶν ἄλλων μυῶν παραλ-
λαγαὶ καὶ νεύρων τοῦτο ποιέουσι.

κϛ. Δῆλον δὲ τοῖσι μάλιστά ἐστι, ὅταν
ἐκπεπτώκῃ· προέχεται γὰρ ἡ κάτω γνάθος ἐς
τοὔμπροσθεν, καὶ παρῆκται τἀναντία τοῦ ὀλισθή-

l'assoupissement comateux. Mais voici la
cause du peu de fréquence de dislocation
de la mâchoire inférieure ; la nécessité de
l'alimentation n'oblige jamais l'homme
d'ouvrir la bouche plus qu'il ne peut ; or
la luxation n'a lieu que dans une seule
position par l'écartement excessif de l'os
maxillaire inférieur, d'un côté ou d'un autre. Les nerfs ou tendons moteurs de l'articulation, de près ou de loin, se tendent
et se relâchent simultanément, comme ces
peaux molles et foulées qui soutiennent
une grande extension pour revenir à leur
état naturel. Or, pour me résumer, je dis
donc que la mâchoire inférieure se luxe
rarement ; mais elle se luxe, même assez
souvent, dans les bâillemens excessifs, où
elle subit des mutations par des muscles
et tendons différens.

26. Lors donc qu'il y a luxation d'un
côté, on la reconnaît à la proéminence de
la mâchoire inférieure en avant, à sa distorsion du côté opposé au déplacement, à
la saillie de l'apophyse coracoïde, en haut

de la mâchoire, et à l'impossibilité de la rapprocher de la supérieure. La réduction se reconnait au contraire à l'harmonie des dents ; pour y parvenir, un aide doit fixer d'abord fermement la tête du blessé ; le médecin applique fortement les doigts sur le menton, en dedans et en dehors de la mâchoire, en faisant ouvrir modérément la bouche ; puis il tâche d'abord de la dégager par des mouvemens latéraux, en ordonnant au malade de la tenir abaissée, en même temps qu'il la fait mouvoir de côté pour la redresser ; puis par une impulsion composée de trois directions, il la lâche subitement, mais avec précaution. La mâchoire du côté luxé doit être ramenée d'abord à sa situation naturelle, avant d'être repoussée en arrière. Au moment de la réduction, les mâchoires doivent paraître rapprochées l'une de l'autre, et la bouche fermée. Cette position est la seule naturelle, indépendamment de toute autre. Le traitement est fort court ; on applique quelques compresses enduites de cérat, que

ματος, καὶ τοῦ ὀστέου τὸ κόρωνον ὀγκηρότερον
φαίνεται παρὰ τὴν ἄνω γνάθον. Καὶ χαλεπῶς
ξυμβάλλουσι τὰς κάτω γνάθους. Τούτοισι δὲ ἐμβολὴ πρόδηλος, ἣ τις γίνοιτ' ἂν ἁρμόζουσα.
Χρὴ γὰρ τὸν μέν τινα κατέχειν τὴν κεφαλὴν τοῦ
τετρωμένου. Τὸν δὲ περιλαβόντα τὴν κάτω
γνάθον, καὶ ἔσωθεν καὶ ἔξωθεν τοῖσι δακτύλοισι
κατὰ τὸν γένειον, χάσκοντος τοῦ ἀνθρώπου,
ὅσον μετρίως δύναται, πρῶτον μὲν διακινέειν
τὴν γνάθον χρόνον τινά, τῇ καὶ τῇ παράγοντα
τῇ χειρί. Καὶ αὐτὸν τὸν ἄνθρωπον κελεύειν χα-
λαρὴν τὴν γνάθον ἔχειν, καὶ συμπαράγειν καὶ
συνδιδόναι ὡς μάλιστα. Ἔπειτα ἐξαπίνης σχάσαι
τρισὶ σχήμασιν ὁμοῦ προσέχοντα τὸν νόον. Δεῖ
μὲν γὰρ παράγεσθαι ἐκ τῆς διαστροφῆς εἰς τὴν
φύσιν. Δεῖ δὲ ἐς τοὐπίσω ἀπωσθῆναι τὴν γνάθον τὴν κάτω. Δεῖ δὲ ἑπόμενον τούτοισι συμβάλλειν τὰς γνάθους καὶ μὴ χάσκειν. Ἐμβολὴ μὲν
οὖν αὕτη. Καὶ οὐκ ἂν γένοιτο ἀπ' ἄλλων σχημάτων. Ἰητρείη δὲ βραχεῖα ἀρκέει. Σπλῆνα
προστιθέντα κεκηρωμένος, χαλαρῷ ἐπιδέσμῳ

ἐπιδεῖν. Ἀσφαλέστερον δὲ χειρίζειν ἐστὶν ὕπτιον
κατακλίναντα τὸν ἄνθρωπον, ἐρείσαντα τὴν
κεφαλὴν αὐτοῦ ἐπὶ σκυτίνου ὑπὸ κεφαλαίου ὡς
πληρέστατον, ἵνα ὡς ἥκιστα ὑπείκῃ. Προσκα-
τέχειν τέ τινα χρὴ τὴν κεφαλὴν τοῦ τετρωμένου.

κζ΄. Ἢν δ' ἀμφότεραι αἱ γνάθοι ἐξαρθρήσωσιν,
ἡ μὲν ἴησις ἡ αὐτή· Συμβάλλειν δέ τι ἧσσον
οὗτοι τὸ στόμα δύνανται. Καὶ γὰρ προπετέστεραι
αἱ γένυες τούτοισιν, ἀστραβέις δέ. Τὸ δὲ ἀστρα-
βὲς μάλιστ' ἂν γνοίης τοῖσιν ὁρίοισι τῶν ὀδόν-
των, τῶν τε ἄνω καὶ τῶν κάτω κατ' ἴξιν. Τούτοισιν ξυμφέρει ἐμβαλέειν ὡς τάχιστα. Ἐμβολῆς
δὲ τρόπος πρόσθεν εἴρηται. Ἢν δὲ μὴ ἐμπέσῃ, κίνδυνος περὶ τῆς ψυχῆς ὑπὸ πυρετῶν ξυνεχέων καὶ
νωθρῆς καρώσιος. Καρώδεες γὰρ οἱ μύες οὗτοι,
καὶ ἀλλοιούμενοι, καὶ ἐντεινόμενοι παρὰ φύσιν.
Φιλέει δὲ καὶ ἡ γαστὴρ ὑποχωρέειν τούτοισι χο-
λώδεα ἄκρητα ὀλίγα. Καὶ ἢν ἐμέωσιν, ἄκρητα
ἐμέουσιν. Οὗτοι οὖν καὶ θνήσκουσι δεκαταῖοι
μάλιστα. Ἢν δὲ καταγῇ ἡ κάτω γνάθος, ἢν

l'on soutient avec un bandage lâche. Mais
la guérison sera encore plus prompte, si le
malade reste couché sur le dos, ayant la
tête appuyée sur un oreiller de cuir bien
garni, afin qu'il ne se déforme point : un
aide veillera aussi à maintenir la tête dans
cette position.

27. Si les deux branches de la mâchoire
inférieure sont luxées, la bouche peut encore bien moins se fermer que précédemment, quoique sans distorsion d'aucun
côté. La difformité vous paraîtra d'autant
plus grande, en mesurant la distance des
arcades dentaires de haut en bas ; la réduction doit aussi être très-prompte, suivant la méthode déjà indiquée. Si elle ne
peut s'opérer, la vie est en danger, à raison de la fièvre continue qui survient et
de l'assoupissement comateux par la tension et la déviation contre nature des muscles de la mâchoire ; on éprouve en outre
des évacuations de bile pure par haut et
par bas. La mort arrive au plus tard le
dixième jour. En cas de fracture incom-

plète de la mâchoire, en travers et sans
séparation, on redresse les parties dis-
jointes avec les doigts placés sous la langue ; on lie les dents les unes aux autres,
ou au moins deux ou plus, avec un fil d'or,
jusqu'à ce que l'os se soit consolidé ; sinon
on se sert d'un fil de lin ciré. On applique ensuite des linges enduits de cérat,
des compresses et des bandes, que l'on
tient plutôt lâches que serrées. Il faut bien
savoir que, pour cette espèce de fracture,
le bandage n'est que d'une médiocre utilité, quoique bien fait. Dans le cas contraire, il est très-nuisible. On doit explo-
rer souvent les parties situées sous la langue, et déprimer avec les doigts, pendant
long-temps, les os saillans. Ce moyen serait excellent, s'il durait toujours ; mais
cela est impossible.

28. Quand l'os de la mâchoire est entièrement cassé et séparé, ce qui est rare,
la réunion s'en fait, comme nous avons
dit, en liant les dents les unes aux autres.

μὲν μὴ ἀποκαυλισθῇ παντάπασιν, ἀλλὰ ξυν-
έχηται τὸ ὀστέον, ἐγκεκλιμένου δὲ ἔῃ, κατορθῶσαι μὲν χρὴ τὸ ὀστέον παρά γε τὴν
γλῶσσαν πλάγιαν ὑπείραντα τοὺς δακτύλους,
τὸ δὲ ἔξωθεν ἀντερείδειν, ὡς ἂν ξυμφέρῃ· κἢν
διεστραμμένοι ἔωσιν οἱ ὀδόντες οἱ κατὰ τὸ
τρῶμα κεκινημένοι. Ὁκόταν τὸ ὀστέον κατορ-
θωθῇ, ζεῦξαι τοὺς ὀδόντας, χρὴ πρὸς ἀλλήλους, μὴ μόνον τοὺς δύο, ἀλλὰ καὶ πλέονας,
μάλιστα δὲ δὴ χρυσίῳ, ἔστ᾿ ἂν κρατυνθῇ τὸ
ὀστέον· εἰ δὲ μὴ, ἐν λίνῳ. Ἔπειτα ἐπιδεῖν κηρωτῇ
καὶ σπλήνεσιν ὀλίγοισιν, καὶ ὀθονίοισιν ὀλίγοισιν, μὴ ἄγαν ἐρείδοντα, ἀλλὰ χαλαροῖσιν. Εὖ
γὰρ εἰδέναι χρή, ὅτι ἐπίδεσις ὀθονίων γνάθῳ
καταγείσῃ μικρὰ μὲν ἂν ὠφελέοι, εἰ χρηστῶς
ἐπιδέοιτο· μεγάλα δ᾿ ἂν βλάπτοι, εἰ κακῶς ἐπι-
δέοιτο. Πυκνὰ δὲ περὶ τὴν γλῶσσαν ἐσμάττεσθαι
χρή, καὶ πολὺν χρόνον ἀντέχειν τοῖσι δακτύλοισι, κατορθοῦντα τοῦ ὀστέου τὸ ἐγκλιθέν.
Ἄριστον δὲ, εἰ ἀεὶ δύναιτο, ἀλλ᾿ οὐχ οἶόν τε.

λη᾿. Ἢν δὲ ἀποκαυλισθῇ παντάπασι τὸ ὀσ-
τέον· ὀλιγάκις δὲ τοῦτο γίνεται κατορθοῦν μὲν χρὴ
τὸ ὀστέον οὕτως κατάπερ εἴρηται. Ὅταν δὲ κατορ-
θώσῃς, τοὺς ὀδόντας χρὴ ζευγνῦναι, ὡς ἔμπροσθεν

εἴρηται. Μέγα γὰρ ἂν συλλαμβάνοι ἐς τὴν ἀτρε-
μίην· προσέτι καὶ εἴ τις ὀρθῶς ζεύξη, ὥσπερ χρὴ,
τὰς ῥαφὰς ῥάψας. Ἀλλὰ γὰρ οὐ ῥηΐδιον ἐν γραφῇ
χειρουργίην πᾶσαν ἀτρεκέως διηγέεσθαι, ἀλλ᾽
ὑποτυπέεσθαι χρὴ ἀπὸ τῶν γεγραμμένων. Ἔπειτα
χρὴ δέρματος καρχηδονίου, ἢν γὰρ νεώτερος ᾖ
ὁ τρωθεὶς, ἀρκέει τῷ λοπῷ χρέεσθαι· ἢν δὲ
τελειότερος ἢ αὐτῷ τῷ δέρματι. Τάμνοντα χρὴ
εὖρος ὡς τριδακτύλου, ἢ, ὅκως ἂν ἁρμόζῃ,
ὑπαλείψαντα κόμμι τὴν γνάθον. Εὐμενέστερον
γὰρ κόλλῃ προσκολλῆσαι τὴν δέριν ἄκρον πρὸς τὸ
ἀποκεκαυλισμένον τῆς γνάθου, ὡς δάκτυλον ἀπὸ
τοῦ τρώματος ἢ ὀλίγω πλέον. Τοῦτο μὲν ἐς τὸ
κάτω μέρος· ἐχέτω δὲ ἐντομὴν κατὰ τὴν ἴξιν τοῦ
γενείου ὁ ἱμὰς, ὡς ἀμφιβεβήκοι ἀμφὶ τὸ ὀξὺ τοῦ
γενείου. Ἕτερον δὲ ἱμάντα τοιοῦτον, ἢ ὀλίγω
πλατύτερον, προσκολλῆσαι χρὴ πρὸς τὸ ἄνω
μέρος τῆς γνάθου, ἀπολιπόντα κατὰ τοσοῦτον
ἀπὸ τοῦ τρώματος, ὅσον περ ὁ ἕτερος ἀπέλιπεν.
Ἐσχίστω δὲ καὶ οὗτος ὁ ἱμὰς τὴν ἀμφὶ τὸ οὖς
περίβασιν. Ἀπυξέες δὲ ἔστωσαν οἱ ἱμάντες ἀμφὶ

L'immobilité de la mâchoire est absolument nécessaire. L'on réussira mieux encore, si l'on sait bien faire quelques points
de suture; mais ceci n'est guères plus facile que de traiter de toute la chirurgie
dans un résumé. On ne peut que laisser
deviner, d'après les écrits déjà existans. On
se sert aussi d'un morceau de cuir de Carthage. Si c'est un enfant, le côté extérieur
suffira; mais pour un adulte, il faut toute
l'épaisseur du cuir. On le taille de la largeur d'environ trois doigts, et de manière à
pouvoir l'appliquer exactement, au moyen
d'une gomme qui sert à le ramollir et à le
coller près de la fracture, à la distance
d'un travers de doigt, ou un peu plus, de
la plaie. Cette portion doit se coller en
bas, et être percée d'un trou au milieu, qui
embrasse l'extrémité du menton; l'autre
morceau de cuir est fixé de même par la
gomme à la partie supérieure de la joue,
vers la fracture, à une égale distance de
la blessure: il doit aussi être percé, pour
y comprendre l'oreille. On a soin que les

extrémités ou lanières soient assez minces, afin de pouvoir être bien rapprochées et liées ensemble. Le côté ciré du cuir doit être appliqué sur la peau ; il y adhérera mieux. Ensuite on tend bien le cuir, surtout du côté du menton et vers le haut de la joue, pour rapprocher les segmens de la mâchoire, au moyen des lanières fixées au sommet de la tête et vers le menton. On place une bande sur le front, si on le veut, pour empêcher l'appareil de se déranger. On fait coucher le blessé, la tête appuyée du côté de la joue saine et point du côté malade, mais surtout sur l'occiput. On l'affaiblit par la diète jusqu'au dixième jour, et ensuite on le fortifie peu à peu par l'alimentation.

29. S'il ne survient pas d'inflammation dès les premiers jours, la mâchoire se consolide par le cal au vingtième, comme les autres os d'un tissu rare et spongieux, à moins qu'il n'y ait carie ou exfoliation. Mais il me reste à traiter, dans un long commentaire, de la nécrose ou sphacéle de tous

τὴν ξυναφὴν, ἔνθα συνάπτεσθαί τε καὶ συνδεῖ-
σθαι δεῖ τὰ πέρατα τῶν ἱμάντων. Ἐν δὲ τῇ κολλήσει ἡ σάρξ τοῦ σκύτεος πρὸς τοῦ χρωτός ἔστω.
Ἐχεκολλότερον γὰρ οὕτως. Ἔπειτα κατατείναντα
χρὴ καὶ τοῦτο τὸν ἱμάντα, μᾶλλον δέ τι τὸν
περὶ τὸ γένειον, ὡς ὅτι μάλιστα μὴ ἀπο-
σμιλαίνει ἡ γνάθος, ξυνάψαι τοὺς ἱμάντας
κατὰ τὴν κορυφήν. Κἄπειτα περὶ τὸ μέτωπον
ὀθονίῳ καταδῆσαι. Καὶ κατάβλημα χρὴ εἶναι,
ὥσπερ νομίζεται, ὡς ἀτρεμέῃ τὰ δεσμά. Τὴν δὲ
κατάκλισιν ποιεέσθω ἐπὶ τὴν ὑγιέα γνάθον, μὴ
τῇ γνάθῳ ἐρηρεισμένος, ἀλλὰ τῇ κεφαλῇ.
Ἰσχναίνειν δὲ χρὴ τὸ σῶμα ἄχρι ἡμερῶν δέκα.
Ἔπειτα ἀνατρέψειν μὴ βραδέως.

κθ. Ἢν δὲ γὰρ οὖν τῇσι πρώτῃσιν ἡμέρῃσι
μὴ φλεγμήνῃ, ἐν εἴκοσιν ἡμέρῃσιν ἡ γνάθος
κρατύνεται. Τελέως γὰρ ἐπιπωροῦται, ὥσπερ καὶ
τἄλλα τὰ ἀραιὰ ὀστέα, ἢν μὴ ἐπισφακελίσῃ. Ἀλλὰ
γὰρ ἐπὶ σφακελισμῶν τῶν συμπάντων ὀστέων
ἄλλος μακρὸς λόγος λείπεται. Αὕτη ἡ διάστασις
ἡ ἀπὸ τῶν κολλημάτων εὐμενὴς καὶ εὐτμίευτος
καὶ ἐς πολλὰ καὶ πολλαχοῦ διορθώματα εὔχρη-

στος. Τῶν δὲ ἰητρῶν οἱ μὴ σὺν νόῳ εὔχειρες, καὶ
ἐν ἄλλοισι τρώμασι, τοιοῦτοί εἰσι καὶ ἐν γνά-
θων κατάξεσιν. Ἐπιδέουσι γὰρ τὴν γνάθον κα-
τεαγεῖσαν ποικίλως, καὶ καλῶς, καὶ κακῶς. Πᾶσα
γὰρ ἐπίδεσις γνάθου, οὕτω καταγείσης, ἐκκλί-
νει τὰ ὀστέα τὰ ἐς τὸ κάτηγμα ῥέποντα μᾶλλον,
ἢ ἐς τὴν φύσιν ἄγει. Ἢν δὲ ἡ κάτω γνάθος κατὰ
τὴν σύμφυσιν τὴν κατὰ τὸ γένειον διασπασθῇ·
μούνη δὲ αὕτη ξύμφυσις ἐν τῇ κάτω γνάθῳ ἐστὶν,
ἐν δὲ τῇ ἄνω πολλαί. Ἀλλ᾽ οὐ βούλομαι ἀποπλα-
-νεῖν τὸν λόγον. Ἐν ἄλλοισι γὰρ εἴδεσι νουσημά-
των περὶ τούτων λεκτέον. Ἢν οὖν διαστῇ ἡ
κατὰ τὸ γένειον σύμφυσις, κατορθῶσαι μὲν
πακτὸς ἀνδρός ἐστιν. Τὸ μὲν γὰρ ἐξεστεὸς ἔσω-
θέειν χρὴ ἐς τὸ εἴσω μέρος, προσβάλλοντα τοὺς
δακτύλους. Τὸ δὲ εἴσω ῥέπον, ἀνάγειν ἐς τὸ
ἔξω μέρος, ἐνερείσαντα τοὺς δακτύλους· ἐς διά-
στασιν μέντοι διατεινάμενοι ταῦτα χρὴ ποιέειν.
Ῥᾷον γὰρ οὕτως ἐς τὴν φύσιν ἥξει, ἢ εἰ ἐγχρίπτων
τις ἐς ἄλληλα τὰ ὀστέα παραναγκάζειν πειρᾶται.
Τοῦτο παρὰ πάντα τὰ τοιαῦτα ὑπομνήματα χάριν

les os. L'extension par agglutination est
douce, prompte et très-propre à redresser
les parties, dans une foule de cas. Mais il
y a des chirurgiens qui manquent de tact
et d'habileté, dans les fractures de la mâchoire, comme dans les autres blessures :
ils inventent ici, tant bien que mal, toutes
sortes de bandages pour contenir la fracture;
mais un bandage, quel qu'il soit, tend plutôt à déranger les segmens de la mâchoire
qu'à leur donner une position naturelle.
Si la symphyse du menton se désunit (car
c'est l'unique pour l'os maxillaire inférieur, tandis qu'il y en a plusieurs pour
l'os supérieur, ne voulant point ici faire
de digression, vu qu'il en sera fait mention
dans les autres genres de maladies); si,
dis-je, la symphyse du menton se désunit,
tout homme est en état de la réunir. Il suffit de repousser en dehors, avec les doigts
introduits dans la bouche, le côté protubérant, ou de le faire rentrer s'il fait saillie
extérieurement; mais on fait toujours ici
l'extension. La réduction est ainsi beau-

coup plus naturelle que si l'on tentait de presser les os l'un contre l'autre pour les rajuster, ce qu'il faut bien retenir pour tous les articles ou commentaires précédens. Dès que la coaptation est faite, on lie les dents les unes aux autres, comme il a été dit : la guérison s'opère ensuite au moyen de quelques linges et compresses enduites de cérat. Un bandage simple convient mieux ici qu'un plus compliqué ; car si l'équilibre n'est pas parfait, du moins il l'est à peu près. On déroule la bande à droite pour le côté droit, de manière que la main gauche s'adapte aussi au côté gauche, suivant la direction de la mâchoire. Si elle est réunie artistement, en faisant observer le repos convenable, la guérison sera prompte et les dents resteront intactes ; autrement elle sera très-lente, avec difformité et chute ou embarras des dents.

3o. S'il y a fracture du nez (et ce n'est pas l'unique genre de fracture où l'on voit des gens inhabiles accourir pour faire de beaux bandages, de toutes les formes,

εἰδέναι. Ὁκόταν δὲ κατορθώσῃ, ζεῦξαι μὲν χρὴ
τοὺς ὀδόντας τοὺς ἔνθεν καὶ ἔνθεν πρὸς ἀλλήλους, ὥσπερ καὶ πρόσθεν εἴρηται. Ἰῆσθαι δὲ χρὴ
κηρωτῇ καὶ σπλήνεσιν ὀλίγοισι καὶ ὀθονίοισιν.
Ἐπίδεσιν δὲ βραχείην ἢ ποικίλην μάλιστα τοῦτο
τὸ χωρίον ἐπιδέχεται. Ἐγγὺς γὰρ τοῦ ἰσορρόπου
ἐστὶν, ὡς δὲ μὴ ἰσόρροπον ἐόν. Τοῦ δὲ ὀθονίου τὴν
περιβολὴν ποιέεσθαι χρή. Ἢν μὲν ἡ δεξιὴ γνάθος
ἐξεστήκῃ, ἐπὶ δεξιά. Ἐπὶ δεξιὰ δὲ νομίζεται
εἶναι, ἢν ἡ δεξιὰ χεὶρ ἡγεῖται τῆς ἐπιδέσιος·
ἢν δὲ ἡ ἑτέρη γνάθος ἐξεστήκῃ, ὡς ἑτέρως χρὴ
τὴν ἐπίδεσιν ἄγειν. Κἢν μὲν ὀρθῶς τίς κατορθώσηται καὶ ἐπατρεμέσῃ, ὡς χρὴ, ταχεῖα μὲν ἡ
ἄλθεξις, οἱ δὲ ὀδόντες ἀσινέες γίνονται. Ἢν δὲ
μὴ, χρονιωτέρη μὲν ἡ ἄλθεξις, διαστροφὴν δὲ
ἴσχουσα. Οἱ ὀδόντες δὲ καὶ σιναροὶ, καὶ ἀχρήιοι
γίνονται.

Χ. Ἢν δὲ ἡ ῥὶς καταγῇ, τρόπος μὲν οὐχ εἷς
ἐστι κατήξιος, ἀτὰρ πολλὰ μὲν δὴ καὶ ἄλλα
λωβέονται οἱ χαίροντες τῇσι καλῇσιν ἐπιδέσε-
σιν, ἄνευ νόου, ἐν δὲ τοῖσι περὶ τὴν ῥῖνα καὶ

μάλιστα. Ἐπιδεσίων γάρ ἐστιν αὕτη ἡ ποικιλω-
τάτη, καὶ πλείστους μὲν σκεπάρνους ἔχουσα,
διαῤῥωγὰς δὲ καὶ διαλήψιας ποικιλωτάτας το[ῦ]
χρωτὸς ῥομβοειδίας. Ὡς οὖν εἴρηται, ἀνόητο[ν]
ἐγχειρίην ἐπιτηδεύοντες, ἄσμενοι ῥινὸς καταγεί[ην]
ἐπιτυγχάνουσιν, ὡς ἐπιδήσωσι. Μίαν μὲν οὖ[ν]
ἡμέρην, ἢ δύο, ἀγάλλεται μὲν ὁ ἰητρός· χαίρε[ι]
δὲ καὶ ὁ ἐπιδεδεμένος. Ἔπειτα ταχέως μὲν [ὁ]
ἐπιδεδεμένος κορίσκεται· ἀσηρὸν γὰρ τὸ φό-
ρημα· ἀρκέει δὲ τῷ ἰητρῷ, ἐπειδὰν ἐπέδειξεν,
ὅτι ἐπίσταται ποικίλως ῥῖνα ἐπιδέειν. Ποιέε[ι]
δὲ ἡ ἐπίδεσις ἡ τοιαύτη πάντα τἀναντία τοῦ
δέοντος. Τοῦτο μὲν γὰρ, ὁκόσοι σιμοῦνται διὰ
τὴν κάτηξιν, δῆλον, ὅτι εἰ ἄνωθέν τις μᾶλλον
πιέζοι, σιμώτεροι ἂν εἶεν. Τοῦτο δὲ, ὅσοισι
παραστρέφεται ἢ ἔνθα ἢ ἔνθα ἡ ῥίς, ἢ κατὰ τὸν
χόνδρον, ἢ ἀνωτέρω, δῆλον ὅτι οὐδὲν αὐτούς
ἡ ἄνωθεν ἐπίδεσις ὠφελήσει, ἀλλὰ καὶ βλάψει

quoiqu'ils défigurent souvent, mais surtout en ce qui concerne les fractures du
nez), on voit, dis-je, faire des bandages
de toutes les formes, tantôt en doloirs avec
des tours et contours, tantôt en traçant
des rhombes à de grandes distances sur la
peau; mais, comme je l'ai dit, ceux qui
s'avisent de ces sortes de bandages, quoique inhabiles, sont très-empressés de tenter ainsi promptement la guérison. Ces
médecins s'applaudissent un ou deux jours,
ainsi que les malades, des bons effets de
ces sortes de bandages; mais bientôt ils
pèsent et deviennent insupportables. Or
il suffit à ces médecins d'avoir prouvé leur
adresse par de beaux bandages, très-va-
riés et bien faits, qu'ils appliquent néanmoins contre les règles de l'art. Car ceux
dont le nez est déprimé par la fracture, si
on comprime surtout en haut, l'ont encore plus aplati; et si la distorsion existe
d'un côté ou d'un autre, soit en bas près
du cartilage, soit en haut, il est évident
que le bandage y sera plus nuisible qu'a-

tile, quoique l'usage des compresses mises
de l'autre côté du nez ne convienne guère
mieux, et n'ait point encore été tenté dans
ces sortes de bandages. Or le point de résistance me paraîtrait devoir être placé
sur l'autre côté du nez, de manière à le
relever au milieu, s'il y avait contusion
des chairs ou des os. Supposé qu'elle soit
légère, alors le cal se formerait, et le nez
serait un peu plus âpre en cet endroit;
mais il n'est pas besoin de tant de précaution pour le bandage, si toutefois on doit
en appliquer. Il suffit d'étendre du linge
enduit de cérat sur la contusion : on assujettit le tout avec un seul tour d'une bande
roulée à deux chefs ou avec la fronde. Toutefois un excellent moyen curatif est ici
un cataplasme fait avec la farine de fro-
ment, bien pure, visqueuse, bien battue,
et en petite quantité, pour en former une
couche légère. Si la farine est de bonne
qualité, elle doit former une pâte ductile :
on s'en sert ainsi en temps opportun. Si
elle ne s'étend pas facilement, on y ajoute

μᾶλλον. Οὐχ οὕτω γὰρ συναρμόσει σπλήνεσι τὸ
ἐπὶ θάτερον τῆς ῥινὸς· καίτοι οὐδὲ τοῦτο ποιέου-
σιν οἱ ἐπιδέοντες. Ἄγχιστα δὲ ἡ ἐπίδεσίς μοι
δοκέει ἀντιποιέειν, εἰ κατὰ μέσην τὴν ῥῖνα κατὰ
τὸ ὀξὺ ἀμφιφλασθείη ἡ σὰρξ κατὰ τὸ ὀστέον,
εἰ καὶ τὸ ὀστέον μικρόν τισιν εἴη καὶ μὴ μέγα.
Τοῖσι γὰρ τούτοισιν ἐπιπώρωμα ἴσχει ἡ ῥὶς,
καὶ ὀκριοειδεστέρη τινὶ γίνεται. Ἀλλ' ὅμως οὐδὲ
τούτοισι δή που πολλοῦ ὄχλου δέεται ἡ ἐπίδεσις, εἰ δή τι καὶ δεῖ ἐπιδέειν. Ἀρκέει δὲ ἐπὶ
μὲν τὸ φλάσμα σπληνίον ἐπιτείναντα κεκηρωμέ-
νον, ἔπειτα, ὡς ἀπὸ δύο ἀρχέων ἐπιδέεται,
οὕτως ὀθονίῳ ἐς ἅπαξ περιβαλέειν. Ἀρίστη μέντοι ἰητρείη, τῷ ἀλήτῳ τῷ σιτανίῳ, τῷ πλυτῷ,
γλίσχρῳ, πεφυρημένῳ, ὀλίγῳ, καταπλάσσειν
τὰ τοιαῦτα. Χρὴ δὲ, ἢν μὲν ἐξ ἀγαθῶν ᾖ τῶν
πυρῶν τὸ ἄλητον καὶ εὐδόκιμον, τούτῳ χρέεσθαι ἐς πάντα τὰ τοιαῦτα. Ἢν δὲ μὴ πάνυ ἐλκι-

μον ᾖ, ἐς ὀλίγην μάννην ὕδατι ὡς λειοτάτην
διέντα, τούτῳ φυρᾶν τὸ ἄλητον, ἢ κόμμι πάνυ
ὀλίγον ὡσαύτως μίσγειν.

λά. Ὁκόσοισι μὲν οὖν ῥὶς ἐς τὸ κάτω καὶ ἐς
τὸ σιμὸν ῥέπουσα καταγῇ· ἢν μὲν ἐκ τοῦ ἔμπροσθεν μέρεος κατὰ τὸν χόνδρον ἵζηται, οἷόν
τε ἐστὶ καὶ ἐντιθέναι διόρθωμα ἐς τοὺς μυκτῆρας. Ἢν δὲ μή, ἀνορθοῦν μὲν χρὴ πάντα τὰ
τοιαῦτα, τοὺς δακτύλους ἐς τοὺς μυκτῆρας ἐν-
τιθέντα, ἢν ἐνδέχηται. Ἢν δὲ μή, παχὺ ὑπάλειπτρον μὴ ἐς τὸ ἔμπροσθεν τῆς ῥινὸς ἀπάγοντα
τοῖσι δακτύλοισιν, ἀλλ᾽ ᾗ ἵδρυται. Ἔξωθεν δὲ
τῆς ῥινὸς ἔνθεν καὶ ἔνθεν ἀμφιλαμβάνοντα τοῖσι
δακτύλοισι, συναγκάζειν τε ἅμα καὶ ἀναφέρειν
ἐς τὸ ἄνω. Καί, ἢν μὲν πάνυ ἐς τὸ ἔμπροσθεν
τὸ κάτηγμα ἔῃ, οἷόν τέ τι καὶ εἴσω τῶν μυ-
κτήρων ἐντιθέναι, ὥσπερ ἤδη εἴρηται. Ἄχνην
τὴν ἀφ᾽ ἡμιτυβίου, ἢ ἄλλο τι τοιοῦτον ἐν ὀθονίῳ εἰλίσσοντα, μᾶλλον δὲ ἐν καρχηδονίῳ δέρματι ἐῤῥάψαντα, σχηματίσαντα τὸ ἁρμόττον
σχῆμα τῷ χωρίῳ, ἵνα ἐγκείσηται. Ἢν μέν τοι
προσωτέρω ᾖ τὸ κάτηγμα, οὐδὲν οἷόν τε εἴσω
ἐντιθέναι. Καὶ γάρ, εἰ ἐν τῷ ἔμπροσθεν, ἀσηρὸν
τὸ φόρημα· πῶς γε δὴ οὐκ ἐν τῷ ἐσωτέρω; Τὸ

un peu de manne délayée dans de l'eau,
ou un peu de gomme pour servir de
ciment.

31. Lorsque le nez cassé s'affaisse sous
le cartilage à sa partie antérieure, on peut
le redresser intérieurement par les ailes,
soit en y introduisant un doigt, s'il est
possible, soit en y insérant le bout pointu
d'une forte spatule, qu'on relève vers le
haut, pour redresser ainsi le nez abaissé.
On le raccommode en même temps extérieurement avec les doigts, et on le repousse en haut, lors même qu'il est fracturé
complètement en avant. Il est toujours
possible d'introduire quelque corps mou
dans le nez, comme je l'ai déjà dit, soit
de la charpie, soit un peu de linge roulé.
Ce qu'il y a de mieux, c'est un morceau
de cuir de Carthage, roulé et cousu, adapté
à l'endroit où l'on veut le placer. Si la
fracture est située trop haut, alors il est
impossible d'y rien introduire. Mais si
un poids quelconque est insupportable sur
la partie antérieure du nez, combien plus

ne le serait-il pas dans l'intérieur ? Du reste on doit, autant que possible, bien conformer le nez extérieurement, sans négliger l'intérieur, et tâcher surtout de le bien redresser selon sa configuration naturelle. La fracture du nez se réunit facilement le même jour, même un peu plus tard ; mais les médecins y mettent peu d'importance, et traitent cet accident beaucoup trop légèrement. On introduira donc un doigt ou la tige d'une spatule, le plus bas possible sous la voûte du nez, suivant sa forme naturelle, pour le relever de l'un et de l'autre côté de bas en haut, en même temps que l'on rajuste les os extérieurement. Le doigt du malade serait le meilleur guide, s'il voulait ou s'il pouvait toujours s'en servir. Ainsi, par exemple, les doigts indicateurs sont naturellement disposés pour le tact. On peut également choisir un autre doigt pour le redressement du nez ; puis on l'y laisse sans le remuer aussi long-temps que possible, jusqu'à ce que les parties se soient corro-

μὲν οὖν πρῶτον καὶ ἔσωθεν ἀναπλάσσεσθαι καὶ ἔξωθεν ἀφειδήσαντα χρὴ τὴν ἀνάγειν ἐς τὴν ἀρχαίαν φύσιν καὶ διορθώσασθαι. Κάρτα γὰρ οἱ ἥ τε ῥὶς καταγεῖσα ἀναπλάσσεται· μάλιστα μὲν αὐθήμερος· ἢν δὲ μὴ, ὀλίγῳ ὕστερον. Ἀλλὰ καταβλακεύουσιν οἱ ἰητροὶ καὶ ἀπαλωτέρως τὸ πρῶτον ἅπτονται, ἢ ὡς χρή. Παραβάλλοντα γὰρ τοὺς δακτύλους χρὴ ἔνθεν καὶ ἔνθεν κατὰ τὴν φύσιν τῆς ῥινὸς ὡς κατωτάτω κάτωθεν συναναγκάζειν, καὶ οὕτω μάλιστα ἀνορθοῦνται σὺν τῇ ἔσωθεν διορθώσει διορθοῦντα. Ἔπειτα δὲ ἐς ταῦτα ἰητρὸς οὐδεὶς ἄλλος τοιοῦτός ἐστιν, εἰ ἐθέλοι μελετᾶν καὶ τολμᾶν, ὡς οἱ αὐτοῦ δάκτυλοι οἱ λιχανοί. Οὗτοι γὰρ κατὰ φύσιν μάλιστά εἰσιν. Παραβάλλοντα γὰρ χρὴ τῶν δακτύλων ἑκάτερον παρὰ πᾶσαν τὴν ῥῖνα ἐρείδοντα, ἡσύχως οὕτως ἔχειν. Μάλιστα μὲν, εἰ οἷόν τε εἴη, αἰεὶ, ἔστ' ἂν κρατηθῇ. Εἰ δὲ μὴ, ὡς

πλεῖστον χρόνον, ὡς εἴρηται. Εἰ δὲ μή, ἢ παῖδα
ἢ γυναῖκά τινα. Μαλθακὰς γὰρ τὰς χεῖρας δεῖ
εἶναι. Οὕτως, ὡς ἂν κάλλιστα ἰητρευθείη ἡ ῥὶς,
ὅτεῳ μὴ ἐς τὸ σκολιόν, ἀλλ' ἐς τὸ κάτω ἱδρυ-
μένη εἴη ἰσόρροπος. Ἐγὼ μὲν οὖν οὐδεμίαν που
ῥῖνα εἶδον, ᾗ τις οὕτω κατεαγεῖσα οὐχ οἵη τε
διαρθρωθῆναι αὐτίκα πρὶν πωρωθῆναι συναγκα-
ζομένη, ἐγένετο, εἴ τις ὀρθῶς ἐθέλοι ἰητρεύειν.
Ἀλλ' οἱ ἄνθρωποι αἰσχροὶ μὲν εἶναι πολλοῦ ἀπο-
τιμῶσι· μελετᾷν δὲ ἅμα μὲν οὐκ ἐπίστανται,
ἅμα δὲ οὐ τολμέουσιν, ἢν μὴ ὀδυνῶνται, ἢ θάνατον δεδοίκασι. Καίτοι ὀλιγοχρόνιος ἡ πώ-
ρωσις τῆς ῥινός. Ἐν γὰρ δέκα ἡμέρῃσι κρατύνεται, ἢν μὴ ἐπισφακελίσῃ.

λβ. Ὁκόσοισι δὲ τὸ ὀστέον ἐς τὸ πλάγιον
κατάγνυται, ἡ μὲν ἴησις αὐτή. Τὴν δὲ διόρθωσιν δηλονότι χρὴ ποιέεσθαι, οὐκ ἰσόρροπον ἀμ-
φοτέρωθεν, ἀλλὰ τό τε ἐγκεκλιμένον ὠθέειν ἐς
τὴν φύσιν ἔκτοσθεν ἀναγκάζοντα, καὶ ἐσματ-

borées, et sans désemparer; sinon, la cure
sera très-lente, comme je le dirai bientôt.
Il faut choisir les doigts d'une femme ou
d'un enfant, dont les mains soient molles
et douces. Telle est la meilleure voie de
guérison du nez, et pour prévenir son inclinaison ou sa difformité. Je n'ai point vu
de fracture du nez qui n'ait été bien redressée, lorsqu'on s'y est pris avant la formation du cal, et si d'ailleurs le traitement a été bien dirigé. Les hommes crai-
gnent et haïssent les difformités; mais ils
ne croient point devoir s'en inquiéter, à
moins que d'y être forcés par la crainte de
la mort ou des douleurs. Toutefois la formation du cal est ici très-prompte; elle
s'achève en dix jours, pourvu qu'il ne
survienne pas de carie.

32. Quand les os du nez sont cassés
obliquement ou de côté, le traitement est
le même. On ne peut, il est vrai, trouver
un équilibre parfait; mais on repousse extérieurement le côté incliné, tandis que
l'on agit dans l'intérieur du nez pour re-

dresser les os saillans et rétablir les formes naturelles. Il faut bien savoir que si le redressement ne s'en fait pas à l'instant, il sera toujours de travers; mais lorsqu'il a perdu sa conformation, le blessé ou une autre personne doit déprimer, à l'aide du doigt introduit dans le nez, l'os saillant, jusqu'à ce que la fracture se soit consolidée : il faut surtout préférer le petit doigt pour agir dans le nez, et le redresser d'un côté ou d'autre. S'il survient de l'inflammation, on applique le cataplasme de farine, on en introduit un peu intérieurement avec le petit doigt. Lorsque la fracture attaque le cartilage de la cloison du nez, le sommet se tourne nécessairement du côté opposé. On le redresse au moyen de quelque tampon de linge ou avec les doigts, comme nous l'avons dit ci-dessus. On choisit alors quelque corps mou, pur et inodore, pour soutenir l'intérieur du nez.

33. J'ai mis une fois dans le nez un petit morceau de poumon de brebis, n'ayant

τευόμενον ἐς τοὺς μυκτῆρας, καὶ τὰ εἴσω ῥεύσαντα διορθοῦν ἀόκνως ἔστ' ἂν κατορθώσῃ·
εὖ εἰδότα, ὅτι, ἢν μὴ αὐτίκα κατορθώσηται,
οὐχ οἷόν τε μὴ καὶ διεστράφθαι τὴν ῥῖνα. Ὅταν
δὲ ἀγάγῃς ἐς τὴν φύσιν, προσβάλλοντα χρὴ ἐς
τὸ χωρίον, ἢ τοὺς δακτύλους, ἢ τὸν ἕνα δάκτυλον, ἢ ἐξέσχεν, ἀνακωχέειν, ἢ αὐτὸν, ἢ ἄλλον
τινὰ, ἔστ' ἂν κρατυνθῇ τὸ τρῶμα. Ἀτὰρ καὶ ἐς
τὸν μυκτῆρα τὸν μικρὸν δάκτυλον ἀπωθέοντα,
ἄλλοτε καὶ ἄλλοτε, διορθοῦν χρὴ τὰ ἐκκρεθέντα.
Ὅτι δ' ἂν φλεγμονῆς ὑπογίνηται τούτοισι, χρὴ
τῷ σταιτὶ χρέεσθαι. Τοῖσι μέντοι δακτύλοισι
προσέχειν χρὴ ὁμοίως, καὶ τοῦ σταιτὸς ἐπικειμένου. Ἢν δέ που κατὰ τὸν χόνδρον ἐς τὰ πλάγια καταγῇ, ἀνάγκη τὴν ῥῖνα ἄκρην μετεστράφθαι. Χρὴ οὖν τοῖσι τοιούτοισι ἐς τὸν μυκτῆρα
ἄκρον διόρθωμά τι τῶν εἰρημένων, ἢ, ὅ,τι
τούτοισιν ἔοικεν, ἐντιθέναι. Πολλὰ δ' ἄν τις
εὕροι τὰ ἐπιτήδεια, ὅσα μήτε ὀσμὴν ἴσχει, μήτε
ἄλλως προσηνέα ἐστίν.

λγ. Ἐγὼ δέ ποτε πνεύμονος προβάτου ἀπότμημα ἐνέθηκα. Τοῦτο γάρ πως παρέτυχεν. Οἱ γὰρ σπόγγοι ἐντιθέμενοι ὑγράσματα δέχονται. Ἔπειτα χρὴ καρχηδονίου λοπὸν πλάτος, ὡς τοῦ μεγάλου δακτύλου, τετμημένον, ἢ ὅκως ἂν ξυμφέρῃ, προσκολλῆσαι ἐς τὸ ἔκτοσθεν πρὸς τὴν μυκτῆρα τὸν ἐγκεκλιμένον· κἄπειτα κατατεῖναι τὸν ἱμάντα, ὅκως ἂν ξυμφέρῃ, μᾶλλον δὲ ὀλίγον τείνειν χρὴ, ὥστε ὀρθὴν καὶ ἀπαρτῆ τὴν ῥῖνα εἶναι. Ἔπειτα, μακρὸς γὰρ ἔστω ὁ ἱμὰς, κάτωθεν τοῦ ὠτὸς ἀγαγόντα αὐτὸν, ἀναγαγεῖν περὶ τὴν κεφαλήν. Καὶ ἔξεστι μὲν κατὰ τὸ μέτωπον προσκολλῆσαι τήν τε τελευτὴν τοῦ ἱμάντος. Ἔξεστι δὲ μικρότερον ἄγειν. Ἔπειτα περιελίσσοντα περὶ τὴν κεφαλὴν καταδεῖν. Τοῦτο ἅμα καὶ δικαίην τὴν διόρθωσιν ἔχει, ἅμα δὲ εὐταμίευτον, καὶ μᾶλλον, ἢν ἐθέλῃ, καὶ ἧσσον τὴν ἀντιῤῥοπίην ποιῆσαι τῆς ῥινός. Ἀτὰρ καὶ, ὁκόσοισι ἐς τὸ πλάγιον ἡ ῥὶς κατάγνυται · τὰ μὲν ἄλλα ἰητρεύειν χρὴ, ὡς προείρηται. Προσδέεται δὲ τοῖσι πλείστοισι καὶ τοῦ ἱμάντος πρὸς ἄκρην τὴν ῥῖνα προσκολλῆσαι τῆς ἀντιῤῥοπίης εἵνεκα.

λδ΄. Ὁσοισι δὲ σὺν τῇ κατήξει καὶ ἕλκεα

pas autre chose; les éponges se gonflant trop
par l'humidité. Mais ensuite il faut couper
un morceau de cuir de Carthage, de la
longueur du pouce, et le coller à la peau
sur le côté du nez, incliné, et le tendre au
moyen d'une petite lanière, autant qu'il
faut pour le redresser. Il convient de l'é-
tendre un peu au delà du point où la position du nez se trouve tout-à-fait droite.
Cette lanière doit être assez longue pour
être ramenée de l'autre côté au dessous
de l'oreille, ou même pour faire le tour de
la tête; quoiqu'on puisse la coller au front
et l'y maintenir au moyen d'une bande.
C'est un moyen facile et très-propre à assujettir le nez dans sa position directe,
quand on veut le détourner du côté où il
est incliné. Dans la fracture latérale, le
traitement dont j'ai parlé est ici le même.
Enfin il est indispensable presque toujours,
de coller un morceau de cuir sur la pointe
du nez pour le redresser, lorsqu'il y a inclinaison d'un côté ou d'un autre.

34. Que si la fracture est avec plaie,

cela ne doit point troubler, ni faire changer
le traitement. On met du cérat avec un
emplâtre agglutinatif , comme pour les
plaies récentes. Les lésions du nez se guérissent aussi facilement , lors même que
des esquilles doivent s'en détacher. On
doit surtout tâcher de conserver les formes naturelles. Il faut alors placer assez
long-temps un doigt dans le nez, mais
il faut l'y placer : car, de toutes les parties du corps, le nez se façonne le plus
facilement. Au reste, rien n'empêche l'agglutination du cuir, en la manière indiquée, pour redresser les parties inclinées;
même lorsqu'il y a plaie ou inflammation.

35. Dès que l'oreille est violemment
contuse ou fracassée, toute espèce de bandages y est nuisible : trop lâches, ils ne
peuvent s'y tenir; trop serrés, ils augmentent le mal par la pression ; ce qui arrive-
rait de même à l'oreille saine, si elle était
comprimée; car il y surviendrait de la
douleur, des pulsations et de la fièvre. Les
cataplasmes y sont aussi très-nuisibles , à

προσγίνεται, οὐδὲν δεῖ ταράσσεσθαι διὰ τοῦτο, ἀλλ' ἐπὶ μὲν τὰ ἕλκεα ἐπιτιθέναι πισσηρὴν, ἢ τῶν ἐναίμων τι. Εὐάλθεα γὰρ τὰ τοιαῦτα. Ὁμοίως κὴν ὀστέα μέλλῃ ἀπιέναι, τήν τε διόρθωσιν τὴν πρώτην ἀόκνως χρὴ ποιέεσθαι μηδὲν ἐπιλείποντα, καὶ τὰς διορθώσιας τοῖσι δακτύλοισι ἐν τῷ ἔπειτα χρόνῳ. Χαλαρωτέροισι μὲν γὰρ χρεόμενον, χρεόμενον δὲ. Εὐπλαστότατον γάρ τι παντὸς τοῦ σώματος ἡ ῥίς ἐστι. Τῶν δὲ ἱμάντων τῇ κολλήσει καὶ τῇ ἀντιῤῥοπίῃ παντάπασιν οὐδὲν κωλύει χρῆσθαι, οὔτ' ἢν ἑλκώσῃ, οὔτ' ἢν ἐπιφλεγμήνῃ. Ἀλύπητοι γάρ εἰσιν.

λε'. Ἢν δὲ οὖς κατεαγῇ, ἐπιδέσιες πᾶσαι πολέμιαι. Οὐ γὰρ οὕτω τις χαλαρὸν περιβάλλοι. Ἢν δὲ μᾶλλον πιέζῃ, πλέον κακὸν ἐργάζεται. Ἐπεὶ καὶ ὑγιὲς οὖς ἐπιδέσει πιεχθὲν ὀδυνηρὸν καὶ σφυγματῶδες, καὶ πυρετῶδες, γίνεται. Ἀτὰρ καὶ τὰ ἐπιπλάσματα κάκιστα μὲν τὰ βαρύτατα ἐπίπαν. Ἀτὰρ καὶ τὰ πλεῖστα φλαῦρα καὶ ἀποστατικά, καὶ μύξαν τε ὑποποιέει πλείω,

κἄπειτα ἐκπυήσιας ἀσηράς. Τούτων δὲ οὖς
ἥκιστα κατεχγὲν προσδέεται. Ἄγχιστα μὲν, εἴπερ χρὴ, τὸ γλίσχρον ἄλητον. Χρὴ δὲ μηδὲ
τοῦτο βάρος ἔχειν. Ψαύειν δὲ ὡς ἥκιστα ξυμφέρει Ἀγαθόν γὰρ ἐνίοτε φάρμακον τὸ μηδὲν φέρειν φάρμακον, καὶ πρὸς οὖς, καὶ πρὸς ἄλλα
πολλά. Χρὴ δὲ καὶ τὴν ἐπικοίμησιν φυλάττε-
σθαι. Τὸ δὲ σῶμα ἰσχναίνειν, καὶ μᾶλλον, ᾧ
ἂν κίνδυνος ἔη, ἔμπυον τὸ οὖς γενέσθαι. Ἄμεινον
δὲ καὶ μαλθάξαι τὴν κοιλίην. Ἢν δὲ καὶ εὐήμε-
τος ἔη, ἐμέειν ἀπὸ συρμαϊσμοῦ. Ἢν δὲ ἐς ἐμ-
πύησιν ἔλθη, ταχέως μὲν οὐ χρὴ στομοῦν.
Πολλὰ γὰρ καὶ τῶν δοκεόντων ἐκπυέεσθαι ἀνα-
πίνεταί ποτε, κἢν μηδέν τις καταπλάσση. Ἢν
δὲ ἀναγκασθῇ στομῶσαι, τάχιστα μὲν ὑγιὲς
γίνεται, ἢν τις πέρην διακχύση. Εἰδέναι μὲν
τοι χρὴ σαφῶς, ὅτι κυλλόν ἐστι τὸ οὖς καὶ μεῖον
τοῦ ἑτέρου, ἢν πέρην διακαυθῇ. Ἢν δὲ μὴ πέρην

cause de leur poids. Enfin toute autre application nuit également, en général ; occasione des abcès, des amas de mucosités
et de longues suppurations. Ainsi, pour l'o-
reille fracturée, il n'y a nul besoin de cataplasmes : le meilleur, si on le juge nécessaire, serait celui de farine gluante ; encore faut-il qu'il soit très-léger et qu'il
ne touche point à l'oreille. Mais une excellente voie de guérison est parfois l'abnégation de tout médicament quelconque,
soit dans les affections d'oreilles, soit dans
d'autres maux. On doit surtout veiller ici
aux démangeaisons et à l'envie de se grat-
ter. On affaiblira beaucoup le malade, s'il
y a danger d'un abcès interne. Un bon
moyen est aussi un purgatif, ou un vomi-
tif, si le malade vomit facilement. Si l'abcès marche vers la suppuration, il ne faut
point se hâter de l'ouvrir : car il est arrivé
maintes fois que des abcès de l'oreille ont
été résorbés, lorsqu'on n'a point fait usage
des cataplasmes. Si, dis-je, l'on est forcé
d'ouvrir le dépôt externe, il sera bientôt

guéri, ou si l'on cautérise le pavillon de l'oreille de part en part. Du reste, il faut savoir, qu'après la brûlure par le cautère actuel, l'oreille reste plus petite et plus courte que l'autre. Si l'on préfère l'incision, on doit la faire profondément sur la tumeur: car le pus y est situé plus loin qu'on ne le croirait, pour le dire brièvement. Il en est de même de toutes les tumeurs visqueuses et diffluentes qui fuient promptement sous les doigts. Les médecins les rencontrent souvent, situées plus profondément qu'ils ne le croyaient.

36. Il est arrivé plusieurs fois que l'on a ouvert des tumeurs flottantes, nommées des ganglions, qui ont une chair molle et muqueuse, dans la persuasion d'y trouver des collections d'humeurs. A la vérité, les médecins peuvent se tromper ici; mais il ne résulte de cette incision, aucune suite fâcheuse. J'exposerai, dans un autre traité, quels sont les lieux, dans l'homme, remplis de sérosités sécrétées ou de mucus, et dans quelles parties leur ou-

καίηται, τάμνειν χρὴ τὸ μετέωρον, μὴ πάνυ σμικρὴν τομήν. Διὰ παχυτέρου μὲν καὶ τὸ πῦον εὑρίσκεται, ἢ ὡς ἄν τις δοκέοι. Ὡς δ' ἐν κεφαλαίῳ εἰπεῖν, καὶ πάντα τἆλλα τὰ μυξώδεα καὶ μυξοποιὰ, ἅτε γλίσχρα ἐόντα ὑποθιγγανόμενα, διολισθαίνει ταχίως ὑπὸ τοὺς δακτύλους καὶ ἔνθα καὶ ἔνθα. Διὰ τοῦτο διὰ παχυτέρου εὑρίσκουσι τὰ τοιαῦτα οἱ ἰητροὶ, ἢ ὡς οἴονται.

λς. Ἐπεὶ καὶ τῶν γαγγλιωδέων ἔνια, ὅσα ἂν πλαδαρὰ ᾖ, καὶ μυξώδεα σάρκα ἔχῃ, πολλοὶ στομοῦσιν, οἰόμενοι ῥεῦμα ἀνευρήσειν ἐς τὰ τοιαῦτα. Ἡ μὲν οὖν γνώμη τοῦ ἰητροῦ ἐξαπατᾶται. Τῷ δὲ πρήγματι τῷ τοιούτῳ οὐδεμία βλάβη στομωθέντι. Ὅσα δὲ ὑδατώδεα χωρία ἐστὶν, ἢ μύξης πεπληρωμένα, καὶ ἐν οἵοισι χωρίοισιν ἕκαστα θάνατον φέρει στομούμενα, ἢ κατὰ ἀλλοίας βλάβας, περὶ τούτων ἐν ἄλλῳ λόγῳ γεγράψεται.

Ὅταν οὖν τάμη τις τὸ οὖς, πάντων μὲν κατα-
πλασμάτων, πάσης τε μοτώσιος ἀπέχεσθαι χρή.
Ἰητρεύειν δὲ ἢ ἐναίμοις, ἢ ἄλλῳ τῷ, ὅ,τι
μήτε βάρος, μήτε πόνον παρασχήσει. Ἢν γὰρ ὁ
χόνδρος ἄρξηται ψιλοῦσθαι καὶ ὑποστάσιας ἴσχῃ
πυρώδεας ἢ χαλώδεας, ὀχληρόν. Γίγνεται δὲ
καὶ τοῦτο δι' ἐκείνας τὰς ἰήσιας. Πάντων δὲ τῶν
παλιγκοτησάντων ἡ πέρην διάκαυσις αὐταρκέ-
στατον.

λς'. Σπόνδυλοι δὲ οἱ κατὰ ῥάχιν, ὅσοισι μὲν
ὑπὸ νοσημάτων ἕλκονται ἐς τὸ κῦφον, τὰ μὲν
πλεῖστα ἀδύνατα λύεσθαι. Πρὸς δὲ καὶ, ὅσα
ἀνωτέρω τῶν φρενῶν τῆς προσφύσιος κυφοῦται. Τῶν δὲ κατωτέρω μεθεξέτερα λύουσι κυρσοὶ γενόμενοι ἐν τῇσι σκέλεσι· μᾶλλον δέ τι
ἐγγινόμενοι κυρσοὶ ἐν τῇ κατ' ἰγνύην φλεβί. Οἷσι

l'ouverture peut occasioner la mort ou des
accidens graves. Or, après avoir incisé
l'oreille, on s'abstiendra avec soin des cataplasmes et des linimens. Le traitement
de la plaie se fera avec quelque emplâtre
agglutinatif, ou tout autre qui n'occasione
ni gêne ni douleur. Si le cartilage de l'o-
reille commence à se dénuder et à devenir
purulent ou muqueux , cela est très-fâ-
cheux ; quoiqu'il y en ait des exemples ,
même après les meilleures méthodes de
traitement. Lorsque cela arrive et qu'il y
a recrudescence , la cautérisation de l'o-
reille est ici le meilleur moyen de guérison.

37. Les gibbosités de la colonne épinière provenant des maladies ne se réduisent pas ordinairement ; l'épine du dos se
courbe surtout au dessus de sa réunion
avec le diaphragme. Mais si la protubérance est en dessous , la résolution s'en
fait quelquefois par des varices aux jambes.
Les bosses accidentelles se résolvent aussi
par des varices vers le jarret, mais surtout

vers les aines , et quelquefois par une longue dysenterie. Lorsque l'épine du dos se
courbe avant l'âge de croissance , le corps
ne grandit plus du côté des vertèbres ; les
bras et les jambes s'allongent , mais sont
défectueux. Si la gibbosité se forme au
dessus du diaphragme , les côtes , au lieu
de s'étendre latéralement , se portent en
avant , et le thorax , loin de s'élargir , se
rétrécit en pointe ; la respiration est difficile et sifflante ; car les cavités par lesquelles passe l'air sont alors plus étroites.
Les gibbeux sont ainsi forcés d'avoir le
cou penché du côté de la grande vertèbre
ou de l'atlas , pour contrebalancer le poids
de la tête. Cette situation rétrécit encore
l'entrée de la gorge et du larynx ; car,
même avec une belle conformation , si on
incline fortement le cou en dedans , on
respire alors difficilement , jusqu'à ce que
la compression cesse. C'est pourquoi les
gibbeux ont le larynx plus saillant que les
autres hommes , et la plupart sont sujets à
des tubercules du poumon , durs et sans

δ' ἄν τι κύφωμα ᾖ, λύουσιν. Ἐγγίνονται δὲ καὶ
ἐν τῇ κατὰ βουβῶνα. Ἤδη δέ τισιν ἔλυσε καὶ ἡ
δυσεντερίη πολυχρόνιος γινομένη. Καὶ οἷσι μὲν
κυφοῦται ῥάχις παισὶν ἐοῦσιν, πρὶν ἢ τὸ σῶμα
τελειωθῆναι ἐν αὔξησιν· τουτέοισι μὲν οὐδὲ συν-
αύξεσθαι ἐθέλοι κατὰ τὴν ῥάχιν τὸ σῶμα. Ἀλλὰ
σκέλεα μὲν καὶ χεῖρες τελειοῦνται, ταῦτα δὲ
ἐνδεέστερα γίνονται. Καὶ ὅσοισι ἂν ἢ ἀνωτέρω
τῶν φρενῶν τὸ κῦφος, τούτοισι μὲν αἵ τε πλευραὶ οὐκ ἐθέλουσιν ἐς τὸ εὐρὺ αὔξεσθαι, ἀλλ' ἐς
τοὔμπροσθεν· τό, τε στῆθος ὀξὺ γίνεται,
ἀλλ' οὐ πλατὺ, αὐτοί τε δύσπνοοι γίνονται,
καὶ κερχνώδεες. Ἧσσον γὰρ εὐρυχωρίην ἔχουσιν
αἱ κοιλίαι αἱ τὸ πνεῦμα δεχόμεναι καὶ προ-
πέμπουσαι. Καὶ μέν τοι καὶ ἀναγκάζονται κατὰ
τὸν μέγαν σπόνδυλον λορδὸν τὸν αὐχένα ἔχειν,
ὡς μὴ προπετὴς ἔῃ αὐτοῖσιν ἡ κεφαλή. Στενο-
χωρίην μὲν οὖν πολλὴν τῷ φάρυγγι παρέχει
καὶ τοῦτο ἐς τὸ εἴσω ῥέπον. Καὶ γὰρ τοῖσι ὀρ-
θοῖσι φύσει δύσπνοιαν παρέχει τοῦτο τὸ ὀστέον,
ἢν ἔσω ῥέψῃ, ἔστ' ἂν ἀναπιεχθῇ. Δι' οὖν τὸ
τοιοῦτον σχῆμα ἐξεχέβρογχοι οἱ τοιοῦτοι τῶν
ἀνθρώπων μᾶλλον φαίνονται, ἢ ὑγιέες. Φύμα-
τίαι τε ὡς ἐπὶ τὸ πολὺ κατὰ τὸν πνεύμονά εἰσιν

οἱ τοιοῦτοι σκληρῶν φυμάτων καὶ ἀπέπτων. Καὶ
γὰρ ἡ πρόφασις τοῦ κυφώματος καὶ ἡ ξύντασις
τοῖσι πλείστοισι διὰ τοιαύτας συστροφὰς γίνεται, ᾗσιν ἂν κοινωνήσωσιν οἱ τόνοι οἱ σύν-
εγγυς.

λή. Ὅσοισι δὲ κατωτέρω τῶν φρενῶν τὸ κύ-
φωμά ἐστι, τούτοισιν νοσήματα μὲν ἐνίοισι
προσγίνεται νεφριτικά, καὶ κατὰ κύστιν· ἀτὰρ
καὶ ἀποστάσιες ἐς ἐμπύημά τι, καὶ κατὰ κε-
νεῶνας, καὶ κατὰ βουβῶνας χρόνιαι καὶ δυσκλ-
θέας. Καὶ τουτέων οὐδ᾽ ἑτέρη λύει τὰ κυφώματα.
Ἰσχία δὲ τοῖσι τουτέοισιν ἔτι ἀσαρκότερα γίνεται, ἢ τοῖσιν ἄνωθεν κυφοῖσιν. Ἡ μέν τοι
σύμπασα ῥάχις μακροτέρη τούτοισιν, ἢ τοῖσιν
ἄνωθεν κυφοῖσιν. Ἤδη δὲ καὶ γένειον βραχύτερα
καὶ ἀτελέστερα, καὶ ἀγονώτεροι οὗτοι τῶν
ἄνωθεν κυφῶν. Οἷσι δ᾽ ἂν ηὐξημένοισι ἤδη τὸ
σῶμα γένηται κύφωσις, τούτοισιν ἀπαντικρὺ
μὲν τῆς νόσου τῆς τότε παρεούσης κρίσιν ποιέει
ἡ κύφωσις. Ἀνὰ χρόνον μέν τοι σημαίνει τι
τῶν αὐτέων, ὥσπερ καὶ τοῖσιν ἑτέροισιν, ἢ
πλέον, ἢ ἔλασσον δὲ κακοήθως ὡς τὸ ἐπίπαν
μὲν τοιαῦτά ἐστι. Πολλοὶ μέντοι ἤδη καὶ εὐφόρως ἤνεγκαν καὶ ὑγιεινῶς τὴν κύφωσιν ἄχρι

coction; car c'est ici une cause de distension et même de courbure de l'épine, lorsqu'il se forme des dépôts d'humeurs, qui se communiquent à l'extérieur et aux tendons.

38. Les gibbosités de l'épine au dessous du diaphragme sont souvent suivies d'affections des reins et de la vessie, de dépôts lents et difficiles à tarir, qui percent dans les aines et les lombes, sans résolution quelconque. Enfin les cuisses sont beaucoup plus grêles; mais si les bosses sont situées dans la région supérieure, toute cette portion de l'épine est alors beaucoup plus longue en bas qu'en haut. La puberté et la barbe se développent plus lentement, et la fécondité est moins active que chez les sujets atteints de plus bas. Les bosses, après l'âge de croissance, peuvent délivrer pour un temps d'une maladie présente; mais elles laissent des traces plus ou moins profondes, comme chez les enfans; toutefois, sans être très-nuisibles. Plusieurs adultes vivent ainsi sains et

saufs jusqu'à la vieillesse, surtout ceux
qui sont gras et bien charnus ; mais ils
existent rarement au delà de soixante ans,
et souvent leur vie est encore plus courte.
Il arrive quelquefois que les vertèbres
s'inclinent de côté à droite ou à gauche ;
cela provient en général de dépôts intérieurs. La cause en est ici aussi due quelquefois à la position que l'on prend, par
vice ou maladie du côté où l'on reste couché. J'en traiterai à l'article des affections
lentes du poumon, où l'on trouvera d'ex-
cellens pronostics sur leurs terminaisons.

39. Quand les vertèbres sont protubé-
rantes, après une chute (sur le dos), on parvient rarement à les déprimer, de manière
à les redresser ; car les extensions faites
sur une échelle, n'ont point, que je sache,
le pouvoir de rien réduire. Toutefois, certains médecins qui se targuent du flot po-
pulaire, se servent de cette méthode. Le
vulgaire s'émerveille, de voir un homme
suspendu et précipité tout d'un coup, ou

γήρως. Μάλιστα δὲ οὗτοι, οἷσιν ἂν ἐς τὸ εὔσαρκον καὶ πιμελῶδες προτράπηται τὸ σῶμα.
Ὀλίγοι μὲν ἤδη καὶ τῶν τοιούτων ὑπὲρ ἑξή-
κοντα ἔτη ἐβίωσαν. Οἱ δὲ πλεῖστοι βραχυβιώ-
τεροί εἰσι. Ἔστι δ᾽ οἷσι καὶ ἐς τὸ πλάγιον σκο-
λιοῦνται σπόνδυλοι, ἢ τῇ, ἢ τῇ. Πάντα μὴν
ἢ τὰ πλεῖστα τὰ τοιαῦτα γίνεται διὰ συστροφὰς τὰς ἔσωθεν ῥάχιος. Προσυμβάλλεται δὲ
ἐνίοισι σὺν τῇ νούσῳ καὶ τὰ σχήματα, ἐφ᾽
ὁκοῖα ἂν ἐθισθέωσι κεκλίσθαι. Ἀλλὰ περὶ μὲν
τούτων ἐν τοῖσι χρονίοισι κατὰ πνεύμονα νο-
σήμασιν εἰρήσεται. Ἐκεῖ γάρ εἰσιν αὐτῶν χα-
ριέσταται προγνώσιες περὶ τῶν μελλόντων
ἔσεσθαι.

λθ. Ὅσοισι δὲ ἐκ καταπτώσιος ῥάχις κυφοῦται, ὀλίγα δὴ τούτων ἐκρατήθη, ὥστε
ἐξιθυνθῆναι. Τοῦτο μὲν γὰρ αἱ ἐν τῇ κλίμακι
κατατάσιες οὐδὲν ἀπεξίθυναν ὧν γε ἐγὼ οἶδα.
Χρέονται γὰρ οἱ ἰητροὶ μάλιστα αὐτῇ οὗτοι
οἱ ἐπιθυμέοντες ἐκχαυνοῦν τὸν πολὺν ὄχλον.
Τοῖσι γὰρ τοιούτοισι ταῦτα θαυμάσιά ἐστιν,
ἢν ἢ κρεμάμενον ἴδωσιν, ἢ ῥιπτούμενον, ἢ
ὅσα τοῖσι τοιούτοισιν ἔοικε, καὶ ταῦτα κλήί-
ζουσιν ἀεὶ καὶ οὐκέτι αὐτοῖσι μέλει, ὁκοῖόν τι

ἀπέβη ἀπὸ τοῦ χειρίσματος, εἴτε κακὸν εἴτε
ἀγαθόν. Οἱ μέντοι ἰητροὶ οἱ τὰ τοιαῦτα ἐπιτηδεύοντες σκαιοί εἰσιν, ὡς ἔγωγε ἔγνων. Τὸ
μὲν γὰρ ἐπινόημα ἀρχαῖον. Καὶ ἐπαινέω ἔγωγε
σφόδρα τὸν πρῶτον ἐπινοήσαντα καὶ τοῦτο καὶ
ἄλλο πᾶν, ὅ,τι μηχάνημα κατὰ φύσιν ἐπενοήθη.
Οὐδὲν γάρ μοι ἄελπτον, εἴ τις καλῶς σκευάσας
κατασείσειε, κἂν ἐξιθῦναι ἔνια. Αὐτὸς μέν τοι
κατῃσχύνθην πάντα τὰ τοιουτότροπα ἰητρεύειν
οὕτω, διὰ τοῦτο ὅτι πρὸς ἀπατεώνων μᾶλλον
οἱ τοιοῦτοι τρόποι. Ὅσοισι μὲν οὖν ἐγγὺς τοῦ
αὐχένος ἡ κύφωσις γένηται, ἧσσον εἰκὸς ὠφελέειν τὰς κατατάσιας ταύτας, τὰς ἐπὶ κεφαλήν. Μικρὸν γὰρ τὸ βάρος ἡ κεφαλή, καὶ τὰ
ἀκρώμια καταρρέποντα. Ἀλλὰ τούς γε τοιούτους
εἰκὸς ἐπὶ τοὺς πόδας κατασεισθέντας μᾶλλον
ἐξιθυνθῆναι. Μείζων γὰρ οὕτως ἡ καταρροπίη
ἐπὶ τὰ τοιαῦτα. Ὅσοισι δὲ κατωτέρω τὸ ὕβωμα,

traité de quelque autre manière analogue;
et il exalte beaucoup l'habileté de ceux
qui font cette opération, sans s'inquiéter
du bien ou du mal qui en résultera. Mais
les médecins que j'ai connus grands par-
tisans de cette méthode, n'étaient rien
moins que doctes. Au reste, leur décou-
verte est déjà ancienne : quoique je loue
sans doute beaucoup celui qui le premier
a eu l'idée d'inventer un mécanisme naturel. Je ne désespère même pas, si l'on
sait bien mouvoir l'épine, que l'on ne
parvienne quelquefois à la redresser, même
à l'aide de la succussion. Mais toutes ces
sortes de traitemens me font monter la
rougeur au front, justement parce que les
charlatans les recherchent le plus avide-
ment. Lorsque l'épine est courbée vers le
cou, il paraît naturel que de fortes extensions puissent encore moins convenir du
côté de la tête; car la tête et les épaules
ne peuvent servir ici de contre-appui en
bas : il paraît donc encore plus naturel de
faire la succussion directement par les

pieds ; il y a ici plus de tendance à l'extension de l'épine ; mais lorsque la gibbosité est tout-à-fait en bas du tronc , il est
plus exact d'étendre l'épine vers la tête.

40. Si donc on veut donner la succussion spinale , il faut s'y bien préparer
comme il suit. On place en travers d'une
échelle, des coussinets de cuir ou de laine,
que l'on a soin de bien lier, et qui excè-
dent de chaque côté de l'échelle , l'espace
que doit occuper le blessé : ensuite on
l'étend sur le dos le long de l'échelle , où
on l'attache par les pieds bien rapprochés,
au dessus des malléoles , au moyen d'une
forte courroie de cuir et assez molle. On
le lie de même au dessus et au dessous des
genoux et des cuisses ; on entoure de même
les flancs et la poitrine de courroies assez
lâches pour ne point perdre l'effet de la
secousse ; les bras sont étendus le long
des côtes, et attachés à la poitrine, non à
l'échelle. Lorsque tout est ainsi bien préparé , on porte l'échelle à quelque tour
élevée ou sur le faîte de la maison ; l'en-

τούτοισιν εἰκὸς μᾶλλον ἐπὶ κεφαλὴν κατασείε-
σθαι.

μ´. Εἰ οὖν τις ἐθέλοι κατασείειν, ὀρθῶς ἂν
ὧδε σκευάζοι. Τὴν κλίμακα χρὴ σκυτίνοισιν
ἐν ὑποκεφαλαίοισι πλαγίοισιν, ἢ ἐρινεοῖσι κα-
ταστρῶσαι εὖ προσδεδεμένοισιν ὀλίγῳ πλίον
καὶ ἐπὶ μῆκος, καὶ ἔνθεν καὶ ἔνθεν, ἢ ὅσον ἂν
τὸ σῶμα τοῦ ἀνθρώπου κατάσχοι. Ἔπειτα τὸν
ἄνθρωπον ὕπτιον κατακλῖναι ἐπὶ τὴν κλίμακα,
κᾄπειτα προσδῆσαι μὲν τοὺς πόδας παρὰ τὰ σφυρὰ
πρὸς τὴν κλίμακα μὴ διαβεβῶτα, ἐν δεσμῷ
εὐβρόχῳ μὲν, μαλθακῷ δέ. Προσδῆσαι δὲ κα-
τωτέρῳ ἑκάτερον τῶν γουνάτων, καὶ ἀνωτέρῳ·
προσδῆσαι δὲ κατὰ ἰσχία. Κατὰ δὲ τοὺς κε-
νεῶνας καὶ κατὰ τὸ στῆθος χαλαρῇσι ταινίῃσι
περιβαλέειν οὕτως, ὅκως, μὴ κωλύωσι τὴν
κατάσεισιν. Τὰς δὲ χεῖρας παρὰ τὰς πλευρὰς
περιτείναντα προσκαταλαβεῖν πρὸς αὐτὸ τὸ
σῶμα, καὶ μὴ πρὸς τὴν κλίμακα. Ὅταν δὲ

ταῦτα κατασχευάσης οὕτως, ἀνέλκειν τὴν κλίμακα ἢ πρὸς τύρσιν τινὰ ὑψηλὴν, ἢ πρὸς ἀέ-
τωμα οἴκου. Τὸ δὲ χωρίον, ἵνα ὅκου κατασεί-
σῃς, ἀντίτυπον ἔστω. Τοὺς δὲ ἀνατείνοντας
εὐπαιδεύτως χρὴ εἶναι, ὅκως ὁμαλῶς, καὶ καλῶς καὶ ἰσορρόπως, καὶ ἐξαπινέως ἀφήσωσι,
καὶ μήτε ἡ κλίμαξ ἑτερόρροπος εἰς γῆν ἀφίξεται,
μήτε αὐτοὶ προπετέες ἔσονται. Ἀπὸ μέντοι
τύρσιος ἀφιεὶς ἢ ἀπὸ τοῦ ἱστοῦ καταπεπηγότος
κηρχήσιον ἔχοντος, ἔτι κάλλιον ἄν τις σκευά-
σαιτο, ὥστε ἀπὸ τροχιλίης τὰ καλόμενα εἶναι
ὅπλα, ἢ ἀπὸ ὄνου. Ἀηδὲς μὴν καὶ μακρηγορεῖν
περὶ τούτων. Ὅμως δὲ ἐκ τουτέων ἂν τῶν κα-
τασκευῶν μάλιστ᾽ ἄν τις κατασεισθείη. Εἰ μέν
τι κάρτα ἄνω εἴη τὸ ὕβωμα· δέοι δὲ κατασείειν πάντας ἐπὶ πόδας λυσιτελέει, ὥσπερ
ἤδη εἴρηται. Πλείων γὰρ οὕτω γίνεται ἡ καταρροπίη ἐπὶ ταῦτα. Ἑρμῆσαι μὲν οὖν κατὰ μὲν τὸ
στῆθος πρὸς τὴν κλίμακα προσδήσαντα ἰσχυρῶς. Κατὰ δὲ τὸν αὐχένα, ὡς χαλαρωτάτῃ
ταινίη, ὅσον τοῦ κατορθοῦσθαι εἵνεκα, καὶ
αὐτὴν τὴν κεφαλὴν κατὰ τὸ μέτωπον προσδῆσαι πρὸς τὴν κλίμακα. Τὰς δὲ χεῖρας παρα-
τανύσαντα πρὸς τὸ σῶμα προσδῆσαι, μὴ πρὸς

droit sur lequel on la laisse tomber doit être ferme, et ceux qui la soutiennent doivent être très-adroits, pour la lâcher également, subitement et verticalement, de manière qu'en frappant en terre, elle ne penche d'aucun côté et qu'ils ne soient pas entraînés eux-mêmes. Il serait moins périlleux de suspendre l'échelle au haut d'une tour ou au sommet d'un mât, à des cordes que l'on nomme câbles étendus au moyen de poulies ou d'un tourniquet. L'échelle serait ainsi dirigée plus également, avant de tomber à terre. Mais c'est beaucoup trop discourir sur un pareil sujet : encore que l'on puisse recourir à un semblable moyen, en s'y étant bien préparé d'avance. Si l'épine est courbée en haut, et s'il fallait agir par la succussion, celle-ci devrait se faire du côté des pieds ; l'extension y est en effet plus directe. Les courroies qui servent à fixer la poitrine à l'échelle doivent y être fermement assujetties ; mais celles qui passent au cou, seront très-lâches, pour le tenir seulement droit. On attache la tête par le front à l'échelle ; les bras au tronc, non à l'échelle ; le reste du corps ne doit être assujetti qu'autant qu'il le faut pour le maintenir droit , par des courroies placées çà et là , mais assez lâches pour bien juger d'avance qu'elles n'empêcheront pas la succussion au moyen de l'échelle. Mais il est honteux en tout art quelconque , et il ne l'est pas moins en médecine , d'aimer à exciter le bruit et les regards du public, par de longs discours , pour ne produire ensuite rien d'utile.

41. Or il importe de bien connaître quelle est la nature de l'épine du dos ou du rachis ; cela est même indispensable dans beaucoup de maladies : d'abord les vertèbres du côté du ventre sont toutes égales entre elles , et liées fortement les unes aux autres par un ligament mucoso-nerveux , uni à des cartilages jusqu'à la moelle de l'épine. Des tendons y sont continus en dehors des deux côtés , le long des vertèbres. Je démontrerai dans un autre traité, les communications des veines et des artères; quelles

τὴν κλίμακα. Τὸ μέντοι ἄλλο σῶμα ἄδετον εἶναι
χρὴ, πλὴν ὅσον τοῦ κατορθοῦσθαι εἵνεκα,
ἄλλη καὶ ἄλλη ταινίῃ χαλαρῇ περιβεβλῆσθαι.
Ὅκως δὲ μὴ κωλύωσιν αὐτοι οἱ δεσμοὶ τὴν
κατάσεισιν, σκοπέειν. Τὰ δὲ σκέλεα προς μὲν
τὴν κλίμακα μὴ προσδεδέσθω. Πρὸς ἄλληλα δὲ,
ὡς κατὰ τὴν ῥάχιν ἰθύῤῥοπα ἔῃ. Ταῦτα μέν τοι
τοιουτοτρόπως ποιητέα, εἰ πάντως δέοι ἐν κλίμακι κατασεισθῆναι. Αἰσχρὸν μέν τοι καὶ ἐν
πάσῃ τέχνῃ, καὶ οὐχ ἥκιστα ἐν ἰητρικῇ, πολὺν
ὄχλον καὶ πολλὴν ὄψιν, καὶ πολὺν λόγον
παρασχόντα, ἔπειτα μηδὲν ὠφελῆσαι.

μά. Χρὴ δὲ πρῶτον μὲν γινώσκειν τὴν φύσιν τοῦ ῥάχιος, οἵη τίς ἐστιν. Ἐς πολλὰ γὰρ
νοσήματα, προσδέοι ἂν αὐτῆς. Ταῦτο μὲν γὰρ,
τὸ πρὸς τὴν κοιλίην ῥέπον, οἱ σπόνδυλοι ἐντὸς
ἄρτιοί εἰσιν ἀλλήλοισι, καὶ δέδενται πρὸς ἀλλήλους δεσμῷ μυξώδεϊ καὶ νευρώδεϊ ἀπὸ χόνδρων
ἀποπεφυκότι, ἄχρι πρὸς τὸν νωτιαῖον. Ἄλλοι δὲ
τινες τόνοι νευρώδεες διανταῖοι πρόσφυτοι παρατέτανται ἔνθεν καὶ ἔνθεν αὐτῶν. Αἱ δὲ φλεβῶν
καὶ ἀρτηριῶν κοινωνίαι, ἐν ἑτέρῳ λόγῳ δεδη-
λώσονται, ὅσαι τε καὶ οἷαι, καὶ ὅθεν ὡρμη-
μέναι, καὶ ἐν οἵοισιν οἷα δύνανται. Αὐτὸς δὲ ὁ νω-

τιαίος, οἷσιν ἐλλύτρωται ἐλλύτροισι, καὶ ὅθεν ὁρ-
μημένοισι, καὶ ὅπη κραίνουσι, καὶ οἷσι κοινω-
νέουσι, καὶ οἷα δυναμένοισιν. Ἐν δὲ τῷ ἐπέκεινα
ἐν ἄρθροισι γεγιγλύμωνται πρὸς ἀλλήλους οἱ σπόνδυλοι. Τόνοι δὲ κοινοὶ παρὰ πάντας, καὶ ἐν τεῖ-
σιν ἔξω μέρεσι, καὶ ἐν τοῖσιν εἴσω παρατέτανται,
ἀπόφυσί: τέ ἐστιν ὀστέου ἐς τὸ ἔξω μέρος ἀπὸ
πάντων τῶν σπονδύλων, μία ἀπὸ ἑνὸς ἑκάστου,
ἀπό τε τῶν μειζόνων, ἀπό τε τῶν ἐλασσόνων.
Ἐπὶ δὲ τῇσιν ἀποφύσεσι ταύτῃσι χονδρίων ἐπι-
φύσιες. Καὶ ἀπ' ἐκείνων νεύρων ἀποβλάστησις
ἠδελφισμένη τοῖσιν ἐξωτάτω τόνοισι. Πλευραὶ
προσπεφύκασιν ἐς τὸ εἴσω μέρος τὰς κεφαλὰς
ῥέπουσαι μᾶλλον, ἢ ἐς τὸ ἔξω. Καθ' ἕνα δὲ
ἕκαστον τῶν σπονδύλων προσηρθρῶνται. Καμ-
πυλώταται δὲ πλευραὶ ἀνθρώπου εἰσί, ῥυθοει-
δέα τρόπον. Τὸ δὲ μεσηγὺ τῶν πλευρέων καὶ
τῶν ὀστέων τῶν ἀποπεφυκότων ἀπὸ τῶν σπονδύλων, ἀποπληρέουσιν ἑκατέρωθεν οἱ μύες
ἀπὸ τοῦ αὐχένος ἀρξάμενοι, ἄχρι τῶν φρενῶν
τῆς προσφύσιος. Αὕτη δὲ ἡ ῥάχις κατὰ μῆκος

elles sont , d'où elles viennent , et en quels lieux elles ont le plus de pouvoir. De même , pour les enveloppes de la moelle épinière , je dirai quelle est leur origine , comment elles se lient , d'où vient leur sympathie et leur action. Les vertèbres sont articulées les unes aux autres par synarthrose ; il y a des ligamens nerveux à l'intérieur et à l'extérieur ; ensuite il s'élève une apophyse en dehors de chaque vertèbre , tant des grandes que des petites ; elles sont en outre garnies d'épiphyses ; enfin il en sort de chaque côté extérieurement des cordons nerveux , tels qu'à peu près ceux des extrémités. Les côtes s'articulent par leurs têtes avec ces apophyses, mais plus en dedans qu'en dehors , et s'adaptent ainsi à chaque vertèbre. Les côtes de l'homme sont très-courbées et comme tordues ; des muscles épais remplissent de chaque côté les intervalles, entre les vraies côtes et les vertèbres, depuis le cou jusqu'à la jonction du diaphragme. Dans sa longueur, la colonne dorsale est droite, mais elle paraît un peu oblique ; ensuite , depuis la vertèbre lombaire et les os des hanches , auxquels s'attachent les fémurs ; elle paraît plus courbée en dehors.

42. Là sont placés intérieurement la vessie , les organes de la génération et le rectum, avec des attaches assez lâches. Ensuite l'épine se courbe en dedans jusqu'à la jonction du diaphragme ; là se trouvent aussi de chaque côté les muscles psoas ou lombaires , les seuls placés dans l'intérieur. L'épine se courbe en avant jusqu'à la grande vertèbre qui est au dessus des épaules ; mais elle paraît plus courbée qu'elle ne l'est en effet , parce que dans son milieu , les apophyses épineuses sont beaucoup plus hautes , tandis que les transversales le sont moins. L'articulation des vertèbres cervicales porte le cou en avant.

43. Les protubérances formées par l'irruption d'une et de plusieurs vertèbres hors de leurs symphyses articulaires , ne sont pas des accidens très-communs , mais

ἰθυσκολιός ἐστιν. Ἀπὸ μὲν τοῦ ἱεροῦ ὀστέου ἄχρι τοῦ μεγάλου σπονδύλου, παρ' ὃν προσήρτηται τῶν σκελέων ἡ πρόσφυσις· ἄχρι μὲν τούτου κυφή.

νβ'. Κύστις τε γὰρ καὶ γοναὶ, καὶ ἀρχοῦ τὸ χαλαρὸν ἐν τουτέῳ ἔκτισται. Ἀπὸ δὲ τούτου ἄχρι φρενῶν προσαρτήσιος, ἰθυλόρδη καὶ παραφύσιας ἔχει μύων, τοῦτο μοῦνον τὸ χωρίον ἐκ τῶν εἴσωθεν, ἃς δὴ καλέουσι ψόας. Ἀπὸ δὲ τούτου ἄχρι τοῦ μεγάλου σπονδύλου τοῦ ὑπὲρ τῶν ἐπωμίδων, ἰθυκύφη. Ἔτι δὲ μᾶλλον δοκέει ἢ ἔστιν. Ἡ γὰρ ἄκανθα κατὰ μέσον ὑψηλοτάτας τὰς ἐκφύσιας τῶν ὀστέων ἔχει, ἔνθεν δὲ καὶ ἔνθεν ἐλάσσους. Αὐτὸ δὲ τὸ ἄρθρον τοῦ αὐχένος λορδόν ἐστιν.

μγ'. Ὁκόσοισι μὲν οὖν κυφώματα γίνεται κατὰ τοὺς σπονδύλους, ἔξωσις μὲν μεγάλη ἀποῤῥαγεῖσα ἀπὸ τῆς συμφύσιος, ἢ ἑνὸς σπον-

δύλου, ἢ καὶ πλειόνων, οὐ μάλα πολλοῖσι γίνεται, ἀλλ᾽ ὀλίγοισιν. Οὐδὲ γὰρ τὰ τρώματα
τὰ τοιαῦτα ῥηΐδιον γίνεσθαι. Οὔτε γὰρ ἐς τὸ
ἔξω ἐξωσθῆναι ῥηΐδιόν ἐστιν, εἰ μὴ ἐκ τοῦ ἔμπροσθεν ἰσχυρῷ τινι τρωθείη διὰ τῆς κοιλίης.
Οὕτω δ᾽ ἂν ἀπόλοιτο, ἢ εἴ τις ἀφ᾽ ὑψηλοῦ τοῦ
χωρίου πεσὼν, ἐρείσειε τοῖσιν ἰσχίοισιν, ἢ
τοῖσιν ὤμοισιν. Ἀλλὰ καὶ οὗτος ἂν ἀποθάνοι,
παραχρῆμα δὲ οὐκ, ἂν ἀποθάνοι. Ἐκ δὲ τοῦ ὄπισθεν οὐ ῥηΐδιον τοιαύτην ἔξαλσιν γενέσθαι ἐς τὸ
εἴσω, εἰ μὴ ὑπερβαρύ τι ἄχθος ἐμπέσοι. Τῶν
τε γὰρ ὀστέων τῶν ἐκπεφυκότων ἔξωθεν ἕκαστον τοιοῦτόν ἐστιν, ὥστε πρόσθεν ἂν αὐτὸ καταγείη, πρὶν ἢ μεγάλην ῥοπὴν εἴσω ποιῆσαι,
τούς τε συνδέσμους βιησάμενον, καὶ τὰ ἄρθρα
τὰ ἐνηλλαγμένα. Ὅ, τε αὖ νωτιαῖος πονοίη ἄν,
εἰ ἐξ ὀλίγου χωρίου τὴν περικαμπὴν ἔχοι τοιαύτην ἔξαλσιν ἐξαλλομένου σπονδύλου. Ὅ, τ᾽ ἐκ-

au contraire très — rares. Car ces os ne
peuvent être chassés facilement au dehors :
à moins que, par une violence extraordi-
naire, la rupture n'en soit produite par une
profonde blessure, qui ait pénétré à travers
le ventre, et alors la mort serait prompte ;
ou à moins que l'on ne soit tombé de fort
haut sur les hanches ou sur les épaules ;
mais on mourrait, sinon tout de suite, du
moins en peu de temps. Quant à l'irruption
des vertèbres de dehors en dedans, elle est
impossible sans la présence d'un poids
énorme : car, par la disposition intérieure
des apophyses et leur union très-forte, il
faudrait d'abord que leur brisement et
déchirure fassent l'effet d'une puissante impulsion, qui porterait les vertèbres en dedans, en forçant leurs ligamens inter-arti-
culaires, et luxant leurs articulations. En
outre, la moelle épinière serait lésée, si
elle était obligée de céder dans un petit
espace à l'endroit où la vertèbre serait dé-
placée ; et celle-ci comprimerait le tube
médullaire, si elle ne le déchirait pas en-

tièrement. Cette compression entraînerait
l'impuissance et l'engourdissement de plusieurs parties nobles et essentielles à la vie ;
il n'y aurait nullement besoin de médecin pour réduire la vertèbre , après un
dommage si grand et si violent. Or, il est
évident que , dans un semblable accident ,
la réduction n'est rien moins que possible
par la succusion , ou d'une autre manière ,
à moins que d'ouvrir le corps et d'introduire la main dans le ventre pour repousser l'axe spinal de dedans en dehors : à la
vérité , on pourrait bien le tenter sur un
mort , mais point sur un homme vivant.

44. Mais pourquoi donc ai-je écrit ?
C'est qu'il y a des gens qui soutiennent avoir guéri des luxations complètes des vertèbres en dedans , et qu'il
en est d'autres qui témoignent de cette
luxation , comme d'une dislocation très-
facile , au point de la croire guérissable
sans même la réduire ; estimant ainsi
qu'elle doit être livrée à elle-même : Or ces
hommes , très-peu doctes , mais très-avides

πιέσας σπόνδυλος πιέζοι ἂν τὸν νωτιαῖον, εἰ μὴ καὶ ἀπορρήξειε. Πιεχθεὶς δ' ἂν καὶ ἀπολελαμμένος πολλῶν ἂν καὶ μεγάλων καὶ ἐπικαίρων ἀπονάρκωσιν ποιήσειεν. Ὥστε οὐκ ἂν μέλοι τῷ ἰητρῷ, ὅκως χρὴ τὸν σπόνδυλον κατορθῶσαι, πολλῶν καὶ βιαίων ἄλλων κακῶν παρεόντων. Ὥστε δὴ οὐδ' ἐμβαλεῖν οἷόν τε οὔτε κατασεῖσαι, οὔτ' ἄλλῳ τρόπῳ οὐδενί, πρόδηλον τὸ τοιοῦτον, εἰ μή τις διαταμὼν τὸν ἄνθρωπον. Ἔπειτα, ἐσμαξάμενος ἐς τὴν κοιλίην, ἐκ τοῦ εἴσωθεν τῇ χειρὶ ἐς τὸ ἔξω ἀντωθέοι· Καὶ ταῦτα νεκρῷ μὲν οἷόν τε ποιέειν, ζῶντι δὲ οὐ πάνυ.

μδ΄. Διὰ τί οὖν ταῦτα γράφω; Ὅτι οἴονταί τινες ἰητρευκέναι ἀνθρώπους, οἷσιν εἴσωθεν ἔπεσον σπόνδυλοι τελέως ὑπερβάλλοντες τὰ ἄρθρα· καίτοι γε ῥήϊστην ἐς τὸ περιγενέσθαι τῶν διαστροφέων ταύτην ἔνιοι νομίζουσι, καὶ οὐδὲν δεῖσθαι ἐμβολῆς, ἀλλ' αὐτόματα ὑγιέα γίνεσθαι τὰ τοιαῦτα. Ἀγνοέουσι δὲ πολλοὶ καὶ κερδαίνουσιν, ὅτι ἀγνοέουσιν. Πείθουσι γὰρ τοὺς πέλας. Ἐξαπα-

τῶνται δὲ διὰ τόδε. Οἴονται, τὴν ἄκανθαν τὴν
ἐξέχουσαν κατὰ τὴν ῥάχιν ταύτην τοὺς σπονδύλους αὐτοὺς εἶναι, ὅτι στρογγύλον αὐτῶν
ἕκαστον φαίνεται ψαυόμενον· ἀγνοεῦντες, ὅτι
τὰ ὀστέα ταῦτά ἐστι. Τὰ ἀπὸ τῶν σπονδύλων
πεφυκότα, περὶ ὧν ὁ λόγος ὀλίγῳ πρόσθεν εἴρηται. Οἱ δὲ σπόνδυλοι πολὺ προσωτέρω ἄπεισι.
Στενοτάτην γὰρ πάντων ζώων ἄνθρωπος κοιλίην
ἔχει, ὡς ἐπὶ μεγέθει, ἀπὸ τοῦ ὄπισθεν ἐς τὸ
ἔμπροσθεν, ποτὲ καὶ κατὰ τὸ στῆθος. Οτανοῦν
τι τούτων τῶν ὀστέων τῶν ὑπερεχόντων ἰσχυρῶς καταγῇ, ἤν τε ἓν, ἤν τε πλείω, ταύτῃ ταπει-
νότερον τὸ χωρίον γίνεται, ἢ τὸ ἔνθεν καὶ ἔνθεν.
Διὰ τοῦτο ἐξαπατῶνται, οἰόμενοι τοὺς σπονδύλους εἴσω οἴχεσθαι. Προσεξαπατᾷ δὲ ἔτι αὐτοὺς καὶ τὰ σχήματα τῶν τετρωμένων. Ην μὲν
γὰρ πειρῶνται καμπύλεσθαι, ὀδυνῶνται, πε-
ριτενέος γινομένου ταύτῃ τοῦ δέρματος, ἢ τέ-
τρωνται, καὶ ἅμα τὰ ὀστέα τὰ κατεηγότα ἐνθρώσσει οὕτω μᾶλλον τὸν χρῶτα. Ην δὲ λορδαί-
νωσι, ῥάους εἰσί· χαλαρώτερον γὰρ τὸ τρῶμα

de lucre, leurrent ainsi le public. En effet,
voici ce qui prouve leur ignorance : en
touchant chaque apophyse extérieure et
la trouvant arrondie, ils croient reconnaître le corps des vertèbres, tandis qu'il
est beaucoup plus loin. Il faut d'ailleurs
savoir qu'entre tous les animaux, l'homme
a le ventre le plus petit, d'arrière en avant
et du côté de la poitrine. Lorsque donc
une ou plusieurs apophyses épineuses se
brisent, la colonne spinale paraît plus
creuse que sur les côtés. Ceci en impose à
ceux qui s'ingénient à trouver une luxation du corps des vertèbres en dedans.
Leur opinion erronée vient aussi de la position des blessés; ceux-ci, s'ils veulent
se courber en avant, éprouvent de vives
douleurs, parce que la peau se tend encore
plus du côté de la lésion et que les os
froissés s'y enfoncent davantage. Mais dès
qu'ils se redressent en arrière, le mieux
est sensible : tandis que la peau se relâche,
les segmens des os s'en éloignent; or
dès que l'on veut plier les vertèbres, l'en-

droit fracturé paraît alors creux et vide.
Tout ce que je viens d'indiquer est précisément la cause des méprises de ces
gens-là. Toutefois les malades qui restent
dans un repos absolu sont bientôt sains et
saufs ; le cal se forme ici promptement,
comme pour tous les os poreux.

45. L'épine du dos se courbe souvent,
de diverses manières chez les personnes en
santé. La nature de l'homme et sa vie habi-
tuelles en sont les causes ordinaires, ainsi
que la vieillesse et les douleurs. Mais les
courbures sont aussi occasionées par des
chutes sur les hanches ou sur les cuisses et
les épaules. Il arrive ici nécessairement que
les bosses sont formées par quelque apophyse épineuse plus ou moins saillante ;
cependant les vertèbres ne peuvent guère
se déplacer d'aucun côté ; elles ne s'écar-
tent que très-peu l'une de l'autre, en
sorte qu'elles se prêtent toutes ensemble aux
grands mouvemens de la colonne épinière ;

ταύτη γίνεται. Καὶ τὰ ὀστέα ἧσσον ἐνθρώσσει. Ἀτὰρ, καὶ ἤν τις ψαύη αὐτῶν, κατὰ τοῦτο ὑπείκουσι λορδοῦντες, καὶ τὸ χωρίον κενεὸν καὶ μαλθακὸν ψαυόμενον ταύτη φαίνεται. Ταῦτα πάντα τὰ εἰρημένα προσεξαπατᾶ τοὺς ἰητροὺς. Ὑγιέες δὲ ταχέως καὶ ἀσινέες αὐτόματοι οἱ τοιοῦτοι γίνονται. Ταχέως γὰρ πάντα τὰ τοιαῦτα ὀστέα ἐπιπωροῦται, ὅσα χαῦνά ἐστι.

μέ. Σκολιαίνεται μὲν οὖν ῥάχις καὶ ὑγιαίνουσι κατὰ πολλοὺς τρόπους. Καὶ γὰρ ἐν τῇ φύσει καὶ ἐν τῇ χρήσει οὕτως ἔχει· ἀτὰρ καὶ ὑπὸ γήραος, καὶ ὑπὸ ὀδυνημάτων, ἐπεὶ ξυνδετική ἐστιν. Αἱ δὲ δὴ κυφώσιες αἱ ἐν τοῖσι πτώμασιν ὡς ἐπὶ τὸ πολὺ γίνονται, ἢν ἢ τοῖσιν ἰσχίοισιν ἐρείση, ἢ ἐπὶ τοὺς ὤμους πέση. Ἀνάγκη γὰρ ἔξω φαίνεσθαι ἐν τῷ κυφώματι ἕνα μέν τινα ὑψηλότατον τῶν σπονδύλων· τοὺς δὲ ἔνθεν καὶ ἔνθεν ἐπὶ ἧσσον. Οὔκουν εἷς ἔνι πολὺ ἀποπεπηδηκὼς ἀπὸ τῶν ἄλλων ἐστὶν, ἀλλὰ μικρὸν, ἢν ἕκαστος ξυνδιδοῖ ἀθρόως πολύ. Διὰ οὖν τοῦτο καὶ ὁ νωτιαῖος μυελὸς εὐφόρως φέρει

τὰς τοιαύτας διαστροφάς, ὅτι κυκλώδης αὐτῷ
ἡ διαστροφὴ γίνεται, ἀλλ' οὐ γωνιώδης.

μϛ'. Χρὴ δὲ τὴν κατασκευὴν τοῦ διαναγκα-
σμοῦ τοιήνδε κατασκευάσαι. Ἔξεστι μὲν ξύλον
ἰσχυρὸν καὶ πλατὺ ἐντομὴν παραμήκεα ἔχον κα-
τορύξαι. Ἔξεστι δὲ καὶ ἀντὶ τοῦ ξύλου ἐν τοίχῳ ἐντομὴν παραμήκεα ἐνταμεῖν, ἢ πήχεϊ ἀνωτέρω τοῦ ἐδάφεος, ἢ ὅκως ἂν μετρίως ἔχῃ.
Ἔπειτα οἷον στύλον δρύϊνον τετράγωνον πλάγιον
παραβάλλειν, ἀπολείποντα ἀπὸ τοῦ τοίχου ὅσον
παρελθεῖν τινα, ἢν δέῃ. Καὶ ἐπὶ μὲν τὸν στύλον ἐπιστορέσαι ἢ χιτῶνας, ἢ ἄλλο τι, ὃ μαλθακὸν μὲν ἔσται, ὑπείξει δὲ μὴ μέγα. Τὸν δὲ
ἄνθρωπον πυριῆσαι· ἢν δὲ δέχηται, πολλῷ καὶ
θερμῷ λούσας· κἄπειτα πρηνέα κατακλῖναι κα-
τατεταμένον. Καὶ τὰς μὲν χεῖρας αὐτοῦ πα-
ρατείναντα κατὰ φύσιν προσδῆσαι πρὸς τὸ σῶμα.
Ἱμάτι δὲ μαλθακῷ ἱκανῷ πλατέϊ τε καὶ μακρῷ
ἐκ δύο διαντέων ξυμβεβλημένῳ μέσῳ κατὰ μέσον

c'est pourquoi la moelle supporte facilement les conversions du tronc même assez
fortes, parce qu'elles sont circulaires et non
angulaires.

46. Voici donc comment on doit con-
struire un mécanisme propre à agir avec
force. On enfonce en terre une planche de
bois de chêne assez large ; on y fait une
entaille assez longue ; ou bien au lieu
d'un madrier, on fait une entaille dans
une muraille, à une hauteur convenable,
d'environ une coudée au dessus du sol. On
y engage en travers un madrier carré en
chêne, en laissant un espace suffisant entre
le bois et le mur pour pouvoir y passer
facilement ; on étend sur cette poutre des
couvertures ou quelque chose d'épais et
mollet, mais qui ne cède pas trop. On
parfume le malade, après l'avoir extrait
d'un bain tiède ; on le couche en pronation par dessus les couvertures, les bras
étendus naturellement le long du corps et
après lui avoir passé sur le milieu du thorax une large courroie de cuir fort longue,

et entouré deux fois la poitrine le plus
près possible des aisselles, l'excédant est
lié aussi au dessus de l'épomide ; les deux
bouts en sont attachés à un long billot,
autour duquel ils s'entortillent suivant leur
longueur et le degré d'extension que l'on
veut produire. Le malade est attaché de
même, au dessus des genoux et des talons,
par d'autres courroies dont les bouts sont
également liés à quelque billot ou bois
pareil. En outre, une autre courroie ceint
fortement les hanches et fait le tour du
corps. Celle-ci doit être plus large, souple
et forte. On la fait passer entre les lombes
et l'ischion, le plus près possible des aines
et des cuisses ; les extrémités en sont attachées à un second billot pour opérer la
contre-extension du côté des pieds. Dans
cette situation, on fait l'extension directe
au moyen des deux leviers placés de niveau ; et en même temps cette forte extension ne peut être nuisible, si elle est faite
avec soin, à moins que l'on ne veuille la
porter trop loin. Le mouvement s'opère

τὸ στῆθος δὶς περιβεβλῆσθαι χρὴ ὡς ἐγγυτάτω
τῶν μασχαλέων. Ἔπειτα τὸ περισσεῦον τῶν
ἱμάντων κατὰ τὴν μασχάλην ἑκάτερον περὶ τοὺς
ὤμους περιβεβλῆσθω. Ἔπειτα αἱ ἀρχαὶ πρὸς
ξύλον ὑπεροειδές τι προσθεδέσθωσαν, ἁρμόζου-
σαι κατὰ μῆκος τῷ ξύλῳ τῷ ὑποτεταμένῳ· πρὸς
ὅ, τι προσβάλλον τὸ ὑπεροειδὲς ἀντιστηρίζοντα
κατατείνειν. Τοιούτων δέ τινι ἑτέρῳ δεσμῷ
χρὴ ἄνωθεν τῶν γουνάτων δήσαντα καὶ ἄνωθεν τῶν πτερνέων, τὰς ἀρχὰς τῶν ἱμάντων πρὸς
τοιοῦτο τὸ ξύλον προσδῆσαι, ἄλλῳ δὲ ἱμάντι
πλατέϊ καὶ μαλθακῷ καὶ δυνατῷ ταινιοειδέϊ,
πλάτος ἔχοντι καὶ μῆκος ἱκανόν, ἰσχυρῶς περὶ
τὰς ἰξύας κύκλῳ περιδεδέσθαι, ὡς ἐγγύτατα τῶν
ἰσχίων. Ἔπειτα τὸ περισσεῦον τοῦ ταινιοειδέος
ἅμα ἀμφοτέρας τὰς ἀρχὰς τῶν ἱμάντων, πρὸς
τὸ ξύλον προσδῆσαι πρὸς τῶν ποδῶν. Κἄπειτα
κατατείνειν ἐν τούτῳ τῷ σχήματι καὶ ἔνθεν

καὶ ἔνθεν, ἅμα μὲν ἰσορρόπως, ἅμα δὲ ἐς ἰθύ.
Οὐδὲν γὰρ ἂν μέγα κακὸν ἡ τοιαύτη κατάτασις
ποιήσῃ, εἰ χρηστῶς σκευασθείη, εἰ μὴ ἄρα
ἐξεπίτηδές τις βούλοιτο τείνεσθαι. Τὸν δὲ ἰητρὸν
χρὴ ἢ ἄλλον, ὅς τις ἰσχυρὸς, καὶ μὴ ἀμαθὴς,
ἐπιθέντα τὸ θέναρ τῆς χειρὸς πρὸς τὸ ὕβωμα,
καὶ τὴν ἑτέρην χεῖρα προσεπιθέντα ἐπὶ τὴν
ἑτέρην, καταναγκάζειν· προσξυνιέντα, ἤν τε
ἐς ἰθὺ ἐς τὸ κάτω πεφύκῃ καταναγκάζεσθαι,
ἤν τε πρὸς τῆς κεφαλῆς, ἤν τε πρὸς τῶν ἰσχίων.
Καὶ ἀσινεστάτη μὲν αὕτη ἡ ἀνάγκη.

μζ΄. Ἀσινὲς δὲ καὶ ἐπικαθίζεσθαί τινα ἐπὶ τὸ
κύφωμα τοῦ ἅμα κατατεινομένου ἐνσεῖσαι μετεω-
ρισθέντα. Ἀτὰρ καὶ ἐπιβῆναι τῷ ποδὶ, καὶ ὀχηθῆναι ἐπὶ τὸ κύφωμα. Ἡσύχως δὲ ἐπενσεῖσαι
οὐδὲν κωλύει. Τὸ τοιοῦτο δὲ ποιῆσαι μετρίως
ἐπιτήδειος ἄν τις εἴη τῶν ἀμφὶ τὴν παλαίστρην
εἰθισμένων. Δυνατωτάτη μέν τοι τῶν ἀναγκέων

directement sur toute la longueur de la
colonne dorsale, d'une manière utile, au
point que l'on veut atteindre, en faisant
jouer les leviers, cordes ou courroies autour des billots, au moyen de poulies; si
l'on veut agir plus utilement, un médecin
ou quelque homme fort et intelligent place
les paumes des mains l'une sur l'autre sur
la gibbosité; en quoi il doit toujours considérer s'il faut repousser directement la
bosse en bas vers la tête ou en haut vers
les hanches. La force de répulsion employée de cette manière ne peut absolument
nuire. (On doit y suppléer ici par des res-
sorts.)

47. Si l'on veut, même pendant l'extension, s'asseoir sur la protubérance et se
lever alternativement, cela serait sans danger. On pourrait encore la froisser avec les
pieds et y imprimer des secousses : mais
ceci doit être fait modérément, par des
gens habitués aux exercices des gymnases.
Une méthode qui me paraît ensuite très-

efficace pour opérer une pression modérée
sur la courbure de l'épine, consiste à
creuser dans le mur près de la planche de
chêne carrée une rainure profonde, mais
située au dessous de l'axe spinal autant
qu'on le jugera nécessaire. On y insère le
bout d'une planche de tilleul ou d'un
autre bois mou, mais garni de couvertures,
en même temps que l'on applique beaucoup de linge usé ou un oreiller de cuir
sur la protubérance pour la protéger : car
il faut que la pression ne soit pas trop
forte, de crainte que la planche n'excite
des douleurs par sa dureté. La protubérance doit être placée de manière qu'elle
se trouve directement au dessous de la
rainure pratiquée dans le mur où est fixée
l'extrémité de la planche. Lorsqu'elle sera
ainsi garnie, qu'une ou deux personnes
appuient sur l'extrémité libre du bois ;
tandis que d'autres placées le long du tronc,
en la manière dite, dirigeront l'exten-ion
et la réduction. On peut aussi y procéder
avec des moufles fixés au sommet de

ἐστὶν, εἰ ὁ μὲν τοῖχος ἐντετμημένος εἴη· τὸ δὲ
ξύλον τὸ κατορωρυγμένον, ᾗ ἐντέτμηται, κατωτέρω εἴη τῆς ῥάχιος τοῦ ἀνθρώπου, ὁκόσω
ἂν δοκέῃ μετρίως ἔχειν. Σανὶς δὲ φιλυρίνη μὴ
λεπτὴ ἐνείη, ἢ καὶ ἄλλου τινὸς ξύλου. Ἔπειτα
ἐπὶ τὸ ὕδωμα ἐπιτεθείη ἢ τρύχιόν τι πολύπτυχον, ἢ μικρόν τι σκύτινον ὑποκεφάλαιον.
Ὡς ἐλάχιστα μὴν ὑποκεῖσθαι ξυμφέρει, μόνον
προμηθεόμενον, ὡς μὴ ἡ σανὶς ὑπὸ σκληρότη-
τος ὀδύνην παρὰ καιρὸν προσπαρέχῃ. Κατὰ ἴξιν
δὲ ἔστω ὡς μάλιστα τῇ ἐντομῇ τῇ ἐς τὸν τοῖχον
τὸ ὕδωμα, ὡς ἂν ἡ σανὶς, ᾗ μάλιστα ἐξέστη-
κε, ταύτῃ μάλιστα πιέζῃ ἐπιτεθεῖσα. Ὅταν δὲ
ἐπιτεθῇ, τὸν μέν τινα καταναγκάζειν χρὴ τὸ
ἄκρον τῆς σανίδος, ἤν τε ἕνα δέῃ, ἤν τε δύο κατατείνειν τὸ σῶμα κατὰ μῆκος, ὡς πρόσθεν
εἴρηται, τοὺς μὲν τῇ, τοὺς δὲ τῇ. Ἔξεστι δὲ καὶ
ὀνίσκοισι τὴν κατάτασιν ποιέεσθαι, ἢ παρακα-

τορύξαντα παρὰ τὸ ξύλον, ἢ ἐν αὐτῷ τῷ ξύλῳ
τὰς φλιὰς τῶν ὀνίσκων ἐντεκτηνάμενον, ἤν τε
ὀρθὰς ἐθέλῃς ἑκατέρωθεν μικρὸν ὑπερεχούσας,
ἤν τε κατὰ κορυφὴν τοῦ ξύλου ἔνθεν καὶ ἔνθεν.
Αὗται αἱ ἀνάγκαι εὐταμίευτοί εἰσι, καὶ ἐς ἰσχυρότατον, καὶ ἐς τὸ ἧσσον. Καὶ ἰσχὺν ἔχουσι
τοιαύτην, ὥστε καὶ, εἴ τις ἐπὶ λύμῃ βούλοιτο,
ἀλλὰ μὴ ἐπὶ ἰητρείῃ, ἐς τοιαύτας ἀνάγκας ἄγα-
γεῖν, κἂν τούτῳ ἰσχυρῶς δύνασθαι. Καὶ γὰρ ἂν
κατατείνων κατὰ μῆκος μοῦνον ἔνθεν καὶ ἔνθεν,
οὕτω, καὶ ἄλλην ἀνάγκην οὐδεμίην προστιθείς,
ὅμως κατατείνειεν ἄν τις. Ἀλλὰ μὴν καὶ ἢν, μὴ
κατατείνων, αὐτῇ δὲ μοῦνον τῇ σανίδι οὕτως
εἰ ποιέει τις καὶ οὕτως ἱκανῶς καταναγκάσειε.
Καλαὶ οὖν αἱ τοιαῦται ἰσχύες εἰσὶν, ᾗσιν ἔξεστι
καὶ ἀσθενεστέρῃσι καὶ ἰσχυροτέρῃσι χρέεσθαι αὐτὸν ταμιεύοντα. Καὶ μὲν δὴ καὶ κατὰ φύσιν γε
ἀναγκάζουσι. Τὰ μὲν γὰρ ἐξεστεῶτα ἐς τὴν χώρην

pieux placés à chaque bout de la poutre;
ou l'on se sert de morceaux de bois enga-
gés dans la rainure de la poutre, que l'on
relève verticalement de la base au sommet.
Il faut faire ces extensions modérément,
parce qu'elles ont une très-grande force;
au point de devenir pernicieuses, si elles
pouvaient avoir d'autre but que celui de
la guérison d'une infirmité. Mais si l'on se
borne à une simple extension de l'épine
suivant sa longueur deçà et delà, il n'est
pas besoin d'employer une trop grande
pression; on fait la simple extension. Si
l'on ne peut parvenir à redresser l'épine
de cette manière, la planche seule suffirait
pour comprimer la gibbosité inférieure-
ment de bas en haut. Ces deux forces
réunies, employées plus ou moins directement, sont plus que suffisantes pour réduire l'épine. Elles s'exercent aussi naturellement, car la pression directe sur la
protubérance force les parties déplacées à
rentrer, tandis que l'extension de celles
qui se touchent est de même naturelle. Je

ne connais pas de forces meilleures ni plus
directes ; en effet, l'extension par rapport
à l'épine se fait en bas directement sur
l'os que l'on nomme sacré, et elle ne
peut avoir aucune action nuisible, tandis
qu'en haut, du côté du cou et de la tête,
elle n'est point aussi sûre ; et d'ailleurs
son aspect est repoussant. Enfin, l'extension par la secousse, pour si peu forte
qu'elle soit, est ici pleine de difficultés et
de dangers.

48. J'ai essayé autrefois d'étendre l'é-
pine sur une outre vide que je plaçais sous
la gibbosité, en y insufflant de l'air avec
un soufflet de forgeron ; mais cela ne me
réussit point : car si je maintenais l'homme
bien placé, l'outre cédait, ou bien elle ne
se remplissait point ; mais d'ailleurs elle
fuyait facilement sous la gibbosité, ou l'air
n'y passait point ; et dès que j'essayais de
redresser le blessé, l'outre se remplissait
d'air et le forçait encore plus à s'incliner.
J'ai cité ceci à dessein ; car il est utile de
connaître les expériences qui ont été ten-

ἀναγκάζει καὶ ἡ ἵππωσις ἰέναι. Τὰ δὲ ξυνελθόντα
κατὰ φύσιν κατατείνουσιν αἱ κατὰ φύσιν κατατάσιες. Οὔκουν ἐγὼ ἔχω τουτέων ἀνάγκας καλλίους,
οὐδὲ δικαιοτέρας. Ἡ γὰρ κατ᾽ αὐτὴν τὴν ἄκανθαν ἰθυωρίη τῆς κατατάσιος κάτωθέν τε καὶ
κατὰ τὸ ἱερὸν ὀστέον καλεόμενον, οὐκ ἔχει
ἐπιλαβὴν οὐδεμίην. Ἄνωθεν δὲ κατὰ τὸν αὐχένα
καὶ κατὰ τὴν κεφαλὴν, ἐπιλαβὴν μὲν ἔχει· ἀλλ᾽
ἐς εἰδέην γε ἀπρεπής. Ταύτη τοι γενομένη ἡ κατάτασις καὶ ἄλλας βλάβας ἂν προσπαρέχοι πλεο-
νασθεῖσα.

μη΄. Ἐπειρήθην δὲ δή ποτε ὕπτιον τὸν ἄνθρωπον κατατείνειν, ἀσκὸν ἀφύσητον ὑποθεὶς
ὑπὸ τὸ ὕδωμα. Κἄπειτα αὐλὸν ἐκ χαλκείου ἐς
τὸν ἀσκὸν τὸν ὑποκείμενον ἐνιέντα, φυσᾶν.
Ἀλλά μοι οὐκ εὐπορεῖτο. Ὅτε μὲν γὰρ οὖ κατατείνοιμι τὸν ἄνθρωπον, ἡσσᾶτο ὁ ἀσκός καὶ οὐκ
ἠδύνατο ἡ φῦσα ἐπαναγκάζεσθαι. Καὶ ἄλλως
ἕτοιμον περιολισθαίνειν ἦν, ἅτε ἐς τὸ αὐτὸ
ἀναγκαζόμενον τό, τε τοῦ ἀνθρώπου ὕδωμα,
καὶ τὸ τοῦ ἀσκοῦ πληρουμένου κύρτωμα. Ὅτε
δ᾽ αὖ μὴ κάρτα κατατείνοιμι τὸν ἄνθρωπον, ὁ
μὲν ἀσκός ὑπὸ τῆς φύσης ἐκυρτοῦτο· ὁ δὲ ἄνθρωπος πάντη μᾶλλον ἐλορδαίνετο ἢ ξυνέφερεν.

Ἔγραψα δὲ ἐπίτηδες τοῦτο. Καλὰ γὰρ καὶ ταῦτα
μαθήματά ἐστιν, ἃ πειρηθέντα ἀπορηθέντα
ἐφάνη, καὶ δι' ἅπερ ἀπορήθη. Ὅσοισι δὲ ἐς τὸ
εἴσω σκολιαίνονται οἱ σπόνδυλοι ὑπὸ πτώματος,
ἢ καὶ ἐμπεσόντος τινὸς βαρέος, εἰς μὲν οὐδεὶς
τῶν σπονδύλων μέγα ἐξίσταται κάρτα ὡς ἐπὶ
τὸ πολὺ ἐκ τῶν ἄλλων. Ἢν δὲ ἑκάστη μέγα, ἢ
εἷς, ἢ πλείονες, θάνατον φέρουσι. Ὥσπερ δὲ
καὶ πρόσθεν εἴρηται, κυκλώδης καὶ αὕτη, καὶ
οὐ γωνιώδης γίνεται ἡ παραλλαγή. Οὖρα μὲν
οὖν τοῖσι τοιούτοισι καὶ ἀπόπατος μᾶλλον ἴσχεται, ἢ τοῖς ἔξω κυφοῖσι· καὶ πόδες καὶ ὅλα
τὰ σκελέα ψύχεται μᾶλλον, καὶ θανατηφόρα
ταῦτα μᾶλλον, ὧν ἔφην. Καὶ ἢν περιγένωνται
δὲ ῥυώδεες τὰ οὖρα μᾶλλον οὗτοι, καὶ τῶν
σκελέων ἀκρατέστεροι, καὶ ναρκωδέστεροι. Ἢ
καὶ ἐν τῷ ἄνω μέρει μᾶλλον τὸ λόρδωμα γένηται, παντὸς τοῦ σώματος ἀκρατέες καὶ να-
ρκωμένοι γίνονται. Μηχανὴν δὲ οὐκ ἔχω οὐδεμίην ἔγωγε, ὅκως χρὴ τὸν τοιοῦτον ἐς τὸ
αὐτὸ καταστῆσαι καὶ εἰ μή τινα ἢ κατὰ τῆς
κλίμακος κατάσεισις ὠφελέειν δύναιτο εἴη, ἢ καὶ
ἄλλη τις τοιαύτη ἴησις, ἢ κατάσεισις, οἵηπερ
ὀλίγῳ πρόσθεν εἴρηται.

tées et de constater leur insuccès. Quand
l'épine s'incline en dedans par un coup ou
une chute ou tout autre accident, les vertèbres s'éloignent très-peu l'une de l'autre.
En effet, s'il y avait un écartement fort ou
faible, il serait mortel, comme je l'ai
déjà dit, si l'axe spinal de forme circulaire
n'était plus qu'angulaire ; en effet, les
urines et les selles se suppriment ici
plus souvent que dans les protubérances
extérieures de l'épine. Les pieds, ainsi
que toute l'extrémité inférieure, sont
aussi frappés d'un froid plus grand. Ces
symptômes sont aussi plus mortels que les
précédens ; si les malades y survivent, ils
sont sujets à l'incontinence d'urine, à l'engourdissement ou à la paralysie des jambes:
lorsqu'au contraire l'épine se courbe plus
haut, il y a faiblesse et engourdissement
de tout le corps. Certes, je n'ai aucun mécanisme ici à proposer, ni je ne sais si la
secousse donnée sur l'échelle y serait utile,
ou tout autre moyen de guérison quel
qu'il soit, voire même la succussion dont
j'ai parlé ci-dessus.

49. Je le répète : il n'y a pas de force jointe à l'extension qui puisse produire un effet plus puissant que la pression de la gibbosité par la table en bois. Mais comment son action serait-elle possible à travers le ventre? Cela ne se peut. Or ni l'éternuement, ni les secousses de la toux ne seraient capables de redresser l'épine, ni l'impulsion de l'air dans le ventre. Ceux qui appliquent de grandes ventouses, dans la vue d'attirer en haut les vertèbres luxées à l'intérieur, font ici preuve de peu de jugement ; car ils ne remarquent pas que, loin de les attirer ainsi, ils les repousseraient plutôt : car plus les ventouses sont grandes, plus l'épine se creuse, tandis que la peau se tend. Je pourrais indiquer ici d'autres moyens de mouvoir l'épine, outre ceux dont j'ai déjà parlé et dont chacun peut faire l'application ; mais je n'y ai point de confiance ; c'est pour cela que je les omets volontiers.

50. Or, pour résumer en peu de mots ce sujet déjà traité, il faut bien savoir

μθ´. Κατανάγκασιν δὲ σὺν τῇ κατασείσει οὐδεμίην ἔχω, ἥ τις ἂν γίνοιτο, ὥσπερ τῷ κυφώματι τὴν κατανάγκασιν ἡ σανὶς ἐποιέετο. Πῶς
γὰρ ἄν τις ἐκ τοῦ ἔμπροσθεν διὰ τῆς κοιλίης
ἀναγκάσαι δύναιτο; Οὐ γὰρ οἷόν τε. Ἀλλὰ μὴν,
οὔτε βῆχες, οὔτε πταρμοὶ οὐδεμίην δύναμιν
ἔχουσιν, ὥστε τῇ κατατάσει ξυντιμωρέειν. Οὐ
μὴν οὐδ᾽ ἔνεσις φύσης, ἐνιεμένης ἐς τὴν κοιλίην,
οὐδὲν ἂν δυνηθῇ. Καὶ μὴν αἱ μεγάλαι σικυίαι
προσβαλλόμεναι ἀνασπάσιος εἵνεκα δῆθεν τῶν
εἴσω ῥεπόντων σφονδύλων μεγάλη ἁμαρτὰς γνώμης ἐστίν. Ἀπωθέουσι γὰρ μᾶλλον ἢ ἀνασπῶσι.
Καὶ οὐδ᾽ αὐτὸ τοῦτο γινώσκουσιν οἱ προσβάλ-
λοντες. Ὅσω γὰρ ἄν τις μείζω προσβάλλῃ, το-
σούτω μᾶλλον λορδοῦνται οἱ προσβληθέντες συν-
αγκαζομένου ἄνω τοῦ δέρματος. Τρόπους δὲ
ἄλλους κατασεισίων, ἢ οἷοι πρόσθεν εἴρηνται,
ἔχοιμι ἂν εἰπεῖν, ἁρμόσαι οὓς ἄν τις δοκοίη
τῷ παθήματι μᾶλλον, ἀλλ᾽ οὐ κάρτα πιστεύω
αὐτοῖσι. Διὰ τοῦτο οὐ γράφω.

ν´. Ἁθρόον δὴ ξυνιέναι χρὴ περὶ τούτων,
ὡς ἐν κεφαλαίῳ εἴρηται, ὅτι τὰ μὲν ἐς τὸ λορ—

δὸν ῥεύσαντα ὀλέθριά εἰσι καὶ σινόμωρα. Τὰ δὲ
ἐς τὸ κύφου ἀσινέα θανάτου, καὶ οὔρων ἀχε-
σίων καὶ ἀπονακρωσίων τὸ ἐπίπαν. Οὐ γὰρ ἐκ-
τείνει τοὺς ὀχετοὺς τοὺς κατὰ τὴν κοιλίην, οὐ
δὲ κωλύει εὐρόους εἶναι ἢ εἰς τὸ ἔξω κύρωσις. Η
δὲ λόρδωσις ταῦτα ἀμφότερα ποιέει, καὶ ἐς τὰ
ἄλλα πολλὰ προσγίνεται. Ἐπεί τοι πολὺ πλείονες σκελέων τε καὶ χειρῶν ἀκρατέες γίνονται καὶ
καταναρκοῦνται τὸ σῶμα, καὶ οὖρα τούτοισιν
ἴσχεται, οἷσι δὲ ἂν μὴ ἐκστῇ μὲν τὸ ὕδωμα μήτε
ἔξω, μήτε ἔσω, σεισθέωσι δὲ ἰσχυρῶς ἐς τὴν
ἰθυνίην τῆς ῥάχιος. Οἷσι δὲ ἂν ἐκστῇ μὲν τὸ
ὕδωμα, ἧσσον τοιαῦτα πάσχωσιν. Πολλὰ δὲ καὶ
ἄλλα ἐν ἰητρικῇ ἄν τις θεάσοιτα, ὧν τὰ μὲν
ἰσχυρὰ ἀσινέα ἐστὶ καθ᾽ ἑωυτὰ τὴν κρίσιν ὅλην
λαμβάνοντα τοῦ νοσήματος. Τὰ δὲ ἀσθενέστερα
σινόμωρα καὶ ἀποτόκους νοσημάτων χρονίους
ποιέοντα, καὶ κοινωνέοντα καὶ τῷ ἄλλῳ σώματι
ἐπὶ πλέον.

que la seule distension de la moelle épinière est très-nuisible et souvent mortelle :
mais quant aux bosses extérieures de
l'épine, elles ne sont ni périlleuses, ni
suivies de l'impuissance des membres et
de la suppression d'urine. Toute gibbosité
quelconque, mais extérieure, ne pourra
détourner les fleuves qui arrosent le ventre, ni les empêcher de couler ; tandis que
la distorsion intérieure de l'épine produit
l'un et l'autre, et encore d'autres maux
très-graves : en effet la plupart des sujets qui ont eu la colonne vertébrale fortement secouée ou ébranlée, quoique sans
inclinaison ni à droite ni à gauche, ont
été sujets à la paralysie des bras et des
jambes, à l'engourdissement général et à
la suppression d'urine. S'il se forme quelque protubérance extérieure, ces accidens
sont moindres en général. On voit en médecine bien des accidens qui paraissent
formidables, et qui cependant ne sont
suivis d'aucun danger, jusqu'à ce que la
maladie se termine par une crise ; tandis

que d'autres maux, plus faibles en apparence, engendrent des affections chroniques qui se communiquent à toute l'économie animale.

51. Voici ce que l'on éprouve dans la fracture des côtes. S'il y en a une ou plusieurs de cassées, en plusieurs endroits, sans esquilles intérieures ou dénudation, il est rare qu'il survienne de la fièvre ou un crachement de sang; il n'y a à craindre ni fistule ni carie, et il suffit de prescrire un régime ordinaire pour la guérison. Lorsqu'il ne survient pas de fièvre continue, une diète trop sévère, qui épuise trop les vaisseaux, nuit plus qu'elle n'est utile; elle rend les douleurs, la fièvre et la toux plus insupportables. L'abstinence fait que les côtes sont pendantes, et excite du dégoût. Il suffit ici d'un bandage extérieur et contentif. Ou applique du cérat, des linges et compresses, de manière à bien assujettir le tout : on se sert aussi de laine. Les côtes se reprennent en vingt jours. La formation du cal y est prompte comme pour les os poreux.

ναί. Ἐπεὶ καὶ πλευρέων κάτηξις τοιοῦτόν τι
πέπονθεν. Οἷσι μὲν γὰρ ἂν καταγῇ πλευρὴ μία
ἢ πλέονες ὡς τοῖσι πλείστοισι κατάγνυται, μὴ
διασχόντα τὰ ὀστέα ἐς τὸ εἴσω μέρος, μηδὲ
ψιλωθέντα, ὀλίγοι μὲν ἤδη ἐπυρέτηναν. Ἀτὰρ
οὐδὲ αἷμα πολλοὶ ἤδη ἔπτυσαν, οὐδὲ ἔμπυοι
πολλοὶ γίνονται, οὐδὲ ἔμμοτοι, οὐδὲ ἐπισφα-
κελίσιες τῶν ὀστέων, δίαιτά τε φαύλη ἀρκέει.
Ἢν γὰρ μὴ πυρετὸς ξυνεχὴς ἐπιλαμβάνῃ αὐτοὺς,
καὶ κενεαγγέειν κάκιον τοῖς τοιούτοισιν, ἢ μὴ
κενεαγγέειν, καὶ ἐπωδυνέστερον, καὶ βηχωδέ-
στερον. Τὸ γὰρ πλήρωμα τὸ μέτριον τῆς κοιλίης
διόρθωμα τῶν πλευρέων γίνεται. Ἡ δὲ κένωσις
κρεμασμὸν μὲν τῇσι πλευρῇσι ποιέει· ὁ δὲ κρεμασμὸς ὀδύνην. Ἔξωθεν δὲ φαύλη ἐπίδεσις τοῖσι
τοιούτοισιν ἀρκέει, κηρωτῇ καὶ σπλήνεσι καὶ
ὀθονίοισιν ἡσύχως ἐρείδοντα, ὁμαλὴν τὴν ἐπίδεσιν ποιέεσθαι, ἢ καὶ ἐριῶδές τι προσετιθέντα.
κρατύνεται δὲ πλευρὴ ἐν εἴκοσιν ἡμέρῃσι. Ταχεῖαι γὰρ αἱ ἐπιπωρώσιες τοιουτέων τῶν
ὀστέων.

νβ'. Ἀμφιθλασθείσης δὲ τῆς σαρκὸς, ἀμφὶ τῇσι
πλευρῇσι, ἢ ὑπὸ πληγῆς ἢ ὑπὸ πτώματος, ἢ ὑπὸ
ἀντερείσιος, ἢ ἄλλου τινὸς τοιουτοτρόπου· πολλοὶ ἤδη πολὺ αἷμα ἔπτυσαν. Οἱ γὰρ ὀχετοὶ οἱ
κατὰ τὸ λαπαρὸν τῆς πλευρῆς ἑκάστης παρατετα-
μένοι, καὶ οἱ τόνοι ἀπὸ τῶν ἐπικαιροτάτων τῶν
ἐν τῷ σώματι τὰς ἀφορμάς, ἔχουσι. Πολλοὶ γοῦν
ἤδη βηχώδεες καὶ φυματίαι, καὶ ἔμπυοι ἐγένοντο,
καὶ ἔμμοτοι, καὶ ἡ πλευρὴ ἐπεσφακέλισεν αὐτοῖσιν. Ἀτὰρ καὶ, οἷσιν μηδὲν τοιοῦτον προσ-
εγένετο, ἀμφιθλασθείσης τῆς σαρκὸς ἀμφὶ τῇσι
πλευρῇσιν, ὅμως δὲ βραδύτερον ὀδυνώμενοι
παύονται οὗτοι, ἢ οἷσιν ἂν ἡ πλευρὴ καταγῇ.
Καὶ ὑποστροφὰς μᾶλλον ἴσχει ὀδυνημάτων τὸ
χωρίον ἐν τοῖσι τοιούτοισι τρώμασι. Μάλα μὲν
οὖν μετεξέτεροι καταμελέουσι τῶν τοιούτων σι-
νέων μᾶλλον, ἢν πλευρὴ κατεαγῇ αὐτοῖσιν.
Ἀτὰρ καὶ ἰήσιος ἀκεθροτέρης οἱ τοιοῦτοι δέονται,
εἰ σωφρονέοιεν. Τῇ τε γὰρ διαίτῃ ξυμφέρει ξυν-
εστάλθαι· ἀτρεμέειν δὲ τῷ σώματι ὡς μάλιστα,
ἀφροδισίων τε ἀπέχεσθαι, βρωμάτων δὲ λιπα-

52. Mais les contusions des chairs aux
environs des côtes, soit à la suite de
plaies, de chutes, d'efforts, soit par toute
autre cause, occasionent ordinairement le
crachement de sang. Il y a des vaisseaux
qui s'étendent le long de chaque côte,
ainsi que des nerfs qui proviennent des
parties les plus nobles du corps. Or la
toux, les abcès et l'empyème sont souvent
survenus, ainsi que la carie des côtes,
lorsque l'on s'est borné à des applications
extérieures. Quelquefois il y a seulement
contusion des chairs. Cependant la douleur
s'apaise moins promptement que dans le
cas de fracture, et la récidive y est plus
fréquente. Souvent on néglige cet accident, beaucoup plus que si les côtes étaient
cassées. Toutefois le traitement doit être
suivi ici encore plus exactement, si l'on
agit avec un peu de prudence. Il convient
alors de prescrire une diète sévère, le
repos absolu, l'éloignement des plaisirs de
Vénus, des mets succulens, des ragoûts, et
de toutes les choses fortes. Il faut en outre

ouvrir la veine du bras , au pli du coude,
et prescrire surtout le silence. Le lieu contus doit être environné de bandes point
trop serrées ni trop lâches, ni trop multipliées, sur l'endroit douloureux. Ainsi on
y appliquera du cérat , des compresses lé-
gères, mais plus larges que la blessure, et
maintenues par quelques tours de bandes,
de manière que le blessé doit dire qu'il se
sent ferme et point trop serré. On commence le bandage sur le lieu contus, et on
l'y assujettit fortement. On le fait avec
une bande roulée à deux chefs, mais également, en prenant garde de pincer la
peau du côté des côtes. On change l'appareil tous les jours , ou de deux jours
l'un. Il est bon de relâcher le ventre , au
moyen d'un léger purgatif. On continue
la diète jusqu'au dixième jour , puis on
donne peu à peu des alimens tendres et
légers. On serre un peu plus le bandage
pendant l'abstinence , et un peu moins
après.

53. S'il y a eu crachement de sang au

ρῶν, καὶ κερχνωδέων, καὶ ἰσχυρῶν πάντων.
Φλέβα τε κατ᾽ ἀγκῶνα τέμνεσθαι, σιγᾷν τε ὡς
μάλιστα. Ἐπιδέεσθαι δὲ εἰς τὸ χωρίον τὸ φλα-
σθὲν σπλήνεσι μὴ πολυπτυχέσι, συχνοῖσι δὲ
καὶ πολὺ πλατυτέροισι πάντα τοῦ φλάσματος.
Κηρωτῇ τε ὑποχρίειν, ὀθονίοισί τε πλάτεσι,
σὺν ταινίῃσι πλατείῃσι καὶ μαλθακῇσιν ἐπιδέειν. Ἐρείδειν τε μετρίως, ὥστε μὴ κάρτα
πεπιέχθαι φάναι τὸν ἐπιδεδεμένον, μηδ᾽ αὖ χα-
λαρόν. Ἄρχεσθαι δὲ τὸν ἐπιδέοντα κατὰ τὸ φλα-
σμα, καὶ ἐρηρεῖσθαι ταύτῃ μάλιστα. Τὴν δὲ ἐπίδεσιν ποιέεσθαι ὡς ἀπὸ δύο ἀρχέων, ἐπιδέειν
τε, ἵνα μὴ περιῤῥεπὲς τὸ δέρμα τὸ περὶ τὰς
πλευρὰς ἔῃ, ἀλλ᾽ ἰσόῤῥοπον. Ἐπιδέειν δὲ, ἢ
καθ᾽ ἑκάστην ἡμέρην, ἢ παρ᾽ ἑτέρην. Ἄμεινον δὲ
καὶ τὴν κοιλίην μαλθάξαι κούφῳ τινὶ, ὅσον
κενώσιος εἵνεκεν τοῦ σίτου. Καὶ ἐπὶ μὲν δέκα
ἡμέρας ἰσχναίνειν. Ἔπειτα ἀναθρέψαι τὸ σῶμα
καὶ ἀπαλῦναι. Τῇ δὲ ἐπιδέσει, ἔστ᾽ ἂν μὲν
ἰσχναίνῃς, ἐρηρεισμένῃ μᾶλλον χρέεσθαι· ὁκόταν δὲ ἐς τὸν ἀπαλυσμὸν ἄγῃς, ἐπιχαλαρωτέρῃ.

νγ΄. Καὶ, ἢν μὲν αἷμα ἀποπτύσῃ κατ᾽ ἀρχὰς,

τεσσαρακονθήμερον τὴν μελέτην καὶ τὴν ἐπίδεσιν ποιέεσθαι χρή. Ἢν δὲ μὴ πτύσῃ τὸ αἷμα,
ἀρκέει ἐν εἴκοσιν ἡμέρῃσιν ἡ μελέτη, ὡς ἐπὶ τὸ
πολύ. Τῇ ἰσχύϊ δὲ τοῦ τρώματος τοὺς χρόνους
προστεκμαίρεσθαι χρή. Ὅσοι δ' ἂν ἀμελήσωσι
τῶν τοιουτέων ἀμφιφλασμάτων, ἢν καὶ ἄλλο
μηδὲν αὐτοῖσι φλαῦρον μέζον γένηται, ὅμως τὸ
γε χωρίον ἀμφιφλασθὲν μυξωδεστέρην τὴν σάρκα
ἴσχει, ἢ πρόσθεν εἶχεν. Ὅκου δέ τι τοιοῦτον
ἐγκαταλείπεται, καὶ μὴ εὖ ἐξιποῦται τῇ γε
ἀλθέξει, φαυλότερον μέν, ἢν παρ' αὐτὸ τὸ ὀ-
στέον ἐγκαταλειφθῇ τὸ μυξῶδες. Οὔτε γὰρ ἔτι ἡ
σὰρξ ὁμοίως ἅπτεται τοῦ ὀστέου, τό, τε ὀστέον
νοσηλότερον γίνεται. Σφακελισμοί τε χρόνιοι
ὀστέου πολλοῖσιν ἤδη ἀπὸ τοιουτέων προφασίων
ἐγένοντο. Ἀτὰρ καί, ἢν μὴ παρὰ τὸ ὀστέον,
ἀλλ' αὐτὴ ἡ σὰρξ μυξώδης ἔῃ, ὅμως γοῦν ὑπο-
στροφαὶ γίνονται καὶ ὀδύναι, ἄλλοτε καὶ ἄλλοτε,
ἢν τις τῷ σώματι τύχῃ πονήσας. Διὰ τοῦτο τῇ
ἐπιδέσει δέεσθαι χρή, ἅμα μὲν ἀγαθῇ, ἅμα δὲ
πολὺ προσηκούσῃ, ἕως ἂν ξηρανθῇ μὲν καὶ
ἀναποθῇ τουτὶ τὸ ἐκχύμωμα τὸ ἐν τῇ φλάσει
γενόμενον· αὐξηθῇ δὲ σαρκὶ ὑγιεῖ τὸ χωρίον· αὔ-
ξηται δὲ τοῦ ὀστέου ἡ σάρξ.

commencement, alors on continue les
soins et le bandage pendant quarante jours;
mais s'il n'y a pas eu d'hémoptysie, la guérison a lieu ordinairement en vingt jours.
On conjecture ici le temps par la gravité
de la blessure. Il arrive à ceux qui négli-
gent ces sortes de contusions, quoique rien
n'annonce les progrès du mal, que le lieu
blessé reste distendu et que les chairs y
sont plus muqueuses et plus lâches qu'auparavant. Or, si on n'y remédie pas, cette
disposition se propage jusqu'aux côtes, et
les chairs n'y adhèrent plus aussi fermement; enfin elles s'altèrent et l'os devient
malade. Il survient ainsi des caries lentes
des côtes. Si les chairs deviennent muqueuses, elles sont facilement affectées;
on y ressent des douleurs sourdes et fréquentes, aussitôt qu'on a fait un exercice
violent. D'après cela, il importe de s'opposer par un bandage bien appliqué à l'épan-
chement du sang dans le lieu contus, pour
le résoudre et le dessécher, et rendre les
chairs saines et plus adhérentes aux côtes.

54. Quand la contusion a été négligée et qu'elle est déjà ancienne, le meilleur moyen est ici la cautérisation des chairs muqueuses. Dans ce cas on y applique le feu ; mais il ne faut pas l'approcher des côtes. Si c'est dans l'intervalle, on ne se borne pas à la superficie ; toutefois il faut prendre garde de pénétrer trop avant. Si la contusion a atteint l'os et si elle est récente sans l'avoir altéré, la brûlure doit être très-légère ; si d'ailleurs elle est nécessaire, ainsi que je l'ai déjà dit. Mais si la contusion s'étend assez loin vers les côtes, on y fera plusieurs eschares. Nous parlerons de la carie des côtes à l'article des plaies fistuleuses.

55. Quand l'os de la cuisse s'échappe hors de l'ischion, il se luxe de quatre manières différentes : plus souvent en dedans qu'en dehors ; ensuite postérieurement et antérieurement ; mais plus rarement en avant. La jambe lésée, comparée à celle qui est saine, est plus longue ; cela provient de deux causes :

νδ'. Οἷσι δ' ἂν ἀμεληθεῖσι χρονιωθῇ, καὶ
ἀδυνῶδες τὸ χωρίον γένηται, καὶ ἡ σὰρξ ὑπό-
μυξος ἔῃ, τούτοισι καῦσις ἴησις ἀρίστη. Καὶ,
ἢν μὲν αὐτὴ ἡ σὰρξ μυξώδης ἔῃ, ἄχρι τοῦ ὀ-
στέου καίειν χρή, μὴ μὴν διαθερμανθῆναι τὸ
ὀστέον. Ἢν δὲ μεσηγὺ τῶν πλευρέων ἔῃ, ἐπιπολῆς μὲν οὐδ' οὕτως χρὴ καίειν· φυλάσσεσθαι
μέντοι μὴ διακαύσῃς πέρην. Ἢν δὲ πρὸς τῷ ὀ-
στέῳ δοκέῃ εἶναι τὸ φλάσμα, καὶ ἔτι νεαρὸν ἔῃ,
καὶ μὴ πωσφακελίσῃ τὸ ὀστέον· ἢν μὴν κάρτα
ὀλίγον ἔῃ, οὕτω καίειν χρὴ ὥσπερ εἴρηται. Ἢν
μέντοι παραμήκης ἔῃ ὁ μετεωρισμὸς ὁ κατὰ τὸ
ὀστέον, πλείονας ἐσχάρας ἐμβάλλειν χρή. Περὶ
δὲ σφακελισμοῦ πλευρῆς, ἅμα τῇ τῶν ἐμμότων
ἰητρείῃ εἰρήσεται.

νέ'. Ἢν δὲ μηροῦ ἄρθρον ἐξ ἰσχίου ἐκπέσῃ·
ἐκπίπτει κατὰ τέσσαρας τρόπους, εἰς μὲν τὸ
ἔξω πλειστάκις· ἐς δὲ τὸ εἴσω τῶν ἄλλων πλει-
τάκις, ἐς δὲ τὸ ὄπισθεν, καὶ τὸ ἔμπροσθεν
ἐκπίπτει μὲν, ὀλιγάκις δέ. Οἷσι μὲν οὖν ἂν
ἐκβῇ ἐς εἴσω, μακρότερον τὸ σκέλος φαίνεται,
παραβαλλόμενον πρὸς τὸ ἕτερον, διὰ δισσὰς προφάσιας εἰκότως, ἐπὶ μὲν γὰρ τὸ ἀπὸ τοῦ ἰσχίου
πεφυκὸς ὀστέον, τὸ ἄνω φερόμενον, πρὸς τὸν

κτένα ἐπὶ τούτου ἡ ἐπίβασις τῆς κεφαλῆς τοῦ
μηροῦ γίνεται. Καὶ ὁ αὐχὴν τοῦ ἄρθρου, ἐπὶ
τῆς κοτύλης ὀχέεται. Ἔξωθέν τε αὖ ὁ γλουτὸς
κοῖλος φαίνεται, ἅτε εἴσω ῥευσάσης τῆς κεφαλῆς
τοῦ μηροῦ. Τό, τε αὖ κατὰ τὸ γόνυ τοῦ μηροῦ
ἄκρον ἀναγκάζεται ἔξω ῥέπειν, καὶ ἡ κνήμη
καὶ ὁ ποὺς ὡσαύτως. Ἅτε οὖν ἔξω ῥέποντος τοῦ
ποδὸς, οἱ ἰητροὶ, δι' ἀπειρίην, τὸν ὑγιέα πόδα
πρὸς τοῦτον προσίσχουσιν, ἀλλ' οὐ τοῦτον πρὸς
τὸν ὑγιέα. Διὰ τοῦτο πολὺ μακρότερον φαίνεται
τὸ σιναρὸν τοῦ ὑγιέος. Πολλαχῇ δὲ καὶ ἄλλη τὰ
τοιαῦτα παρασύνεσιν ἔχει. Οὐδὲ μὴν οὐ δὲ ξυγκάμπτειν δύνανται, κατὰ τὸν βουβῶνα ὁμοίως τῷ
ὑγιεῖ. Ἀτὰρ καὶ ψαυομένη ἡ κεφαλὴ τοῦ μηροῦ
κατὰ τὸν περίνεον ὑπερογκέουσα εὔδηλός ἐστι.

νζʹ. Τὰ μὲν οὖν σημήϊα ταῦτά ἐστιν, οἷσιν ἂν
εἴσω ἐκπεπτώκῃ ὁ μηρός. Οἷσι μὲν ἂν οὖν ἐκπεσὼν μὴ ἐμπέσῃ, ἀλλὰ καταπορηθῇ καὶ ἀμεληθῇ,

la branche de l'ischion , qui se porte
droit au pubis , supporte alors la tête
du fémur, tandis que le grand trochanter appuie sur le bord de la cavité cotyloïde ; la fesse en dehors paraît vide et
creuse par la répulsion de la tête du fémur
en dedans; l'extrémité de la cuisse près du
genou , la jambe et le pied , sont forcés
de se porter en dehors. Les médecins sans
expérience voyant le pied lésé tourné en
dehors, le comparent aussitôt avec le pied
sain en rapprochant ce dernier, et point le
pied malade ; c'est alors que l'extrémité
lésée leur paraît plus longue qu'elle ne
l'est réellement. Ils font aussi d'autres
méprises à raison du lieu lésé : car il est
impossible de fléchir la cuisse à l'aine de
ce côté, comme celle qui est saine. En outre, en explorant le périnée, on sent aussitôt la protubérance formée par la tête du
fémur.

56. Ce sont là les signes de la luxation
de la cuisse ; ceux dont la luxation n'a pas
été réduite, ou qui a été vainement ten-

tée, ou négligée entièrement, marchent
en tournant la jambe, comme font les
bœufs. La jambe saine éprouve aussi une
grande fatigue. Ils sont obligés de se tenir
les flancs courbés et de s'appuyer du côté
de la luxation. La fesse paraît plus ronde
et plus voûtée que du côté sain, et si l'on
voulait aussi porter le pied de la jambe
saine en dehors, le reste du corps fléchirait sous la cuisse malade; et déjà elle ne
pouvait le soutenir : comment alors le fe-
rait-elle ? Car la locomotion dans l'état
sain se fait sur le bord interne du pied, et
non sur le bord externe. De cette manière,
la jambe saine porte non-seulement une
partie du poids du corps, mais l'extrémité
lésée avec sa part du fardeau. Alors le
tronc se fléchit à demi vers les flancs, et les
malades sont ainsi forcés de s'appuyer sur
un bâton. Ils paraissent donc rapetissés,
se courbant en marchant sur la jambe saine.
Cet appui leur est surtout nécessaire : car,
dans la progression, le poids du corps incline surtout de ce côté. Les malades sont

ἥ τε ὁδοιπορίη περιφοράδην τοῦ σκέλεος ὥσπερ
τοῖς βουσὶ γίνεται, καὶ ὄχλησις πλείστη αὐτοῖσιν ἐπὶ τοῦ ὑγιέος σκέλεός ἐστι, καὶ ἀναγκάζονται κατὰ τὸν κενεῶνα ἢ κατὰ τὸ ἄρθρον τὸ
ἐκπεπτωκὸς, κυλλοὶ καὶ σκολιοὶ εἶναι · κατὰ δὲ
τὸ ὑγιὲς ἐς τὸ ἔξω, ὁ γλουτὸς ἀναγκάζεται περι-
φερὴς εἶναι. Εἰ γάρ τις ἔξω τῷ ποδὶ τοῦ ὑγιέος
σκέλεος βαίνῃ, ἀπωθέοι ἂν τὸ σῶμα τὸ ἄλλο ἐς
τὸ σιναρὸν σκέλος τὴν ὄχησιν ποιέεσθαι. Τὸ δὲ
σιναρὸν οὐκ ἂν δύναιτο ὀχέειν. Πῶς γάρ; ἀναγκάζεται οὖν οὕτω κατὰ τοῦ ὑγιέος σκέλεος τῷ
ποδὶ εἴσω βαίνειν, ἀλλὰ μὴ ἔξω. Οὕτω γὰρ
ὀχέει μάλιστα τὸ σκέλος τὸ ὑγιὲς, καὶ τὸ ἑωυτοῦ
μέρος τοῦ σώματος, καὶ τὸ τοῦ σιναροῦ
σκέλεος μέρος. Κοιλαινόμενοι δὲ κατὰ τὸν κενεῶνα, καὶ κατὰ τὰ ἄρθρα, μικροὶ φαίνονται,
καὶ τῷ ξύλῳ ἀναγκάζονται ἀντερείδεσθαι πλά-
γιοι κατὰ τὸ ὑγιὲς σκέλος. Δέονται γὰρ ἀντικοντώσιος ταύτῃ. Ἐπὶ τοῦτο γὰρ οἱ γλουτοὶ
ῥέπουσι, καὶ τὸ ἄχθος τοῦ σώματος ὀχέεται ἐπὶ
τοῦτο. Ἀναγκάζονται δὲ καὶ ἐπικύπτειν. Τὴν

γὰρ χεῖρα τὴν κατὰ τὸ σκέλος τὸ σιναρὸν ἀναγκάζονται κατὰ πλάγιον τὸν μηρὸν ἐρείδειν. Οὐ
γὰρ δύναται τὸ σιναρὸν σκέλος ὀχέειν τὸ σῶμα
ἐν τῇ μεταλλαγῇ τῶν σκελέων, ἢν μὴ κατέχηται
πρὸς τὴν γῆν πιεζόμενον. Ἐν τούτοισι γοῦν
τοῖσι σχήμασιν, ἀναγκάζονται ἐσχηματίσθαι,
οἷσιν ἂν εἴσω ἐκβὰν τὸ ἄρθρον μὴ ἐμπέσῃ, οὐ
προβουλεύσαντος τοῦ ἀνθρώπου, ὅπως ἂν ῥήϊστα
ἐσχηματισμένον ἔῃ. Ἀλλ' αὐτὴ ἡ ξυμφορὴ δι-
δάσκει ἐκ τῶν παρεόντων τὰ ῥήϊστα αἱρέεσθαι.
Ἐπεὶ καὶ, ὁκόσοι ἕλκος ἔχοντες ἐν ποδὶ ἢ κνήμῃ,
οὐ κάρτα δύνανται ἐπιβαίνειν τῷ σκέλεϊ πάντες. Καὶ οἱ νήπιοι οὕτως ὁδοιπορέουσιν. Ἔξω
γὰρ βαίνουσι τῷ σιναρῷ σκέλεϊ. Καὶ δισσὰ κερ-
δαίνουσι. Δισσῶν γὰρ δέονται. Τό, τε γὰρ
σῶμα οὐκ ὀχέεται ὁμοίως, ἐπὶ τοῦ ἔξω ἀπο-
βαινομένου, ὥσπερ ἐπὶ τοῦ εἴσω. Οὐδὲ γὰρ
κατ' ἰθυωρίην αὐτῷ γίνεται τὸ ἄχθος, ἀλλὰ
πολλῷ μᾶλλον ἐπὶ τοῦ ὑπερβαινομένου. Κατ'
ἰθυωρίην γὰρ αὐτῷ γίνεται τὸ ἄχθος, ἔν τε
αὐτῇ τῇ ὁδοιπορίῃ, καὶ τῇ μεταλλαγῇ τῶν σκε-

contraints de s'y courber et d'y porter la
main pour soutenir la cuisse offensée. Dans
le changement de la base de sustentation
corporelle, la cuisse lésée fléchirait tout-
à-fait à terre. Ce n'est donc point l'effet
de la réflexion qui force de s'y incliner
ceux dont la luxation n'a point été réduite;
cela arrive presqu'à l'insu de celui qui
prend très-facilement cette position ; mais
la nécessité enseigne, même par ce que l'on
éprouve, à prendre la position la plus commode ; car si on a une plaie à la jambe ou
au pied, il n'est guère possible de marcher
librement. Or les enfans cheminent ainsi
en portant la jambe lésée en dehors. Ils en
retirent un double avantage ; car le corps
ne pèse pas également sur la jambe placée
en dehors, comme sur celle qui pose en dedans : la ligne de sustentation ne passe
plus directement au milieu du tronc, mais
beaucoup au delà. Dans la progression, le
fardeau du corps doit passer alternativement de l'une à l'autre. Or, pendant ce
changement, la jambe saine peut facile-

ment se placer, si l'on marche plus en dehors, du côté malade, et plus en dedans,
du côté sain. Pour terminer, disons qu'il
est beau de voir le corps prendre de lui-
même toutes les situations qui lui conviennent.

57. Lorsque la luxation arrive avant
l'âge de croissance sans être réduite, la
cuisse, la jambe et le pied se raccourcissent :
les os, loin de croître également en longueur, se rapetissent, surtout le fémur ;
toute la jambe paraît grêle et comme dé-
charnée. Cela provient du changement de
lieu de l'articulation et de son défaut de
mouvement à l'endroit naturel ; car l'exercice fortifie les membres, au point quelquefois de les délivrer de maladies, qui en gê-
naient l'accroissement. Ceux dont la luxation coxale a lieu dans le sein de leur
mère, en éprouvent donc le plus de dom-
mages. Les enfans très-jeunes en sont
moins affectés, et moins encore les adultes. C'est de ces derniers que je parlerai en
exposant la manière dont ils sont forcés de

λέων. Ἐν τούτῳ τῷ σχήματι τάχιστα ἂν δύναιτο ὑποτιθέναι τὸ ὑγιὲς σκέλος, ἢν τῷ μὲν
σιναρῷ ἐξωτέρω βαίνοι, τῷ δὲ ὑγιεῖ ἐσωτέρω.
Περὶ οὗ νῦν ὁ λόγος· ἀγαθὸν εὑρίσκεσθαι αὐτὸ
ἑωυτῷ τὸ σῶμα ἐς τὰ ῥήϊστα τῶν σχημάτων.

νζ. Ὁκόσοισι μὲν οὖν μήπω τελειουμένοισιν
ἐς αὔξησιν ἐκπεσὼν μὴ ἐμπέσῃ, γυιοῦται ὁ μηρὸς, καὶ ἡ κνήμη, καὶ ὁ πούς. Οὔτε γὰρ τὰ
ὀστέα ἐς τὸ μῆκος ὁμοίως αὔξεται, ἀλλὰ βραχύτερα γίνεται· μάλιστα δὲ τὰ τοῦ μηροῦ·
ἄσαρκόν τε ἅπαν τὸ σκέλος καὶ ἄμυον καὶ ἐκ-
τεθηλυσμένον καὶ λεπτότερον γίνεται. Ἅμα μὲν
διὰ τὴν στέρησιν τῆς χώρης τοῦ ἄρθρου, ἅμα
δὲ, ὅτι ἀδύνατον χρέεσθαί ἐστιν· ὅτι οὐ κατὰ
φύσιν κέεται. Χρῆσις γὰρ μεθεξετέρη ῥύεται τῆς
ἄγαν ἐκθηλύνσιος. Ῥύεται δέ τι καὶ τῆς ἐπὶ
μῆκος ἀναυξήσιος. Κακοῦται μὲν οὖν μάλιστα,
οἷσιν ἂν ἐν γαστρὶ ἐοῦσιν ἐξαρθρήσῃ τοῦτο τὸ
ἄρθρον. Δεύτερον δὲ οἷσιν ἂν ὡς νηπιωτάτοισιν
ἐοῦσιν, ἥκιστα δὲ τοῖσι τετελειωμένοισι. Τοῖσι
μὲν οὖν τετελειωμένοισιν εἴρηται, ὅη τις ἐδοι-

πορίη γίνεται. Οἷσι δ' ἂν νηπίοισιν ἐοῦσιν ἡ ξυμφορὴ αὕτη φαίνηται, οἱ μὲν πλεῖστοι κατα-βλακεύουσι τὴν διόρθωσιν τοῦ σώματος, ἀλλὰ κακῶς εἰλέονται ἐπὶ τὸ ὑγιὲς σκέλος, τῇ χειρὶ πρὸς τὴν γῆν ἀπερειδόμενοι τῇ κατὰ τὸ ὑγιὲς σκέλος. Καταβλακεύουσι δὲ ἔνιοι τὴν ἐς τὸ ὀρ-θὸν ὁδοιπορίην, καὶ οἷσιν ἂν τετελειωμένοισιν αὕτη ἡ ξυμφορὴ γένηται.

κή. Ὁκόσοι δὲ ἂν νήπιοι ὄντες ταύτῃ τῇ ξυμφορῇ χρησαμένοι ὀρθῶς παιδαγωγηθῶσι, τῷ μὲν ὑγιεῖ σκέλεϊ χρέονται ἐς ὀρθόν. Ὑπὸ δὲ τὴν μασχάλην τὴν κατὰ τὸ ὑγιὲς σκέλος σκίπωνα περιφέρουσι. Μεθεξέτεροι δὲ, καὶ ὑπὸ ἀμφοτέ-ρας τὰς χεῖρας· τὸ δὲ σιναρὸν σκέλος μετέωρον ἔχουσι. Καὶ τοσούτῳ ῥηίους εἰσὶν, ὅσῳ ἂν αὐτοῖσιν ἔλασσον τὸ σκέλος τὸ σιναρὸν ἔῃ. Τὸ δὲ ὑγιὲς, ἰσχύη αὐτέοισιν οὐδὲν ἧσσον, ἢ, εἰ καὶ ἀμφότερα ὑγιέα ἦν. Θηλύνονται δὲ πᾶσι τοῖσι τοιούτοισιν αἱ σάρκες τοῦ σκέλεος, μᾶλ-λον δ' ἔτι θηλύνονται αἱ ἐκ τοῦ ἔξω μέρεος, ἢ αἱ ἐκ τοῦ εἴσω ὡς ἐπὶ πολύ. Μυθολογοῦσι δέ τινες, ὅτι αἱ ἀμαζονίδες τὸ ἄρσεν γένος τὸ ἑωυτῶν, αὐτίκα νήπιον ἐὸν, ἐξαρθρέουσιν· αἱ μὲν, κατὰ γούνατα· αἱ δὲ, κατὰ τὰ ἰσχία,

marcher, quand l'accident leur arrive dès
l'enfance. La plupart des sujets éprouvent
une perversion des formes du corps, en
se tournant vicieusement sur la jambe
saine et en appuyant la main sur la cuisse
malade pour s'affermir à terre ; tandis que
d'autres, qui ont été ainsi atteints dans
l'âge fait, sont restés droits, mais boiteux.

58. Pour les enfans très-jeunes affligés
de cette perversion du tronc, une bonne
éducation suffit pour y remédier, au moyen
d'une béquille placée sous l'aisselle du
côté sain, et quelquefois de tous les deux.
Ils tiennent ainsi la jambe suspendue en
l'air, d'autant plus aisément qu'elle est
déjà plus courte et plus grêle. Toutefois,
la force de l'autre jambe est la même que
si toutes deux étaient saines. Mais généralement les chairs de la cuisse offensée restent efféminées, et bien souvent cette
mollesse paraît plus grande encore extérieurement qu'intérieurement. On rapporte aussi que les Amazones, ayant dessein de priver, chez elles, l'espèce humaine

de sa virilité, saisissent le moment de l'enfance pour tordre aux uns les genoux, aux
autres les cuisses, et les rendre boiteux,
afin de se préserver des piéges de ceux qui
veulent les asservir. Or, par cet usage,
elles en font des mercenaires, travaillant le
cuir ou le cuivre, et bons seulement pour
des ouvrages sédentaires. Je ne sais si cela
est vrai : je ne l'ai point vu. Mais je tiens
pour certain ce que j'ai dit touchant ceux
qui se luxent les cuisses, dans leur enfance. Il y a une grande différence entre
les hanches, quand la luxation de la cuisse
est en dehors ou en dedans. Il y a aussi
une différence par rapport au genou ; mais
elle est moindre. Enfin le genre de claudication est propre à chaque espèce de
luxation.

59. Quand la luxation de la cuisse est en
dehors, la jambe est alors plus courte que
l'autre : le tronc paraît plus courbé que dans
la luxation en dedans. De même, si la luxation se fait aux malléoles du côté externe,
il y a claudication comme du côté interne ;

ὡς δῆθεν χωλὰ γίνοιτο, καὶ μὴ ἐπιβουλεύοι τὸ ἄρρεν γένος τῷ θήλει. Χειρώναξιν ἄρα τούτοισι χρέονται, ὁκόσα ἢ σκυτείης ἔργα, ἢ χαλκείης, ἢ ἄλλό τι ἑδραῖον ἔργον. Εἰ μὲν οὖν ἀληθέα ταῦτά ἐστιν, ἐγὼ μὲν οὐκ οἶδα· ὅτι δὲ γενοίατο ἂν τοιαῦτα, οἶδα, εἴ τις ἐξαρθρέοι αὐτίκα νήπια ἐόντα. Κατὰ μὲν οὖν τὰ ἰσχία μέζον τὸ διάφορον ἐστιν ἢ ἐς τὸ εἴσω, ἢ ἐς τὸ ἔξω ἐξαρθρῆσαι. Κατὰ γούνατα δὲ, διαφέρει μέν τι, ἔλασσον δέ τι διαφέρει. Τρόπος δὲ ἑκατέρου τοῦ χωλώματος ἴδιός ἐστι.

νθ. Γυιοῦνται γὰρ μᾶλλον, οἷσιν ἂν ἐς τὸ ἔξω ἐξαρθρήσῃ. Ὀρθοὶ δὲ ἧσσον ἵστανται, οἷσιν ἂν εἰς τὸ εἴσω ἐξαρθρήσῃ. Ὡσαύτως δὲ καὶ, εἰ παρὰ τὸ σφυρὸν ἐξαρθρήσῃ, ἢν μὲν εἰς τὸ ἔξω μέρος, κυλλοὶ μὲν γίνονται, ἑστάναι δὲ δύνανται.

Ἢν δὲ ἐς τὸ εἴσω μέρος, ἐξαρθρήσῃ βλαισοὶ μὲν
γίνονται, ἧσσον δὲ ἑστάναι δύνανται. Ἢ γε μὴν
ξυναύξησις τῶν ὀστέων τοιήδε γίνεται. Οἷσι
μὲν οὖν κατὰ τὸ σφυρὸν ὀστέον τὸ τῆς κνήμης
ἐκστῇ, τούτοισι μὲν τὰ τοῦ ποδὸς ὀστέα ἥκιστα
ξυναύξεται. Ταῦτα γὰρ ἐγγυτάτω τοῦ τρώματός
εἰσι. Τὰ δὲ τῆς κνήμης ὀστέα, αὔξεται μὲν, οὐ
πολὺ δὲ ἐνδεεστέρως, αἱ μέν τοι σάρκες μινύθουσιν. Οἷσι δ᾽ ἂν κατὰ μὲν τὸ σφυρὸν μένῃ
τὸ ἄρθρον κατὰ φύσιν, κατὰ δὲ τὸ γόνυ ἐξεστήκῃ, τούτοισι τὸ τῆς κνήμης ὀστέον οὐκ ἐθέλοι ξυναύξεσθαι ὁμοίως, ἀλλὰ βραχύτατον γίνεται. Τοῦτο γὰρ ἐγγυτάτω τοῦ τρώματός ἐστιν.
Τοῦ μέν τοι ποδὸς τὰ ὀστέα μινύθει μέν, ἀτὰρ
οὐχ ὁμοίως, ὥσπερ ὀλίγου τι πρόσθεν εἴρηται,
ὅτι τὸ ἄρθρον τὸ παρὰ τὸν πόδα σῶόν ἐστιν. Εἰ
δέοι χρέεσθαι, ἐδύνατο ὥσπερ καὶ τῷ κυλλῷ,
ἔτι ἂν ἧσσον ἐμινύθη τὰ τοῦ ποδὸς ὀστέα τούτοισιν.

ξ᾽. Οἷσι δ᾽ ἂν κατὰ τὸ ἰσχίον ἐξάρθρησις
γένηται, τούτοισι τοῦ μηροῦ τὸ ὀστέον οὐκ
ἐθέλοι ξυναύξεσθαι ὁμοίως· τοῦτο γὰρ ἐγγυτάτω
τοῦ τρώματός ἐστιν· ἀλλὰ βραχύτερον τοῦ
ὑγιέος γίνεται. Τὰ μέν τοι τῆς κνήμης ὀστέα

mais ici les malades se tiennent plus droits
en marchant. Quand les os se luxent en
dehors plutôt qu'en dedans, ils croissent
de la même manière. Quand l'os de la
jambe est luxé à la malléole, les os du
pied cessent de croître, surtout près de la
lésion; mais ceux de la jambe continuent
de grandir, même sans une grande difformité : toutefois les chairs s'atrophient. Si
les os de la jambe résistent à la malléole
et se luxent au genou, ils ne grandissent
plus, surtout du côté de la luxation ; la
jambe paraît alors plus courte; les os du
pied décroissent, mais moins inégalement,
parce que, comme je l'ai dit, l'articulation de la jambe avec le pied est saine :
s'il était possible de s'en servir comme de
l'autre, les os du pied ne se rapetisse-
raient pas autant.

60. Dans la dislocation de l'os de la
hanche avec le fémur, ce dernier n'arrive
point à sa grandeur ordinaire; il est le
plus voisin du mal : il devient plus court
que l'autre. Les os de la jambe ne cessent

pas de croître, ni même ceux du pied,
parce que l'articulation de la jambe avec
la cuisse et celle du pied avec la jambe
restent dans l'état naturel ; mais les chairs
paraissent amaigries. Si l'on pouvait se servir de la jambe, les os grandiraient davantage, comme il a été dit, à l'exception
de l'os de la cuisse, et les chairs se forti-
fieraient ; cette extrémité serait cependant
moins charnue que celle qui est saine. La
preuve en est sensible par ce qui suit : car
ceux dont le bras s'est luxé et qui sont
estropiés ou coudes de belette, ont le bras
très-petit et émacié dès la naissance ou
dans l'âge de croissance, avant d'avoir
acquis tout leur développement. On les
nomme coudes de belette, parce que
l'humérus est plus court, tandis que le
coude et l'extrémité de la main ne différent pas beaucoup de l'extrémité saine. En
vertu des causes déjà indiquées, l'os du
bras qui est le plus près de l'articulation
de l'épaule est seulement plus court.

61. L'avant-bras ne souffre pas de cet

οὐχ ὁμοίως τούτοισιν ἀνακυξέα γίνεται, οὐδὲ τὰ
τοῦ ποδός. Διὰ τοῦτο δὲ, ὅτι τὸ τοῦ μηροῦ
ἄρθρον, τὸ παρὰ τὴν κνήμην, ἐν τῇ ἑωυτοῦ
φύσει μένει, καὶ τὸ τῆς κνήμης, τὸ παρὰ τὸν
πόδα. Σάρκες μέν τοι μινύθουσι παντὸς τοῦ σκέλεος τούτοισιν. Εἰ μέν τοι χρέεσθαι τῷ σκέλει
ἐδύναντο, ὅτι ἂν μᾶλλον τὰ ὀστέα ξυνηυξάνετο,
ὡς καὶ πρόσθεν εἴρηται, πλὴν τοῦ μηροῦ, κἂν
ἧσσον ἄσαρκα ἔῃ. Ἀσαρκότερα δὲ πολλῷ ἡ ὑγιέα
ἦν. Σημήϊον δὲ, ὅτι τοιαῦτά ἐστιν. Ὁκόσοισι
γὰρ τοῦ βραχίονος ἐκπεσόντος, γαλιάγκωνες
ἐγένοντο ἐκ γενεῆς, ἢ καὶ ἐν αὐξήσει πρὶν τε—
λειωθῆναι, οὗτοι τὸ μὲν ὀστέον τοῦ βραχίονος
βραχὺ ἴσχουσι· τὸν δὲ πῆχυν καὶ ἄκρην τὴν
χεῖρα ὀλίγῳ ἐνδεεστέρην τοῦ ὑγιέος, διὰ ταύ—
τας τὰς προφάσιας τὰς εἰρημένας· ὅτι ὁ μὲν
βραχίων ἐγγυτάτω τοῦ ἄρθρου τοῦ τρώματός
ἐστιν, ὥστε διὰ τοῦτο βραχύτερος ἐγένετο.

ξά. Ὁ δ' ἂν αὖ πῆχυς διὰ τοῦτο οὐχ ὁμοίως;

ἐνακούει τῆς ξυμφορῆς, ὅτι τὸ τοῦ βραχίονος
ἄρθρον τὸ πρὸ τοῦ πήχεος ἐν τῇ ἀρχαίῃ φύσει
μένει. Ἧτε αὖ χεὶρ ἔτι τηλοτέρω ἄπεστιν, ἢ
ὁ πῆχυς, ἀπὸ τῆς ξυμφορῆς. Διὰ ταύτας οὖν τὰς
εἰρημένας προσφάσιας τῶν ὀστέων τά τε μὴ συν-
αυξάνομενα οὐ συναύξεται, τε τὲ συναυξό-
μενον συναυξάνεται. Ἐς δὲ τὸ εὔσαρκον τῇ
χειρὶ καὶ τῷ βραχίονι ἡ ταλαιπωρίη τῆς χειρὸς μέγα προσωφελήσει. Ὅσα γὰρ χειρῶν ἔργα
ἐστι, τὰ πλεῖστα προθυμέονται οἱ γαλιάγκωνες ἐργάζεσθαι τῇ χειρὶ ταύτῃ, ὅσα καὶ
τῇ ἑτέρῃ δύνανται, οὐδὲν ἐνδεεστέρως τῆς
ἀσινέος. Οὐ γὰρ δεῖ ὀχέεσθαι τὸ σῶμα ἐπὶ τῶν
χειρῶν, ὡς ἐπὶ τῶν σκελέων, ἀλλὰ κοῦφα αὐτοῖσι τὰ ἔργα ἐστι. Διὰ δὲ τὴν χρῆσιν οὐ μινύθουσιν αἱ σάρχες αἱ κατὰ τὴν χεῖρα καὶ κατὰ
τὸν πῆχυν τοῖσι γαλιάγκωσιν, ἀλλὰ καὶ ὁ βραχίων
τι προσωφελέεται ἐς εὐσαρκίην δὶ ὰ ταῦτα.

ξδ. Ὅταν δὲ ἰσχίον ἐκπαλὲς, γένηται ἐς τὸ
εἴσω μέρος ἐκ γενεῆς, ἢ καὶ ἔτι νηπίῳ ἐόντι,
μινύθουσιν αἱ σάρχες, διὰ τοῦτο μᾶλλον ἢ τῆς
χειρὸς, ὅτι οὐ δύνανται χρέεσθαι τῷ σκέλει.

accident, parce que l'humérus conserve avec le coude son ancienne position et que la main bien plus éloignée n'est plus à l'abri. Or telles sont les causes d'allongement ou de raccourcissement des os luxés. Toutefois, si l'on exerce beaucoup le bras et la main affaiblis, ils grossiront et se fortifieront beaucoup. En effet, les travaux manuels sont surtout à la portée des coudes-de-belette, qu'ils savent exécuter presque avec la même facilité des deux mains; le poids du corps ne pesant ici ni sur les pieds ni sur les mains, et la plupart de ces ouvrages étant fort légers. Ainsi l'usage que font les coudes-de-belette de la main et de l'avant-bras, empêche les chairs de s'atrophier; il y a plus, le bras même en profite un peu et se fortifie par l'exercice.

62. Quand l'os de la cuisse se déboîte en dedans, soit de naissance, soit dans l'enfance, l'émaciation de la cuisse est bien plus grande que celle du bras, par le défaut d'usage de la jambe. Nous en cite-

rons une seule preuve, entre autres, en traitant le même sujet. Lorsque la tête du fémur est luxée en haut et en dehors, si la jambe est bien tendue et si on la compare avec l'autre, elle paraît évidemment plus courte, parce que la tête du fémur, échappée en haut et en dehors, ne trouve pas directement un os pour point d'appui vers lequel elle incline naturellement, mais des chairs molles où elle n'éprouve aucune résistance. Aussi cette extrémité paraît-elle plus courte que l'autre. Mais dans la luxation à la partie interne, où la tête du fémur vient se placer au périnée, la cuisse en dedans est plus creuse et s'atrophie. Ici, au contraire, la fesse paraît évidemment plus arrondie, à cause de la tête du fémur luxée en dehors ; elle est comme bombée, tandis que les chairs sont soulevées et foulées par la tête de l'os en haut ; alors l'extrémité du fémur au genou incline un peu en dedans, la jambe aussi et le pied. On ne peut néanmoins les fléchir en dedans autant que du côté sain ;

Μαρτύριον ἕν δέ τι ἔσται ἐν τοῖσιν ὀλίγον ὕστερον
εἰρημένοισιν, ὅτι ταῦτα τοιαῦτά ἐστιν. Ὁκόσοισι
δ' ἂν ἐς τὸ ἔξω ἡ τοῦ μηροῦ κεφαλὴ ἐκβῇ, τούτοισι βραχύτερον μὲν τὸ σκέλος φαίνεται, πα-
ρατεινόμενον παρὰ τὸ ἕτερον εἰκότως. Οὐ γὰρ ἐπ'
ὀστέον ἡ ἐπίβασις τῆς κεφαλῆς τοῦ μηροῦ ἐστιν,
ὡς ὅτε εἴσω ἐξέπιπτεν, ἀλλὰ παρ' ὀστέον πα-
ρεγκεκλιμένην τὴν φύσιν ἔχον. Ἐν σαρκὶ δὲ στη-
ρίζεται ὑγρῇ καὶ ὑπεικούσῃ. Διὰ τοῦτο μὲν βραχύτερον φαίνεται· ἔσωθεν δὲ ὁ μηρὸς παρὰ τὴν
πληχάδα καλεομένην, κοιλότερος καὶ ἀσαρκότε-
ρος γίνεται· ἔξωθεν δὲ ὁ γλουτὸς κυρτότερος· ἅτε
ἐς τὸ ἔξω τῆς κεφαλῆς τοῦ μηροῦ ὀλισθηκυίης.
Ἀτὰρ καὶ ἀνωτέρω φαίνεται ὁ γλουτός· ἅτε
ὑπειξάσης τῆς σαρκὸς τῆς ἐνταῦθα τῇ τοῦ μηροῦ κεφαλῇ. Τὸ δὲ παρὰ τὸ γόνυ τοῦ μηροῦ ἄ-
κρον εἴσω ῥέπον φαίνεται, καὶ ἡ κνήμη, καὶ
ὁ πούς. Ἀτὰρ οὐδὲ ξυγκάμπτειν, ὥσπερ τὸ

ὑγιὲς σκέλος, δύνανται. Τὰ μὲν οὖν σημεῖα ταῦτα, τοῦ ἔξω ἐκπεπτωκότος μηροῦ εἰσιν.

ξγ΄. Οἷσι μὲν οὖν τελειωμένοισιν ἤδη ἐκπεσὸν τὸ ἄρθρον μὴ ἐμπέσῃ, τούτοισι βραχύτερον μὲν φαίνεται τὸ σύμπαν σκέλος. Ἐν δὲ τῇ ὁδοιπορίῃ, τῇ μὲν πτέρνῃ οὐ δύνανται καθικνέεσθαι ἐπὶ τῆς γῆς· τῷ δὲ στήθεϊ τοῦ ποδὸς βαίνουσι ἐπὶ τὴν γῆν. Ὀλίγον δὲ εἰς τὸ ἔσω μέρος ῥέπουσι τοῖσι δακτύλοισιν ἄκροισιν. Ὀχέειν δὲ δύνανται τὸ σῶμα, τὸ σιναρὸν σκέλος τούτοισι πολλῷ μᾶλλον ἢ οἷσιν ἂν ἐς τὸ εἴσω μέρος ἐκπεπτώκῃ· ἅμα μὲν, ὅτι ἡ κεφαλὴ τοῦ μηροῦ καὶ ὁ αὐχὴν τοῦ ἄρθρου πλάγιος φύσει πεφυκὼς ὑπὸ συχνῷ μέρει τοῦ ἰσχίου τὴν ὑπόστασιν πεποίηται. Ἅμα δὲ, ὅτι ἄκρος ὁ ποὺς οὐκ ἐς τὸ ἔξω μέρος ἀναγκάζεται ἐγκεκλίσθαι, ἀλλ᾽ ἐγγύς ἐστι τῆς ἰθυωρίης τῆς κατὰ τὸ σῶμα, καὶ τείνει καὶ ἐσωτέρω. Ὅταν μὲν οὖν τρίβον λάβῃ τὸ ἄρθρον ἐν τῇ σαρκὶ, εἰς ἣν ἐξωλίσθη, ἡ δὲ σὰρξ γλισχρανθῇ, ἀνώδυνον τῷ χρόνῳ γίνεται. Ὅταν δὲ ἀνώδυνον γένηται, δύνανται μὲν ὁδοιπορέειν ἄνευ ξύλου, ἢν ἄλλως

tels sont les signes de la luxation de la
tête du fémur en dehors.

63. Les adultes dont la luxation n'a
point été réduite, ont alors la jambe plus
courte que l'autre ; ils ne peuvent marcher
en posant directement le talon par terre,
mais seulement en élevant le pied en voûte,
et en s'appuyant sur le bord interne et sur
l'extrémité des orteils. La jambe lésée peut
un peu plus soutenir le poids du corps
que dans le cas de luxation en dehors,
tant à cause de l'obliquité du col et de la
tête du fémur, inclinés plus en dedans,
et placés sur une large surface de l'ischion, qu'à raison du défaut d'inclinaison du bout du pied en dehors. Celui-
ci, se trouvant placé plus près du centre
de gravité, se porte plus en dedans : lors
donc que l'articulation a foulé ainsi les
chairs, il arrive après un certain temps
que les douleurs s'apaisent. Quand ce
moment est arrivé, on finit par marcher
sans le secours d'une canne, si on le veut.
La jambe lésée se trouve enfin en état de

porter sa part du fardeau. L'exercice la fortifie nécessairement plus que dans le cas de luxation en dedans, dont j'ai déjà parlé. Mais l'émaciation de la cuisse est plus ou moins grande, et plus encore à la partie interne qu'à la partie externe. Quelques-uns ne peuvent se chausser, à cause de la difficulté de fléchir la jambe, d'autres peuvent vaincre cette difficulté.

64. Lorsque le fémur se luxe avant la naissance ou peu après, par violence ou à la suite de maladie, car il y a beaucoup de cas de luxations de cette espèce, la tête de l'os est alors expulsée hors de sa cavité, comme cela arrive souvent ; si, dis-je, la réduction est devenue impossible, et si l'os se carie, il en résulte de longues suppurations avec des fistules et la dénudation complète des cartilages : mais soit que l'os se carie ou non, il y aura nécessairement raccourcissement de la cuisse lésée ; elle ne croît plus comme celle du côté sain. En outre, les os de la jambe se

ρούλωνται· δύνανται δὲ ὀχέειν τὸ σῶμα ἐπὶ τὸ
ὑγιαρὸν σκέλος. Δι' οὖν τὴν χρῆσιν ἧσσον τοῖσι
τοιούτοισιν ἐκθηλύνονται αἱ σάρκες, ἢ οἷσιν
ὀλίγον πρόσθεν εἴρηται. Ἐκθηλύνονται δὲ ἢ
πλεῖον, ἢ ἔλασσον. Μᾶλλον δ' ἔτι ἐκθηλύνονται
κατὰ τὸ εἴσω μέρος, ἢ κατὰ τὸ ἔξω, ὡς ἐπὶ τὸ
πολύ. Τὸ μέν τοι ὑπόδημα μεταξέτεροι τούτων
ὑποδέεσθαι οὐ δύνανται, διὰ τὴν ἀκαμπίην τοῦ
σκέλεος, οἱ δέ τινες καὶ δύνανται.

ξδ'. Οἷσι δ' ἂν ἐν γαστρὶ ἐούσῃσιν ἐξαρθρήσῃ
τοῦτο τὸ ἄρθρον, ἢ ἔτι ἐν αὐξήσει ἐοῦσι, βίη
ἐκπεσὸν ἤδη μὴ ἐμπέσῃ, ἢ καὶ ὑπὸ νούσου
ἐξαρθρήσῃ τοῦτο τὸ ἄρθρον, καὶ ἐκπαλήσῃ·
πολλὰ γὰρ τοιαῦτα γίνεται· καὶ ἐνίων μὲν τῶν
τοιούτων ἢν ἐπισφακελίσῃ ὁ μηρός· ἐμπυήματα
χρόνια καὶ ἔμμοτα γίνεται, καὶ ὀστέων ψιλώ-
σιες ἐνίοισιν. Ὁμοίως δὲ καὶ οἷσιν ἐπισφακελίζει
καὶ οἷσι μὴ ἐπισφακελίζει τοῦ μηροῦ τὸ ὀστέον,
πολλῷ βραχύτερον γίνεται, καὶ οὐκ ἐθέλει ξυν-
αὐξεσθαι, ὥσπερ τοῦ ὑγιέος. Τὰ μέν τοι τῆς
κνήμης, βραχύτερα μὲν γίνεται, ἢ τὰ τῆς ἑτέρης, ὀλίγῳ δὲ διὰ τὰς αὐτὰς προφάσιας, αἱ

καὶ πρόσθεν εἴρηται. Ὁδοιπορέειν δὲ δύνανται
οἱ τοιοῦτοι. Οἱ μέν τινες αὐτῶν, τοῦτον τον
τρόπον, ὥσπερ οἷσι τελειωμένοισιν ἐξέπεσε καὶ
μὴ ἐνέπεσεν. Οἱ δὲ, καὶ βαίνουσι μὲν παντὶ τῷ
ποδί· διαρρέπουσι δὲ ἐν τῇσιν ὁδοιπορίῃσιν,
ἀναγκαζόμενοι, διὰ τὴν βραχύτητα τοῦ σκέλεος.
Ταῦτα δὲ τοιαῦτα γίνεται, ἢν ἐπιμελέως μὲν
παιδαγωγηθῶσιν ἐν τοῖσι σχήμασι, καὶ ὀρθῶς
ἐν οἷσι δεῖ, πρὶν κρατυνθῆναι ἐς τὴν ὁδοιπορίην.
Ἐπιμελέως δὲ καὶ ὀρθῶς, ἐπὴν κρατυνθῶσιν.
Πλείστης δὲ ἐπιμελείης δέονται, οἷσι ἂν νηπιωτάτοισιν ἐοῦσιν, αὕτη ἡ ξυμφορὴ γένηται. Ἢν
γὰρ ἀμεληθῶσι νήπιοι ἐόντες, ἀχρεῖον παντάπασιν καὶ ἀναυξὲς ὅλον τὸ σκέλος γίνεται, αἵ τε
σάρκες τοῦ σύμπαντος σκέλεος, μινύθουσιν μᾶλλον ἢ τοῦ ὑγιέος. Πάνυ μὲν πολλῷ ἧσσον
τούτοισι μινύθουσιν, ἢ οἷσιν ἂν εἴσω ἐκπεπτώκῃ διὰ δὴν χρῆσιν καὶ τὴν ταλαιπωρίην,

raccourcissent aussi , en vertu des causes
que j'ai déjà indiquées, il n'y a qu'un moment. Toutefois , d'aucuns peuvent marcher ; comme le font , dans l'âge fait, ceux
dont l'article luxé n'a point été remis.
Quelques autres posent tout le pied , sur
lequel ils s'appuient, et marchent courbés,
à cause du raccourcissement de cette extrémité. Mais lorsque cela arrive , si l'on
dirige avec soin l'éducation des enfans , et
si on leur fait prendre une bonne position
avant de s'être accoutumés à marcher, ces
soins bien dirigés pourront ainsi les redresser et les fortifier. Mais ce sont surtout les enfans très-jeunes qui ont le plus
besoin d'être surveillés promptement ; car
si l'on y met la moindre négligence , tous
les soins deviennent ensuite inutiles. Toute
l'extrémité se déforme et s'atrophie , au
point de paraître beaucoup plus grêle que
celle du côté sain ; toutefois la maigreur
est moindre dans cette luxation que dans
celle qui se fait vers les parties internes,
à cause de l'usage continuel et du travail

même auxquels ces sujets peuvent se livrer
en se servant de la jambe offensée , comme
nous avons dit des coudes-de-belette , qui
se servent du bras lésé.

65. Mais la luxation du fémur a lieu
aussi des deux côtés à la fois, soit de naissance, soit à la suite de quelques maladies.
Les fémurs sont alors affectés de même :
les chairs s'atrophient ici un peu moins.
Les jambes mêmes sont assez charnues ,
excepté à la partie interne. Elles grossis-
sent toutes deux en même temps, parce
qu'on s'en sert également ; mais elles sont
flottantes de chaque côté , tandis que l'on
chemine, en chevauchant sur les hanches, à
cause de l'écartement des têtes du fémur
en dehors. Si les os ne se carient point , et
si l'épine ne se courbe pas au dessus des
hanches, comme cela arrive quelquefois ;
si, dis-je, ces maux ne surviennent point,
les sujets ainsi affectés continuent à se
bien porter ; mais le reste du corps ne
prend pas sa taille ordinaire , à la réserve
de la tête. Quand le fémur se luxe en ar-

οίον εὐθέως δύνασθαι χρέεσθαι τῷ σκέλεϊ, ὡς καὶ πρόσθεν ὀλίγον ἐπὶ τῶν γαλιαγκώνων εἴ- ρηται.

ξέ. Εἰσὶ δέ τινες, ὧν τοῖσι μὲν ἐκ γενεῆς αὐτίκα· τοῖσι δὲ καὶ ὑπὸ νούσου ἀμφοτέρων τῶν σκελέων ἐξέστη τὰ ἄρθρα ἐς τὸ ἔξω μέ- ρος. Τούτοισιν οὖν τὰ μὲν ὀστέα ταῦτα πα- θήματα πάσχει. Αἱ μέν τοι σάρκες ἥκιστα ἐκθηλύνονται. Εὔσαρκα δὲ καὶ τὰ σκέλεα γίνον- ται. Πλὴν εἴ τι ἄρα κατὰ τὸ εἴσω μέρος ἐλλείποι ὀλίγον. Διὰ τοῦτο δὲ εὔσαρκά ἐστιν, ὅτι ἀμφο- τέροισι τοῖσι σκέλεσιν, ὁμοίως ἡ χρῆσις γίνεται. Ὁμοίως γὰρ σαλεύουσιν ἐν τῇ ὁδοιπορίῃ ἔνθα καὶ ἔνθα, ἐξεχέγλουτοι δὲ οὗτοι ἰσχυρῶς φαίνον- ται, διὰ τὴν ἔκστασιν τῶν ἄρθρων. Ἢν δὲ μὴ ἐπισφακελίσῃ αὐτοῖσι τὰ ὀστέα, μηδὲ κύφοι ἀνωτέρω τῶν ἰσχίων γένωνται· ἐνίους γὰρ καὶ τὰ τοιαῦτα καταλαμβάνει. Ἢν οὖν μὴ τοι- οῦτόν τι γένηται, ἱκανῶς ὑγιηροὶ τἄλλα δια- φέρονται. Ἀναυξέστεροι μέν τοι τὸ πᾶν σῶμα οὗτοι γίνονται, πλὴν τῆς κεφαλῆς. Ὅσοισι δ᾽ ἂν εἰς τοὔπισθεν ἡ κεφαλὴ τοῦ μηροῦ ἐκπέσοι· ὀλί- γοισι δὲ ἐκπίπτει· οὗτοι ἐκτανύειν οὐ δύνανται

τὸ σκέλος, οὔτε κατὰ τὸ ἄρθρον τὸ ἐκπεσὸν,
οὔτε τι κάρτα κατὰ τὴν ἰγνύην. Ἀλλ' ἥκιστα
τῶν ἐκ παλαιῶν, οὗτοι μᾶλλον ἐκτανύουσι καὶ
τὸ κατὰ τὸν βουβῶνα, καὶ τὸ κατὰ τὴν ἰγνύην
ἄρθρον.

ξζ'. Προσξυνιέναι μὲν οὖν καὶ τόδε χρή· εὔ-
χρηστον γὰρ καὶ πολλοῦ ἄξιόν ἐστι, καὶ τοὺς
πλείστους λήθει· ὅτι οὔτε ὑγιαίνοντες δύνανται
κατὰ τὴν ἰγνύην ἐκτανύειν τὸ ἄρθρον, ἢν μὴ
συνεκτανύσωσι καὶ τὸ κατὰ τὸν βουβῶνα ἄρθρον, πλὴν ἢν μὴ πάνυ ἄνω ἀείρωσι τὸν πόδα.
Οὕτω δ' ἂν δύναιντο. Οὗτοι τοίνυν οὐδὲ ξυγκάμπτειν δύνανται τὸ κατὰ τὴν ἰγνύην ἄρθρον
ὁμοίως, ἀλλὰ πολὺ χαλεπώτερον, ἢν μὴ συγ-
κάμψωσι, καὶ τὸ κατὰ τὸν βουβῶνα ἄρθρον.
Πολλὰ δὲ καὶ ἄλλα κατὰ τὸ σῶμα τοιαύτας ἀδελ-
φίξιας ἔχει, καὶ κατὰ νεύρων ξυντάσιας, καὶ
κατ ὀμυῶν σχήματα, καὶ πλεῖστά τε καὶ πλεί-
στο υἄξια γινώσκεσθαι, ἢ ὥστις οἴεται, καὶ κατὰ
τὴ τοῦ ἐντέρου φύσιν, καὶ τὴν τῆς ξυμπάσης

rière, ce qui est rare; on ne peut tendre la
cuisse, ni guère le jarret, et beaucoup
moins que lorsque la luxation est déjà ancienne ; car alors l'articulation se tend
bien plus facilement au pli de l'aine et
au jarret.

66. Il faut aussi bien savoir, et cela est
digne de remarque (quoiqu'on y fasse peu
d'attention), que même les sujets sains ne
peuvent tendre le jarret sans redresser en
même temps la cuisse au pli de l'aine, à
moins qu'ils ne lèvent beaucoup le pied ;
alors ils le peuvent. Or, dans la luxation
du fémur en arrière, il est impossible de
plier le jarret, ou bien très-difficilement,
et en fléchissant la cuisse en même temps.
Le corps de l'homme est sujet ainsi à une
foule de sympathies et de communications tout-à-fait semblables, soit par la
tension des nerfs, soit par la direction des
muscles ; dignes surtout d'être remarquées
et étudiées plus qu'on ne le croit généralement. Il faut en dire autant de la nature de l'intestin et de tout le ventre, ainsi

que des distensions et déplacemens de l'utérus. Dans un autre traité, nous parlerons d'effets analogues à ceux-ci. Pour revenir, nous disions tout-à-l'heure que la flexion de la jambe était impossible, et qu'il y avait raccourcissement provenant de deux causes : d'abord du défaut absolu d'extension de la cuisse, ensuite de la retraite de l'os dans les chairs. La nature de l'os de la hanche est telle que la tête et le col du fémur s'y adaptent en grande partie. Or, lorsque l'os de la cuisse est luxé en arrière, il remonte en haut de la cuisse et en dehors. Toutefois, la flexion de la cuisse serait encore possible, si les douleurs ne s'y opposaient entièrement. La jambe et le pied paraissent d'ailleurs assez droits, n'inclinant beaucoup ni à droite ni à gauche. Mais il y a une relaxation plus grande à l'aine, où les chairs paraissent très-molles, surtout au tact, tandis que l'os est sorti de l'autre côté. Si on explore la fesse à la partie postérieure, on sent la saillie de la tête du fémur. Tels sont les signes

κοιλίης, καὶ κατὰ τὰς τῶν ὑστερέων πλάνας καὶ
ξυντάσιας. Ἀλλὰ περὶ μὲν τούτων ἑτέρωθι λόγος
ἔσται, ἠδελφισμένος τοῖσιν νῦν λεγομένοισι. Περὶ
οὗ δὲ ὁ λόγος ἐστὶν, οὔτε ἐκτανύειν δύνανται,
ὥσπερ ἤδη εἴρηται, βραχύτερόν τε τὸ σκέλος
φαίνεται διὰ δισσὰς προφάσιας, ὅτι τε οὐκ
ἐκτανύεται, ὅτι τε πρὸς τὴν σαρκὰ ὠλίσθηκε
τὴν τοῦ πυγαίου. Ἡ γὰρ φύσις τοῦ ἰσχίου τοῦ
ὀστέου ταύτη, ᾗ καὶ ἡ κεφαλὴ καὶ ὁ αὐχὴν
τοῦ μηροῦ γίνεται. Ὅταν δὲ ἐξαρθρήσῃ, καταφερὴς τε πέφυκεν ἐπὶ τοῦ πυγαίου τὸ ἔξω μέρος.
Ξυγκάμπτειν μέν τοι δύνανται, ὅταν μὴ ὀδύνη
κωλύοι. Καὶ ἡ κνέμη τε καὶ ὁ ποὺς ὀρθὰ ἐπὶ εἰ-
κέως φαίνονται, καὶ οὔτε τῇ οὔτε τῇ πολὺ ἐγκεκλιμένα. Κατὰ δὲ τὸν βουβῶνα δοκέει τι ἡ
σὰρξ λαπαρωτέρη εἶναι, ποτὶ καὶ ψαυομένη. Ἅτε
τοῦ ἄρθρου εἰς τὰ ἐπὶ θάτερα ὠλισθηκότος μέρη.
Κατὰ δὲ τὸ αὐτὸ πυγαῖον διαφανομένη ἡ κεφαλὴ τοῦ μηροῦ, δοκέει τι ἐξηγκέειν καὶ μᾶλ-

λον. Τὰ μὲν οὖν σημεῖα ταῦτα, ᾧ ἂν ἐς τὸ ὄπισθεν ἐκπεπτώκῃ ὁ μηρός.

ξζ΄. Ὅτῳ μὲν οὖν τετελειωμένῳ ἤδη ἐκπεσὼν μὴ ἐμπέσῃ, ὁδοιπορεῖν μὲν δύναται, ὅταν ὁ χρόνος ἐγγένηται, καὶ ἡ ὀδύνη παύσηται, καὶ ἐθισθῇ τὸ ἄρθρον ἐν τῇ σαρκὶ ἐνστροφᾶσθαι. Ἀναγκάζεται μέντοι ἰσχυρῶς ξυγκάμπτειν, κατὰ τοὺς βουβῶνας ὁδοιπορέων, διὰ δισσὰς προφάσιας. Ἅμα μὲν, ὅτι πολλῷ βραχύτερον τὸ σκέλος γίνεται, διὰ τὰ προειρημένα, καὶ τῇ μὲν πτέρνῃ καὶ πάνυ πολλῷ δέεται ψαύειν τῆς γῆς. Ἢν γὰρ πειρῶτο καὶ ἐπὶ ὀλίγου τοῦ ποδὸς ὀχηθῆναι, μηδενὶ ἄλλῳ ἀντιστηριζόμενος, ἐς τὸ ὀπίσω ἂν πέσοι. Ἡ γὰρ ῥοπὴ πολλὴ ἂν εἴη, τῶν ἰσχίων ἐπὶ πολὺ εἰς τοὐπίσω ὑπερεχόντων ὑπὲρ τοῦ ποδὸς τῆς βάσιος, καὶ τῆς ῥάχιος ἐς τὰ ἰσχία ῥεπούσης. Μόλις δὲ τῷ στήθει τοῦ ποδὸς καθικνέεται, καὶ οὐδὲ οὕτως, ἢν μὴ κάμψῃ αὐτὸς ἑωυτὸν κατὰ τοὺς βουβῶνας, καὶ τῷ ἑτέρῳ σκέλει κατὰ τὴν ἰγνύην ἐπισυγκάμψῃ. Ἐπὶ δὲ τούτοισιν ἀναγκάζεται, ὥστε τῇ χειρὶ τῇ κατὰ τὸ σιναρὸν σκέλος ἐρείδεσθαι ἐς τὸ ἄνω τοῦ μηροῦ ἐφ᾽ ἑκάστῃ ξυμβάσει. Ἀναγκάζειν οὖν καὶ τι τοῦτο αὐτὸ, ὥστε κάμπτεσθαι κατὰ τοὺς βουβῶνας. Ἐν γὰρ τῇ μεταλλαγῇ τῶν σκελέων ἐν

de la luxation de l'os de la cuisse à la partie postérieure.

67. Ceux en qui la réduction n'a point été faite, peuvent marcher lorsque la douleur sera apaisée et que l'article sera habitué à fouler les chairs en dehors. Toutefois, en marchant, les malades seront forcés de s'incliner fortement vers les aines, en vertu de deux causes : parce que la jambe est plus courte, comme je l'ai dit, et qu'en marchant le talon est loin de poser à terre. Ceux qui essaieraient de se traîner sur le pied un moment, sans aucun autre secours, tomberaient en arrière. La très-grande inclinaison du poids du corps et des cuisses en marchant, entraîne l'épine dorsale vers les hanches, tandis que le centre de gravité excède en arrière la base des pieds. Enfin la plante du pied ne pose que très-difficilement à terre, et seulement lors de la flexion du tronc vers les aines, en même temps que la cuisse saine se fléchit sur le genou. Les malades sont ainsi forcés à chaque pas de porter la main sur

la cuisse pour la fixer à terre ; ce qui les contraint en même temps de se courber vers les aines. Or puisqu'on alterne avec les jambes en marchant, le poids du corps ne pourrait que faire fléchir davantage l'extrémité lésée, si elle n'était soutenue sur le sol avec la main. En effet, l'articulation de la cuisse ne se trouve plus sous le centre de gravité ; elle excède en arrière l'os des hanches. Toutefois, il est possible encore de marcher sans canne, quand on s'y est habitué ; car la plante du pied conserve son ancienne situation, sans incliner en dehors : cela fait qu'on n'a pas besoin d'un contre-appui. Au lieu de se soutenir de la main sur la cuisse, quelques malades s'aident d'une canne ou d'une longue béquille, qu'ils placent sous l'aisselle, du côté malade ; alors ils sont droits en marchant, mais ne posent point le pied par terre ; s'ils veulent s'en aider, ils doivent alors se servir de la canne, en s'appuyant dessus et fléchissant le tronc vers les aines.

τῇ ὁδοιπορίῃ, οὐ δύναται τὸ σῶμα ὀχέεσθαι ἐπὶ
τοῦ σιναροῦ σκέλεος, ἢν μὴ προσκατερείδηται
τὸ σιναρὸν πρὸς τὴν γῆν ὑπὸ τῆς χειρὸς, ἅτε
οὐχ᾽ ὑφεστέωτος τοῦ ἄρθρου ὑπὸ τῷ σώματι,
ἀλλ᾽ ἐς τὸ ὄπισθεν ἐξεστέωτος κατὰ τὸ ἰσχίον.
Ἄνευ μέντοι τοῦ ξύλου δύνανται ὁδοιπορέειν οἱ
τοιοῦτοι, ἢν ἄλλως ἐθισθῶσι, διὰ τοῦτο, ὅτι ἡ
βάσις τοῦ ποδὸς κατὰ τὴν ἀρχαίην ἰθυωρίην
ἐστὶν, ἀλλ᾽ οὐκ εἰς τὸ ἔξω ἐγκεκλιμένη. Διὰ
τοῦτο οὖν οὐδὲν δέονται τῆς ἀντικοντώσιος.
Ὅσοι μέντοι βούλονται ἀντὶ τῆς τοῦ μηροῦ ἐπι-
λάβης ὑπὸ τὴν μασχάλην τὴν κατὰ τὸ σιναρὸν
σκέλος ὑποτιθέμενοι σκίπωνα ἀντερείδειν, κεῖ-
νοι, ἢν μὲν μακρότερον τὸν σκίπωνα ὑποτι-
θέοιντο, ὀρθότεροι μὲν ὁδοιπορήσουσι· τῷ δὲ
ποδὶ πρὸς τὴν γῆν οὐκ ἐρείδονται. Εἰ δ᾽ αὖ
βούλονται ἐρείδεσθαι τῷ ποδὶ, βραχύτερον μὲν
τὸ ξύλον ποιητέον, κατὰ δὲ τοὺς βουβῶνας, ἐπι-
ξυγκάμπτεσθαι ἂν δέοι αὐτούς.

ξή. Τῶν δὲ σαρκῶν αἱ μινυθήσιες κατὰ λό-
σον γίνονται καὶ τούτοισιν· ὥσπερ καὶ πρόσθεν
εἴρηται, τοῖσι μὲν γὰρ μετέωρον ἔχουσι τό
σκέλος καὶ μηδὲν ταλαιπωρέουσι, τούτοισι καὶ
μάλιστα μινύθει. Εἰ δ' ἂν πλεῖστα χρέωνται
τῇ ἐπιβάσει, τούτοισι ἥκιστα μινύθουσι. Τὸ
μέν τοι ὑγιὲς σκέλος, οὐκ ὠφελέεται, ἀλλὰ μᾶλλον καὶ ἀσχημονέστερον γίνεται, ἢν χρέωνται
τῷ σιναρῷ σκέλει ἐπὶ τὴν γῆν. Συνυπουργέον
γὰρ ἐκείνῳ ἐξίσχιόν τι ἀπαναγκάζεται, εἶναι καὶ
τὴν ἰγνύην ξυγκάμπτειν. Ἢν δὲ μὴ προσχρέηται
τῷ σιναρῷ ἐπὶ τὴν γῆν, ἀλλὰ μετέωρον ἔχων,
σκίπωσιν ἀντερείδηται. Οὕτω δὲ καρτερὸν γί-
νηται τὸ ὑγιὲς σκέλος. Ἔν τε γὰρ τῇ φύσει διαι-
τᾶται καὶ τὰ γυμνάσια προσκρατύνει αὐτό.
Ψαίη μὲν οὖν ἄν τις ἔξω ἰητρικῆς τὰ τοιαῦτα
εἶναι. Τί γὰρ δῆθεν δεῖ περὶ τῶν ἤδη ἀνηκέστων
γεγονότων ἔτι προσξυνιέναι; Πολλοῦ δὲ δεῖ οὗ-

68. Au reste, les chairs s'atrophient
ici par les mêmes causes que nous avons
déjà indiquées ; surtout quand la cuisse
est habituellement suspendue en l'air et
privée d'exercice : mais si on s'en sert souvent, elle s'amincit moins. Toutefois,
celle du côté sain n'en est point aidée ; au
contraire, elle se déforme si l'on s'aide de
la cuisse lésée en s'appuyant à terre : car
tandis que la jambe saine sert à la malade,
dans cet exercice simultané, la cuisse se
fléchit en même temps à la hanche et au
jarret. Que si, au contraire, au lieu d'appuyer l'extrémité lésée sur le sol, on la
tient suspendue au moyen d'une ou deux
béquilles, l'extrémité saine prend alors
plus de force : car elle conserve sa position naturelle, et se corrobore par l'exercice. Quelqu'un dira peut-être que ceci
est étranger à la médecine. En effet,
qu'est-il besoin de s'occuper du traitement
de maux incurables ? Mais ceci est très-
important, et c'est une partie de la science
qu'il faut connaître. Or il ne peut y avoir

ici de conteste , puisqu'un traitement bien
dirigé empêche souvent les maux d'être
inguérissables. Cette connaissance doit donc
nous guider, afin de prévenir leur incura-
bilité. Cependant il faut bien savoir qu'il
est des maux dont la guérison est impossible et qu'il faut craindre d'irriter. Nous
avons ainsi , d'après cette connaissance,
établi d'excellentes et de glorieuses pré-
dictions , pour savoir par quels moyens,
comment et quand chaque maladie se termine , soit par une conversion en infirmi-
tés incurables , soit par la disparition entière ou la guérison.

69. Quand le fémur est luxé en arrière,
soit dans le sein maternel , soit peu après
la naissance, ou dans l'âge de croissance,
par quelque violence ou par maladie (car
ces sortes de luxations ne sont pas rares,
et je décrirai plus tard les cas où elles arrivent le plus souvent); quand , dis-je, le
fémur luxé n'a point été remis , il devient
plus court que l'autre. Toute la jambe
aussi est retirée, les nerfs sont très-tendus,

τως ἔχειν. Τῆς γὰρ αὐτῆς γνώμης καὶ ταῦτα
ξυνιέναι. Οὐ γὰρ οἷόν τε ἀπαλλοτριωθῆναι ἀπ᾽
ἀλλήλων. Δεῖ μὲν γὰρ τὰ ἀκεστὰ μηχανάασθαι
ὅκως μὴ ἀνήκεστά ἔσται, ξυνιέντα ὅπη ἂν μάλιστα κωλυτέα ἐς τὸ ἀνήκεστον ἐλθεῖν. Δεῖ δὲ
τὰ ἀνήκεστα ξυνιέναι, ὡς μὴ μάλιστα λυμαίνη-
ται. Τὰ δὲ προρρήματα λαμπρὰ, καὶ ἀγωνι-
στικὰ ἀπὸ τοῦ διαγινώσκειν, ὅπη ἕκαστον, καὶ
οἵως, καὶ ἀπότε τελευτήσει, ἤν τε ἐς τὸ ἀκεστὸν
τράπηται, ἤν τε ἐς τὸ ἀνήκεστον.

ξθ΄. Ὁκόσοισι δ᾽ ἂν ἐκ γενεῆς, ἢ καὶ ἄλλως ἐν
αὐξήσει ἐοῦσιν, οὕτως ὀλισθῇ τὸ ἄρθρον ὀπίσω
καὶ μὴ ἐμπέσῃ, ἤν τε βίῃ ὀλισθῇ, ἤν τε καὶ
ὑπὸ νούσου· πολλὰ γὰρ τοιαῦτα ἐξαρθρήματα
γίνεται ἐν νούσοισιν· οἷαι δέ τινές εἰσιν αἱ νοῦ-
σοι, ἐν ᾗσιν ἐξαρθρέεται τὰ τοιαῦτα, ὕστερον γεγράψεται· ἢν γοῦν ἑκστὰν μὴ ἐμπέσοι,
τοῦ μὲν μηροῦ τὸ ὀστέον βραχὺ γίνεται. Κακοῦται δὲ πᾶν τὸ σκέλος καὶ ἀναυξέστερον γίνεται καὶ ἀσαρκότερον πολλῷ, διὰ τὸ μηδὲν

προσχρέεσθαι αὐτῷ. Κακοῦται γὰρ τούτοισι καὶ
τὸ κατὰ τὴν ἰγνύην ἄρθρον. Τὰ γὰρ νεῦρα ἐν-
τεταμένα γίνεται διὰ τὰ πρόσθεν εἰρημένα. Διὸ
οὐ δύνανται τὸ κατὰ τὴν ἰγνύην ἄρθρον ἐκτανύειν, οἷσιν ἂν οὕτως ἰσχίον ἐκπέσῃ. Ὡς γὰρ
ἐν κεφαλαίῳ εἰρέεσθαι, πάντα τὰ ἐν τῷ σώματι
ὁκόσα ἐπὶ χρήσει γέγονε, χρεομένοισι μὲν μέ-
τρια καὶ γυμναζομένοισιν ἐν τῇσι ταλαιπω-
ρίῃσιν, ἐν ᾗσιν ἕκαστα εἴθισται, οὕτω μὲν
ὑγιεινὰ, καὶ αὔξιμα, καὶ εὔγηρα γίνεται. Μὴ
χρεομένοισι δὲ, ἀλλ' ἐλλινύουσι, νοσηρότερα
γίνεται καὶ ἀναυξέα, καὶ ταχύγηρα. Ἐν δὲ τούτοισιν οὐχ ἥκιστα τὰ ἄρθρα τοῦτο πέπονθε καὶ
τὰ νεῦρα, ἢν μή τις αὐτοῖσι χρέηται. Κακοῦται οὖν διὰ ταύτας τὰς προφάσιάς τι ἐν τούτῳ
τῷ τρόπῳ τοῦ ὀλισθήματος ἢ ἐν τοῖσιν ἄλλοισιν. Ὅλον γὰρ τὸ σκέλος ἀναυξὲς γίνεται, καὶ
τῇ ἀπὸ τῶν ὀστέων φύσει, καὶ τῇ ἀπὸ τῶν σαρκῶν. Οἱ οὖν τοιοῦτοι, ὁκόταν ἀνδρωθῶσι, μετέωρον καὶ συγκεκλιμένον τὸ σκέλος ἴσχουσιν,
ἐπὶ δὲ τοῦ ἑτέρου ὀχέονται καὶ τῷ ξύλῳ ἀν-
τιστηριζόμενοι, οἱ μὲν, ἑνὶ, οἱ δὲ, δυσίν.

ο. Οἷσι δ' ἂν ἐς τοὔμπροσθεν ἡ κεφαλὴ μη-

comme je l'ai déjà dit ; et l'émaciation des chairs est d'autant plus grande, que cette extrémité est immobile. Ceux qui ont ainsi la cuisse luxée ne peuvent tendre le jarret. Pour le dire sommairement, lorsqu'on fait un usage modéré des diverses parties du corps, pour les besoins accoutumés, elles sont alors très-saines, bien proportionnées, et se maintiennent ainsi jusqu'à la vieillesse. Que si, au contraire, elles restent dans une inaction complète, elles maigrissent, deviennent malades et se flétrissent avant le temps. Cela arrive surtout aux articulations et aux nerfs que l'on exerce le moins. Les causes de dépérissement sont ici les mêmes que dans les autres luxations. Toute la jambe diminue, tant à l'égard des os que des chairs. Lorsqu'on est parvenu ainsi à l'âge de virilité, on ne marche plus que le corps courbé et en ayant la jambe suspendue, au moyen d'une ou de deux béquilles. Quelquefois on se sert seulement de la canne.

70. Quand la tête du fémur est luxée

en la partie antérieure (ce qui arrive rarement), la jambe peut être parfaitement étendue, il est impossible de fléchir la cuisse et l'aine. La flexion du jarret est aussi très-pénible. La longueur de l'extrémité paraît être la même, surtout en rapprochant les talons. La pointe du pied reste ordinairement un peu courbée vers le bas. Toute la jambe est assez droite, sans incliner d'un côté ni d'un autre. Les douleurs et l'ischurie y surviennent plus ordinairement que dans les autres luxations du fémur. En effet, la tête de cet os appuie sur des nerfs considérables dans l'aine, qui paraît alors plus tendue. La fesse de ce côté est aussi plus creuse et aplatie; ce sont les signes de la luxation du fémur antérieurement ou en avant. Si elle arrive dans l'âge fait, quoique non réduite, après que les douleurs ont disparu, l'article peut se mouvoir dans le lieu qu'il s'est accoutumé à fouler; alors les malades peuvent marcher droits ou presque droits et sans canne; mais cette extrémité ne peut

ροῦ ἐκπέσῃ · ὀλίγοισι δὲ τοῦτο γίνεται · οὗτοι
ἐκτανύειν μὲν τὸ σκέλος δύνανται τελείως· ξυγκάμπτειν δὲ ἥκιστα οὗτοι δύνανται τὰ κατὰ τὸν
βουβῶνα. Πονέουσι δὲ καί, ἢν κατὰ τὴν ἰ-
γνύην ἀναγκάζωνται ξυγκάμπτειν. Μῆκος δὲ τοῦ
σκελέος παραπλήσιον φαίνεται κατὰ μὲν τὴν
πτέρνην καὶ πάνυ · ἄκρος δὲ ὁ ποὺς ἧσσόν τι
πρόκυπτειν ἐθέλει ἐς τοὔμπροσθεν. Ὅλον δὲ τὸ
σκέλος ἔχει τὴν ἰθυωρίην κατὰ τὴν φύσιν, καὶ
οὔτε τῇ, οὔτε τῇ ῥέπει. Ὀδυνῶνται δὲ αὐτίκα
οὗτοι μάλιστα, καὶ οὖρον ἴσχεται τὸ πρῶτον
μᾶλλόν τι ἢ τοῖσιν ἄλλοισιν ἐξαρθρήμασιν.
Ἔγκειται γὰρ ἡ κεφαλὴ τοῦ μηροῦ ἐγγυτάτω
τούτοισι τῶν τόνων τῶν ἐπικαίρων. Καὶ κατὰ
μὲν τὸν βουβῶνα ἐξυγκέονται, καὶ κατατεταμέ-
νον τὸ χωρίον φαίνεται. Κατὰ δὲ τὸ πυγκίον,
στολιδωδέστερον καὶ ἀσαρκότερον. Ταῦτα μὲν
οὖν σημεῖά ἐστι τὰ εἰρημένα, ὧν ἂν οὕτως
ἐκπεπτώκῃ ὁ μηρός. Ὁκόσοισι μὲν οὖν ἂν ἤδη
ἠνδρωμένοισι τοῦτο τὸ ἄρθρον ἐκπεσὸν μὴ ἐμπέσῃ, οὗτοι, ὁκόταν αὐτοῖσιν ἡ ὀδύνη παύση-

ται, καὶ τὸ ἄρθον ἐθισθείη ἐν τῷ χωρίῳ τούτῳ
στροφᾶσθαι, ἵνα ἐξέπεσεν, οὗτοι δύνανται σχε-
δὸν εὐθὺς ὀρθοὶ ὁδοιπορέειν ἄνευ ξύλου, καὶ πάνυ
μέντοι εὐθέες. Ἐπὶ δὲ τὸ σιναρὸν· ἅτε οὔτε
κατὰ τὸν βουβῶνα ἔγκαμπτοι ἐόντες, οὔτε
κατὰ τὴν ἰγνύην· διὰ γοῦν τοῦ βουβῶνος τὴν
ἀκαμπίην εὐθυτέρῳ ὅλῳ τῷ σκέλει ἐν τῇ ὁδοιπορίῃ χρέονται, ἢ ὅτε ὑγίαινον. Καὶ σύρουσι
δὲ ἐνίοτε πρὸς τὴν γῆν τὸν πόδα, ἅτε οὐ ῥηϊδίως ἐξεγκάμπτοντες τὰ ἄνω ἄρθρα, καὶ ἅτε
παντὶ βαίνοντες τῷ ποδί. Οὐθὲν γὰρ ἧσσον τῇ
πτέρνῃ οὗτοι βαίνουσι, ἢ τῷ ἔμπροσθεν. Εἰ δέ
γε ἠδύναντο μέγα προβαίνειν, κἂν πάνυ
πτερνοβάται ἦσαν. Καὶ γὰρ οἱ ὑγιαίνοντες, ὅσῳ
ἂν μέζον προβαίνοντες ὁδοιπορέωσι, τοσούτῳ
μᾶλλον πτερνοβάται εἰσὶν, τιθέντες τὸν πόδα,
αἴροντες δὲ τὸν ἐναντίον. Ὁκόσοισι δὲ δὴ οὕτως
ἐκπέπτωκε καὶ ἔτι μᾶλλον, τῇ πτέρνῃ προσεγ-
χρίπτουσιν, ἢ τῷ ἔμπροσθεν. Τὸ γὰρ ἔμπροσθεν
τοῦ ποδὸς, ὅταν ἐκτεταμένον ἔῃ, τὸ ἄλλο σκέλος οὐχ ὁμοίως δύναται ἐς τὸ πρόσω καμπυλέε-

facilement se plier, ni à l'aine ni au jarret. Puis donc qu'il y a défaut de flexion à l'aine, la jambe paraît alors plus droite que si elle était saine. Le pied, en marchant, traîne aussi un peu à terre, parce que les articulations supérieures sont raides, ainsi que le pied qui est étendu à terre. Mais la locomotion se fait moins sentir encore sur le talon que sur toute la plante du pied; et si l'on pouvait se diriger à grands pas, on finirait par appuyer également sur le talon : car, dans l'état naturel, la progression est d'autant plus rapide qu'on appuie davantage sur le talon, en levant et posant alternativement, en sens opposé, un pied avant l'autre. Or, dans la luxation dont il s'agit, on touche plus la terre du talon que de la plante du pied, dont la pointe ne peut se tendre aussi facilement, quand on a la jambe tendue, que lorsqu'on la tient fléchie. Enfin tout le pied ne s'efface pas aussi bien dans l'extension que dans la flexion de la jambe. Telle est la disposition naturelle de cette

articulation, comme je l'ai dit. Lorsque le
fémur, luxé en avant, n'a point été remis,
la locomotion de ce côté se fait donc, ainsi
qu'il a déjà été démontré, d'après les causes précitées. Mais toute cette extrémité
est beaucoup plus maigre, tant du côté de
la fesse, que de la jambe, surtout dans la
région postérieure. Si la luxation a lieu
peu après la naissance ou dans l'enfance,
et si elle n'est point réduite, le fémur
grandit moins que les os de la jambe et
du pied ; il se raccourcit cependant moins
dans cette espèce de luxation que dans les
autres. L'émaciation des chairs est très-
grande, surtout le long de la partie postérieure de la jambe, ainsi que je l'ai dit.
Quand les jeunes enfans sont bien dirigés,
ils peuvent se servir de la jambe, quoique plus courte que l'autre, en leur faisant porter une béquille du côté de l'extrémité lésée ; mais il leur est impossible,
étant plus grands, d'étendre le pied sans
bâton, et sans s'appuyer dessus, comme il
arrive dans les autres espèces de claudi-

σθαι, ὥσπερ ὅταν ξυγκεκαμμένον εἴη τὸ σκέλος. Οὔτ' αὖ σιμοῦσθαι δύναται ὁ πούς, ξυγ-
κεκλιμένου τοῦ σκέλεος, ἕως ὅταν ἐκτεταμένον
ἔη τὸ σκέλος. Ὑγιαινουσά τε οὖν ἡ φύσις οὕτω
πέφυκεν, ὥσπερ εἴρηται. Ὅταν δὲ ἐκπεσὸν μὴ
ἐμπέσῃ τὸ ἄρθρον, οὕτως ὁδοιπορέουσιν, ὡς
εἴρηται, διὰ τὰς προφάσιας ταύτας τὰς εἰρημένας. Ἀσαρκότερον μέντοι τὸ σκέλος τοῦ ἑτέρου γίνεται, κατά τε τὸ πυγαῖον, κατά τε γκα-
στροκνημίην, καὶ κατὰ τὴν ὄπισθεν ἴξιν. Οἷσι
δ' ἂν νηπίοισιν ἔτι ἐοῦσι τὸ ἄρθρον οὕτως ὀλι-
σθάνον μὴ ἐμπέσῃ, ἢ καὶ ἐκ γενεῆς οὕτω γένηται, καὶ τούτοισι τὸ τοῦ μηροῦ ὀστέον μᾶλλόν τι μινύθει, ἢ τὰ τῆς κνήμης, καὶ τὰ τοῦ
ποδός. Ἥκιστα μὲν ἐν τούτῳ τῷ τρόπῳ τοῦ ὀλισθήματος ὁ μηρὸς μειοῦται. Μινύθουσι μέντοι
αἱ σάρκες πάντη, μάλιστα δὲ κατὰ τὴν ὄπισθεν
ἴξιν, ὥσπερ ἤδη καὶ πρόσθεν εἴρηται. Ὅσοι μὲν
οὖν τιθηνηθῶσιν ὀρθῶς, οὗτοι μὲν δύνανται
προσχρέεσθαι τῷ σκέλει αὐξανόμενοι, βραχυ-
τέρῳ μέν τινι τοῦ ἑτέρου ἐόντι. Ὅμως δὲ ἐρει-

δόμενοι ξύλῳ ἐπὶ ταῦτα, ἢ τὸ σιναρὸν σκέλος.
Οὐ γὰρ κάρτα δύνανται ἄνευ τῆς πτέρνης τῷ
στήθει τοῦ ποδὸς χρέεσθαι, ἐπικαθιέντες, ὥσπερ ἐν ἑτέροισι χωλεύμασιν ἔνιοι δύνανται. Αἴτιον δὲ τοῦ μὴ δύνασθαι τὸ ὀλίγῳ πρόσθεν εἴ-
ρημένον. Διὰ οὖν τοῦτο προσδέονται ξύλου. Ὅσοι
δ᾽ ἂν καταμεληθῶσι καὶ μηδὲν χρέονται ἐπὶ τὴν
γῆν τῷ σκέλει, ἀλλὰ μετέωρον ἔχουσι, τούτοισι μινύθουσι μὲν τὰ ὀστέα ἐς αὔξησιν μᾶλλον, ἢ τοῖσι χρεομένοισι. Μινύθουσι δὲ καὶ αἱ
σάρκες πολὺ μᾶλλον ἢ τοῖσι χρεομένοισι. Κατὰ
δὲ τὰ ἄρθρα ἐς τὸ εὐθὺ πηροῦται τούτοισι τὸ
σκέλος μᾶλλόν τι, ἢ οἷσιν ἂν ἄλλως ἐκπεπτώκη. Ὡς μὲν οὖν ἐν κεφαλαίῳ εἰρέεσθαι, τὰ
ἄρθρα τὰ ἐκπίπτοντα καὶ τὰ ὀλισθαίνοντα, ἀνί-
σως αὐτὰ ἑωυτοῖσιν ἐκπίπτει καὶ ὀλισθάνει,
ἄλλοτε μὲν πολὺ πλείονα, ἄλλοτε δὲ πολὺ ἐλάσ-
σονα. Καὶ οἷσι ἂν μὲν πολὺ πλεῖον ὀλισθῇ ἢ ἐκπέσῃ, χαλεπώτερα ἐμβάλλειν τὸ ἐπίπαν ἐστί.
Καὶ ἢν μὴ ἐμβιβασθῇ μείζους καὶ ἐπιδηλοτέρας
τὰς πηρώσιας καὶ κακώσιας ἴσχει τὰ τοιαῦτα,

cation. Nous avons indiqué précédemment pourquoi il était impossible de se
passer de béquilles. Or, ceux dont la luxation a été négligée entièrement, et qui
n'exercent point la jambe malade, mais la
tiennent habituellement fléchie ou suspendue, ont un raccourcissement des os
bien plus grand que ceux qui font agir
cette extrémité. L'atrophie y est aussi
bien plus grande. L'ankylose se forme
aussi plus promptement dans cette luxation que dans aucune autre. Pour le dire
sommairement, les os qui se déboîtent ou
se luxent, présentent de très-grandes dif-
férences dans les divers cas de luxations,
soit complètes, soit incomplètes. Quand
les os se sont luxés ou séparés plus fortement, il est surtout plus difficile d'en
faire la réduction. Or, s'il y a impossibilité absolue, les ankyloses, les dislocations
et les difformités y sont d'autant plus
grandes, à raison de la forme des os et des
muscles et de la position des membres.
Mais quand les luxations sont moins vio-

14*

lentes ou incomplètes, elles se remettent bien plus facilement que celles dont la réduction a été déjà vainement tentée : du moins les difformités sont moins grandes que celles précitées.

71. Les autres articulations diffèrent aussi beaucoup entre elles, pour le plus ou le moins de facilité des luxations. La tête du fémur et celle de l'humérus se luxent à peu près de la même manière. Les extrémités de ces os sont rondes ; elles ont une surface polie demi-sphérique ; les cavités qui s'emboîtent avec la tête de ces os sont concaves, arrondies en la même forme : c'est pourquoi la luxation ne peut guère s'y faire à demi ; la tête de l'os, ne pouvant s'arrêter à la circonférence de sa cavité, retombe soit en dedans, soit en dehors. Mais je parle ici seulement de la possibilité de la luxation complète ou de son impossibilité. Toutefois, les os s'échappent avec plus ou moins de violence, hors de leur place naturelle, et le fémur encore plus que l'os du bras. Mais quelque-

καὶ ὀστέων, καὶ σαρκῶν, καὶ σχημάτων. Ὅταν
δὲ μεῖον ἐκπέσῃ καὶ ὀλισθῇ, ῥηΐδιον μὲν ἐμβάλλειν τὰ τοιαῦτα, τῶν ὀστέων γίνηται· ἢν δὲ κα-
ταπωρωθῇ ἢ ἀμεληθῇ ἐμπεσεῖν, μείους καὶ ἀσι-
νέστεραι αἱ πωρώσιες γίνονται τούτοισιν, ἢ
οἷσιν ὀλίγῳ πρόσθεν εἴρηται.

πά. Τὰ μὲν οὖν ἄλλα ἄρθρα καὶ πάνυ πολὺ
διαφέρει ἐς τὸ ὁτὲ μὲν μεῖον, ὁτὲ δὲ μεῖζον
τὸ ὀλίσθημα ποιέεσθαι. Μηροῦ δὲ καὶ βραχίονος κεφαλαὶ παραπλησιώταται ὀλισθαίνουσιν
αὐτὴ ἑωυτῇ ἑκατέρη. Ἅτε γὰρ στρογγύλαι μὲν
αἱ κεφαλαὶ ἐοῦσαι ἁπλῆν τὴν στρογγύλω-
σιν καὶ φαλακρὴν ἔχουσι· κυκλοτερέες δὲ αἱ
κοιλίαι ἐοῦσαι αἱ δεχόμεναι τὰς κεφαλὰς, ἁρμό-
ζουσαι δὲ τῇσι κεφαλῇσι. Διὰ τοῦτο οὐκ ἔστιν
αὐτῇσι τὸ ἥμισυ ἐκστῆναι τοῦ ἄρθρου. Ὀλισθαίνει γὰρ ἂν διὰ τὴν περιφερίην ἢ ἐς τὸ ἔξω,
ἢ ἐς τὸ εἴσω. Περὶ οὗ νῦν ὁ λόγος ἐστὶν, ἐκπίπτουσι τελέως ἤδη, ἐπεὶ ἄλλοις γε οὐκ ἐκ-
πίπτουσιν. Ὅμως δὲ καὶ ταῦτα ὁτὲ μὲν πλείω
ἀποπηδᾷ ἀπὸ τῆς φύσιος, ὁτὲ δὲ ἔλασσον.
Μᾶλλον δέ τι μηρὸς τοῦ βραχίονος πέπονθεν.
Ἐπεὶ ἔνια καὶ τῶν ἐκ γενεῆς γινομένων ὀλισθημά-
των, ἢν μικρὸν ὀλισθῇ, οἷά τε ἐς τὴν φύσιν

ἄγεσθαι καὶ μάλιστα παρὰ τὰ τοῦ ποδὸς ἄρθρα.
Ὁκόσοι ἐκ γενεῆς κυλλοὶ γίνονται, τὰ πλεῖστα
τούτων ἰήσιμά ἐστιν, ἢν μὴ πάνυ μεγάλη ἡ ἔκ-
κλισις εἴη, ἢ καὶ προαυξέων γεγονότων ἤδη
παιδίων, ξυμβῇ. Ἄριστον μὲν οὖν ὡς τάχιστα
ἰητρεύειν τὰ τοιαῦτα, πρὶν πάνυ μεγάλην τὴν
ἔνδειαν τῶν ὀστέων τῶν ἐν τῷ ποδὶ γενέσθαι.
Πρίν τε πάνυ μεγάλην τὴν ἔνδειαν τῶν σαρκῶν
τῶν κατὰ τὴν κνήμην εἶναι.

οθ΄. Τρόπος μὲν οὖν κυλλώσιος οὐχ εἷς, ἀλλὰ
πλείονες, τὰ πλεῖστα μὲν οὐκ ἐξηρθρηκότα
παντάπασιν, ἀλλὰ δι' ἔθος σχήματος ἔν τινι
ἀπολήψει τοῦ ποδὸς κεκυλλωμένα. Προσέχειν
δὲ τῇ ἰητρείῃ τοῖσιδε χρή. Ἀπωθέειν μὲν καὶ
κατορθοῦν τῆς κνήμης τὸ κατὰ τὸ σφυρὸν ὀστέον,
τὸ ἔξωθεν ἐς τὸ εἴσω μέρος, ἀντωθέειν δὲ ἐς τὸ ἔξω
μέρος τὸ τῆς πτέρνης τὸ εἴσωθεν ἐς τὸ κατ' αὐτὴν
τὴν ἴξιν, ὅκως ἀλλήλοις ἀπαντήσῃ τὰ ὀστέα τὰ
ἐξίσχοντα· κατὰ μέσον δὲ καὶ πλάγιον τὸν πόδα.
Τοὺς δ' αὖ δακτύλους ἀθρόους ξὺν τῷ μεγάλῳ

fois les luxations, si elles sont de naissance, sont peu graves et faciles à réduire,
surtout eu égard aux os du pied. Ceux
donc qui naissent estropiés, guérissent ordinairement, si le déplacement des os n'est
pas considérable, ou s'il se fait avant le
terme de l'accroissement. Le mieux est
donc d'y remédier promptement, avant
que les os deviennent défectueux ou que
les chairs s'atrophient, surtout à l'égard
de la jambe.

72. Ce genre de mutilation n'est pas l'unique : il en est encore plusieurs autres. La
plupart de ces dislocations du pied se font
sans luxation, du moins complète; cela
provient de la situation habituelle du pied
qui se tourne peu à peu. On doit d'abord,
pour la guérison, observer de bien redresser
et repousser en dedans le tibia, s'il fait saillie
à la malléole interne. On agira de même
sur le péroné, s'il se porte en dehors.
L'on redressera en même temps l'os du
talon, ainsi que les autres os du pied, tant
au milieu que sur les bords, en déprimant

tout ce qui est protubérant. On arrangera de même les doigts superposés, de manière à les diriger successivement vers le gros orteil ; et ensuite on assujettit le tout avec des compresses enduites de cérat et de résine, et avec des bandes larges, point trop épaisses ni trop serrées. On dirige les tours de bandes, de manière qu'elles puissent redresser le pied comme avec les mains, et le diriger en sens contraire de son inclinaison. On a une semelle de cuir qui ne soit pas bien dure, ou de plomb ; on ne la pose point d'abord, mais à la fin du bandage. Lorsqu'on a noué le tout, on l'assujettit encore en plaçant sous le pied, l'extrémité d'une bande que l'on coud près du petit doigt : on la serre médiocrement par dessus le pied, en montant ensuite vers le gras de la jambe, de manière à l'y fixer en haut. En un mot, on agit ici comme si l'on modelait avec ses mains un pied de cire, tant il faut lui donner une forme naturelle, en ayant soin de relever ce qui est abaissé, et de bien conformer ce

δακτύλῳ, ἐς τὸ εἴσω μέρος ἐγκλίνειν, καὶ περι-
αναγκάζειν οὕτως. Ἐπιδεῖν δὲ κηρωτῇ ἐῤῥητι-
νωμένῃ εὖ, καὶ σπλήνεσι, καὶ ὀθονίοισι μαλθακοῖσι, μὴ ὀλίγοισι, μηδὲ ἄγχι πιέζοντα. Οὕτω
δὲ τὰς περιαγωγὰς ποιέεσθαι τῆς ἐπιδέσιος,
ὥσπερ καὶ τῇσι χερσὶν ἡ κατόρθωσις ἦν τοῦ ποδὸς, ὅκως ὁ πους ὀλίγῳ μᾶλλον ἐς τὸ βλαισὸν
ῥέπων φαίνηται. Ἴχνος δέ τι ποιέεσθαι, ἢ δέρματος μὴ ἄγαν σκληροῦ, ἢ μολιβδίνου. Προσεπιδεῖν δὲ, μὴ πρὸς τὸν χρῶτα τιθέντα, ἀλλ᾽ ὅταν
ἤδη τοῖσιν ὑστάτοισιν ὀθονίοισι μέλλῃς ἐπιδέειν.
Ὅταν δὲ ἐπιδεδεμένος ᾖ, ἑνὸς τῶν ὀθονίων χρὴ
οἷσιν ἐπιδέεται, τὴν ἀρχὴν προσράψαι πρὸς τὰ
κάτω τοῦ ποδὸς ἐπιδέσματα κατὰ τὴν ἴξιν τοῦ
μικροῦ δακτύλου. Ἔπειτα ἐς τὸ ἄνω τείνοντα,
ὅκως, ἢν δοκέῃ μετρίως ἔχειν, περιβάλλειν
ἄνωθεν τῆς γαστροκνημίης, ὡς μόνιμον ᾖ κα-
τατεταμένον οὕτως. Ἁπλῷ δὲ λόγῳ, ὥσπερ κη-

ροπλαστέοντα χρὴ ἐς τὴν φύσιν τὴν δικαίην
ἄγειν, καὶ τὰ ἐκκεκλιμένα καὶ τὰ συντετριμένα
παρὰ τὴν φύσιν, καὶ τῇσι χερσὶν οὕτω διορθοῦντα, καὶ τῇ ἐπιδέσει ὡσαύτως, προσάγειν
δὲ οὐ βιαίως, ἄλλα παρηγορικῶς. Προσράπτειν
δὲ τὰ ὀθόνια, ὅκως ἂν ξυμφέρῃ τὰς ἀναλήψιας
ποιέεσθαι. Ἀλλὰ γὰρ ἄλλης τῶν χωλωμάτων δέεται ἀναλήψιος.

ογ΄. Ὑποδημάτιον δὲ ποιέεσθαι μολύβδινον,
ἔξωθεν τῆς ἐπιδέσιος ἐπιδεδεμένον, οἶον αἱ Χίαι
κρηπίδες, ῥυθμὸν εἶχον. Ἀλλ᾿ οὐδὲν αὐτοῦ δεῖ,
ἢν τις ὀρθῶς μὲν τῇσι χερσὶ διορθώσῃ, ἢ ὀρθῶς δὲ τοῖσιν ὀθονίοισιν ἐπιδέῃ· ὀρθῶς δὲ
καὶ τὰς ἀναλήψιας ποιοῖτο. Ἡ μὲν οὖν ἴησις
αὕτη, καὶ οὔτε τομῆς, οὔτε καύσιος οὐδενὸς δεῖ,
οὔτ᾿ ἄλλης ποικιλίης. Θᾶσσον γὰρ ἐνακούει τὰ
τοιαῦτα τῆς ἰητρείης, ἢ ὡς ἄν τις οἴοιτο·
Προσνικᾷν μέν τοι χρὴ τῷ χρόνῳ, ἕως ἂν αὐξηθῇ
τὸ σῶμα ἐν τοῖσι δικαίοισι σχήμασιν. Ὅταν δὲ
ἐς ὑποδήματος λόγον εἴη, ἀρβύλαι ἐπιτηδειότα-
ται αἱ πηλοπλατίδες καλεόμεναι. Τοῦτο γὰρ ὑπο-

qui est contre nature , mais doucement et
sans secousse. On fait des points de cou-
ture aux bords des bandes , afin de bien
coordonner la bonne conformation du pied:
car il y a plusieurs sortes de claudications,
qui doivent être redressées par d'autres
moyens.

73. L'on pose ensuite par dessus le bandage la semelle de plomb , comme on s'en
sert pour la mesure des chaussures de Chio ;
quelquefois il n'en est même pas besoin,
si l'on a bien arrangé le tout artistement,
et surtout si , au moyen du bandage , le
pied reste bien droit et dans une bonne
position. La guérison s'obtient ici sans incision, ni cautérisation, ni même sans aucune autre opération. Elle est même plus
prompte qu'on ne le croirait , en vertu
d'un traitement différent : il faut vaincre les difficultés avec le temps , jusqu'à
ce que le corps se soit développé dans de
justes proportions. Lorsqu'il sera temps de
s'occuper de la chaussure , les grands sou-
liers nommés patins à boue , seront très-

convenables. Ce genre de chaussure ne peut être forcé par le pied qui, au contraire, est maintenu plus ferme; les brodequins de Crète sont encore d'un très-bon usage.

74. Si les os de la jambe sont luxés avec plaie, et si les extrémités des os font saillie intérieurement en dedans ou en dehors du pied, il faut s'abstenir d'en faire la réduction, mais laisser ce soin à quelque autre médecin : car il faut bien savoir que, si les os sont remis, les malades n'y survivront que très-peu. Quelques-uns passent seulement le septième jour. Dans ce cas, les convulsions sont mortelles, la gangrène attaque aussi le pied et la jambe. On doit tenir pour certain que cela arrivera. Je ne crois pas qu'il soit nécessaire de donner l'ellébore le même jour, ni de le répéter le lendemain ou après; s'il pouvait être utile, je l'approuverais; mais il ne me paraît pas convenir. La plupart survivent à leur accident, pourvu que la réduction des os n'ait point été

δημάτων ἥκιστα κρατέεται ὑπὸ τοῦ ποδός, ἀλλὰ
κρατέει μᾶλλον. Ἐπιτήδειος δὲ καὶ ὁ Κρητικὸς
τρόπος τῶν ὑποδημάτων.

οδ'. Ὁκόσοισι δ' ἂν κνήμης ὀστέα ἐξαρθρήσαντα, καὶ ἕλκος ποιήσαντα τελείως ἐξίσχῃ τὰ παρὰ
τὸν πόδα ἄρθρα, εἴ τε μέν τοι καὶ ἔξω, τὰ
τοιαῦτα μὴ ἐμβάλλειν, ἀλλ' ἐᾶν τὸν βουλόμενον
τῶν ἰητρῶν ἐμβαλεῖν. Σαφέως γὰρ εἰδέναι χρή,
ὅτι ἀποθανεῖται, ἐὰν ἐμβληθέντα ἐμμείνῃ, καὶ ἡ
ζωὴ δὲ ὀλιγήμερος τούτοισις γενήσεται. Ὀλίγοι
γὰρ αὐτῶν τὰς ἑπτὰ ἡμέρας ὑπερβάλλοιεν. Σπασμὸς γὰρ ὁ κτείνων ἐστίν. Ἀτὰρ καὶ γαγγραινοῦ-
σθαι ἱκνέεται κνήμην καὶ τὸν πόδα. Ταῦτα βε-
βαίως εἰδέναι χρὴ οὕτως ἐσόμενα. Καὶ οὐκ ἂν
μοι δοκέῃ οὔτ' ἐλλέβορος ὠφελῆσαι αὐθήμερόν
τε δοθείς, καὶ αὖθις πινόμενος. Ἄγχιστα δὲ, εἴπερ
τι τοιοῦτο οὐ μέντοι οὐδὲ τοῦτο δοκέω. Ἢν δὲ μὴ
ἐμβληθῇ, μηδ' ἀπ' ἀρχῆς, μηδ' εἰσπειρηθῇ
ἐμβάλλειν, περιγίνονται οἱ πλεῖστοι αὐτῶν. Χρὴ

δὲ ἡρμόσθαι μὲν τὴν κνήμην καὶ τὸν πόδα οὕτως, ὡς αὐτός ἐθέλει. Μοῦνον δὲ, μὴ ἀπαιω-
ρεύμενα, μηδὲ κεκινημένα ἔστω. Καὶ ἰητρεύειν
δὲ πισσηρῇ καὶ σπλήνεσιν οἰνηροῖσιν, ὀλίγοισι,
μὴ ἄγαν ψυχροῖσι. Ψύχος γὰρ ἐν τοῖσι τοιούτοισι σπασμὸν ἐπικαλέεται.

οέ. Ἐπιτήδεια δὲ καὶ φύλλα τεύτλων, ἢ βη-
χίου, ἢ ἄλλου τινὸς τῶν τοιουτέων, ἐν οἴνῳ
μέλανι αὐστηρῷ ἡμίεφθα ἐπιτεθέντα ἰητρεύειν
ἐπί τε τὸ ἕλκος, ἐπί τε τὰ περιέχοντα. Κηρωτῇ
δὲ χλιαρῇ ἐπιχρίειν αὐτὸ τὸ ἕλκος. Ἢν δὲ ἡ ὥρη
χειμερινὴ ἔῃ, καὶ ἔρια ῥυπαρὰ ἐν οἴνῳ καὶ ἐλαίῳ
καταῤῥαίνοντα χλιαροῖσι ἄνωθεν ἐπιτέγγειν·
καταδεῖν δὲ μηδὲν μηδενί, μήδε πειρπλάσσειν.
Εὖ γὰρ εἰδέναι χρὴ, ὅτι πίεξις καὶ ἀχθοφορίη
πᾶν κακὸν τοῖσι τοιούτοισίν ἐστιν. Ἐπιτήδεια
δὲ πρὸς τὰ τοιαῦτα καὶ τῶν ἐναίμων μετεξέτερα,
ὅσοισιν αὐτῶν ξυμφέρει. Ἔρια δὲ ἐπιτιθέντα
οἴνῳ ἐπιτέγγοντα πολὺν χρόνον ἐᾷν. Τὰ δὲ ὀλι-

faite , ou même tentée infructueusement.
On placera donc le pied et la jambe dans
la situation qu'ils veulent prendre , et seulement pour les maintenir intacts et les
préserver des chocs. Le traitement se fait
ici avec du cérat mêlé à de la poix , et
avec des compresses imbibées de vin , mais
point trop froides ; car alors le froid donne
des spasmes.

75. On applique des feuilles de bette
ou de tussilage ou d'autres pareilles , à
demi cuites dans du gros vin noir, tant sur
la plaie que tout autour, après l'avoir en-
duite de cérat liquide. Si c'est en hiver,
on met par dessus de la laine serge, trem-
pée dans un mélange de vin et d'huile
tièdes , sans aucun bandage ni cataplasme.
Il faut bien savoir que toute espèce de
ligature ou de poids est incommode. Les
emplâtres agglutinatifs , comme on en
met sur les plaies récentes, sont ici très-
convenables ; ils sont amollis par la laine
serge qu'on y laisse à demeure. Mais les
emplâtres agglutinatifs doivent rester très-

peu de jours. Les balsamiques dans lesquels il entre de la résine ne conviennent pas toujours. Ces sortes de plaies sont long-temps à se mondifier; elles regorgent d'humidité. Quelquefois il est bon d'y appliquer un bandage; mais il est bien manifeste que le pied restera entièrement mutilé: car les os en sont alors poussés à la partie supérieure, tandis que ceux de la jambe font irruption au dehors. Ordinairement ces os ne s'exfolient pas ou très-peu, et ne se carient point; mais ils se recouvrent de cicatrices faibles, et cela n'arrive qu'autant que l'on a gardé un long repos; sinon, on doit craindre de s'exposer à quelque exulcération incurable. Mais quant à ceux qui sont ainsi traités, comme je l'ai dit, ils peuvent être conservés; sinon, quoique les os soient bien remis et bien assujettis, l'accident est presque toujours mortel.

76. Il en est de même pour les os de l'avant-bras, s'ils sont luxés au poignet avec plaie et s'ils ont fait irruption extérieurement soit en dedans, soit en dehors,

γεμερώτερα τῶν ἐναίμων, καὶ ὅσα ῥητίνῃ προσ-
καταλαμβάνεται, οὐχ ὁμοίως ἐπιτήδεια ἐκεί-
νοισίν ἐστι. Χρονίη γὰρ ἡ κάθαρσις τῶν ἑλκέων
γίνεται τούτων. Πολὺν γὰρ χρόνον πλαδαρὴ γίνεται, τινὰς δὲ τούτων χρηστὸν ἐπιδέειν. Εἰδέναι μὲν δή που σάφα χρὴ, ὅτι ἀνάγκη τὸν
ἄνθρωπον χωλὸν αἰσχρῶς γενέσθαι. Καὶ γὰρ ὁ
πούς ἐπὶ τὸ ἄνω ἀνέσπασται τῶν τοιούτων. Καὶ τὰ
ὀστέα τὰ διολισθήσαντα, ἔξω ἐξέχοντα φαίνεται.
Οὔτε γὰρ ψιλοῦται τῶν τοιούτων ὀστέων οὐδὲν,
ὡς ἐπὶ τὸ πουλὺ, εἰ μὴ κατὰ βραχύ τι, οὔτε
ἀφίσταται, ἀλλὰ περιωτειλοῦται λεπτῇσιν ὠτει-
λῇσι καὶ ἀσθενέσι. Καὶ ταῦτα, ἢν ἀτρεμίζωσι
πουλὺν χρόνον. Ἢν δὲ μὴ, ἑλκύδριον ἐγκατα-
λειφθῆναι κίνδυνος ἀναλθές. Ὅμως δὲ περὶ οὗ ὁ
λόγος, οὕτω μὲν οἱ ἰητρεύμενοι σώζονται· ἐμ-
βληθέντος δὲ τοῦ ἄρθρου καὶ ἐμμείναντος, ἀπο-
θνήσκουσιν.

ςʹ. Ὁ ωὗτος δὲ λόγος, ἢν καὶ τὰ τοῦ πήχεος ὀστέα τὰ παρὰ τὸν καρπὸν τῆς χειρὸς ἕλκος ποιήσαντα ἐξίσχῃ, ἤν τε ἐς τὸ εἴσω μέρος
τῆς χειρός, ἤν τε ἐς τὸ ἔξω. Σάφα γὰρ ἐπί-

στασθαι χρή, ὅτι ἀποθανεῖται ἐν ὀλίγῃσιν ἡμέρῃσι τοιούτῳ θανάτῳ, οἷωπερ καὶ πρόσθεν εἴρηται ὅτῳ ἂν ἐμβληθέντα τὰ ὀστέα ἐμμείνῃ. Οἷσι δ᾽
ἂν μὴ ἐμβληθῇ, μηδὲ πειρηθῇ ἐμβάλλεσθαι, οὗτοι
πολὺ πλείονες περιγίνονται. Ἰητρείη δὲ τοιαύτη
τοῖσιν τοιούτοισιν ἐπιτηδείη, οἷηπερ εἴρηται.
Τὸ δὲ σχῆμα αἰσχρὸν τοῦ χωλώματος ἀνάγκη
εἶναι, καὶ τοὺς δακτύλους τῆς χειρὸς ἀσθενέας
καὶ ἀχρηίους. Ἢν μὲν γὰρ εἰς τὸ ἔσω μέρος ὀλισθῇ τὰ ὀστέα, ξυγκάμπτειν οὐ δύναται τοὺς
δακτύλους. Ἢν δὲ ἐς τὸ ἔξω μέρος, ἐκτανύειν
οὐ δύνανται. Ὅσοισι δ᾽ ἂν κνήμης ὀστέον ἕλκος ποιησάμενον παρὰ τὸ γόνυ ἔξω ἐξίσχῃ, ἤν
τε ἐς τὸ ἔξω μέρος, ἤν τε ἐς τὸ εἴσω, τούτοισιν, ἢν μέν τις ἐμβάλλῃ, ὅτι ἑτοιμότερος ὁ θά-
νατός ἐστιν, ἤ περ τοῖσιν ἑτέροισι, καί περ κἀ-
κείνοισιν ἕτοιμος ἐών· ἢν δὲ μὴ ἐμβαλὼν ἰητρεύῃς,
ἐλπίδες μὲν σωτηρίης οὕτω μόνως εἰσίν. Κινδυνωδέστερα δὲ ταῦτα τῶν ὀστέων γίνεται, ὅσῳ
ἂν ἀνωτέρω, καὶ ὅσῳ ἂν ἰσχυρότερα ᾖ, καὶ
ἀπὸ ἰσχυροτέρων ὀλισθήκῃ.

du poignet : on doit aussi savoir que si on
fait la réduction, la mort y succédera, telle
que je l'ai indiquée ci-dessus. Mais si on
n'a point réduit ou tenté de réduire les os
protubérans, alors il y a quelque espoir de
guérison. Le traitement est ici très-simple
et le même que le précédent ; mais nécessairement, il y aura perversion de la
main et des doigts, devenus alors inutiles ; car la flexion ou l'extension en
est également impossible, soit qu'il y
ait luxation en dehors ou en dedans du
poignet. Quand l'os de la jambe est luxé
avec plaie et qu'il fait saillie à la partie interne ou externe du genou, si on en fait
la réduction, la mort est encore plus
prompte que dans les autres luxations,
quoique le terme en soit déjà très-court ;
mais dans les cas où l'on diffère de réduire,
on conserve seulement quelque espoir de
guérison. Les réductions sont en général
bien plus mortelles, pour ce qui concerne
les articulations supérieures, que pour les
inférieures.

77. Si donc l'extrémité du fémur luxé fait saillie au genou avec plaie, sa réduction entraîne la mort, encore plus promptement que dans les précédentes luxations. Le seul moyen de la prévenir est de s'abstenir de toutes tentatives de réduction ; c'est là l'unique espoir de guérison. Il en est de même pour la luxation des os du bras et de ceux de l'avant-bras, s'ils font saillie au dehors. Toutes les fois que les extrémités des os ont fait irruption avec plaie, si on les réduit, la mort sera prompte ; que si, au contraire, on ne fait aucune tentative de réduction, on conserve l'unique espoir de voir survivre les blessés. Mais ils restent alors cruellement estropiés. Enfin, quand on réduit les articulations supérieures (avec saillie des os), l'accident est mortel ; et si on ne les remet point, il est plein de dangers. Si donc on fait des tentatives inutiles pour replacer les extrémités articulaires supérieures, il s'ensuivra une mort très-prompte ; dans le cas contraire, il n'y a nul danger. J'ai

οζ΄. Ἢν δὲ τὸ ὀστέον τὸ τοῦ μηροῦ, τὸ πρὸς τοῦ γόνατος ἕλκος ποιησάμενον ἐξολισθῇ, ἐμβληθὲν μὲν καὶ ἐμμεῖναι καὶ ἔτι βιαιότερον, θᾶσσον τὸν θάνατον ποιήσει τῶν πρόσθεν εἰρημένων· μὴ ἐμβληθὲν δὲ, πουλὺ ἀκινδυνωδέστερον, ἢ τὰ πρόσθεν. Ὅμως δὲ μούνη ἐλπὶς αὕτη σωτηρίης. Ὁ ωὐτὸς δὲ λόγος καὶ περὶ τῶν κατὰ τὸν ἀγκῶνα ἄρθρον, καὶ περὶ τῶν τοῦ πήχεος, καὶ τοῦ βραχίονος. Ἃ γὰρ ἂν τούτων ἐξαρθρήσαντα ἐξίσχῃ, ἕλκος ποιησάμενα πάντα, ἢν ἐμβληθῇ, θάνατον φέρει. Μὴ ἐμβληθέντα δὲ, ἐλπίδα σωτηρίης. Χώλωσις δὲ τοῖσι περιγενομένοισι. Θανατωδέστερα δὲ τοῖσιν ἐμβαλλομένοισίν ἐστι τὰ ἀνωτέρω τῶν ἄρθρων. Ἀτὰρ καὶ τοῖσιν ἐμβαλλομένοισι κινδυνωδέστερα αὐτὰ ταῦτα. Εἰ δέ τινι τὰ ἀνώτατα ἄρθρα ἐξαρθρήσαντα ἕλκος ποιήσαντα ἐξίσχοι, ταῦτα δέ τι καὶ ἐμβαλλόμενα ταχυθανατώτατα ἔη, καὶ μὴ ἐμβαλλόμενα, κινδυ

νωδέστερα. Ἰητρείη δὲ ἤδη εἴρηται οἵη τις ἐμοὶ
δοκέη ἐπιτηδειοτάτη εἶναι τῶν τοιουτέων.

οή. Ὅσοισι δὲ ἄρθρα δακτύλων, ἢ ποδὸς,
ἢ χειρὸς ἐξαρθρήσαντα ἐξέσχεν ἕλκος ποιησάμενα, μὴ κατεηγότος τοῦ ὀστέου, ἀλλὰ κατ'
αὐτὴν τὴν ξύμφυσιν ἀποσπασθέντος, τούτοισιν ἢν ἐμβληθέντα ἐμμείνῃ· εἰ μέν τοι κίνδυνος
σπασμοῦ, ἢν μὴ χρηστῶς ἰητρεύωνται· ὅμως δέ
τι ἄξιον ἐμβάλλειν, προειπόντα, ὅτι φυλακῆς
πολλῆς καὶ μελέτης δέεται. Ἐμβάλλειν μέν τοι
ρήϊστον, καὶ δυνατώτατον, καὶ τεχνικώτατόν
ἐστι τῷ μοχλίσκῳ, ὥσπερ καὶ πρόσθεν εἴρηται
ἐν τοῖσι κατεαγνυμένοισι, καὶ ἐξίσχουσιν ὀστέοι-
σιν· ἔπειτα ἀτρεμέειν ὡς μάλιστα χρὴ, καὶ κατακεῖσθαι, καὶ ὀλιγοσιτέειν. Ἄμεινον δὲ καὶ
φαρμακεῦσαι ἄνω κούφῳ τινὶ φαρμάκῳ. Τὸ δὲ
ἕλκος ἰητρεύειν, ἢ ἐναίμοισι τοῖσιν ἐπιτέγκτοι-
σιν, ἢ πολυοφθαλμοῖσιν, ἢ οἷσιν ἐν κεφαλῇ ὀστέα
κατεηγότα ἰητρεύεται. Κατάψυχρον δὲ κάρτα
μηδὲν προσφέρειν. Ἥκιστα μὲν οὖν τὰ πρῶτα
ἄρθρα κινδυνώδεά ἐστι. Τὰ δὲ ἔτι ἄνω κινδυνω-

donc indiqué, en pareil cas, le traitement qui m'a paru le plus convenable.

78. Quand les articulations des doigts du pied ou de la main sont luxées, avec plaie et saillie extérieure des os, sans fracture, mais avec déchirement; si on les réduit, il y a danger de mort avec convulsions, quoique le traitement soit bien dirigé. Il importe donc, si l'on fait la réduction, de l'annoncer d'avance, et de recommander de veiller avec le plus grand soin à l'état du blessé. La réduction est ici très-facile; elle se fait très-bien au moyen d'un mécanisme tel que je l'ai indiqué précédemment, dans les fractures avec saillie des os. On doit ensuite prescrire un repos absolu, faire garder le lit et nourrir peu. Il est très-bon de donner un émétique léger; on traitera la blessure avec quelque teinture balsamique, en usage pour les plaies récentes. On se sert de feuilles vulnéraires ophthalmiques, comme celles que l'on emploie dans les fractures des os de la tête. Il ne faut rien appliquer

de froid. Il y a peu de danger pour les dernières phalanges luxées; il y en a davantage pour les supérieures. La réduction doit être faite le même jour ou le second, point le troisième, ni le quatrième. Si les os n'ont point été remis sur-le-champ, après les jours indiqués, on peut tenter encore la réduction jusqu'au dixième. S'il survient immédiatement des convulsions, il faut aussitôt faire ressortir les os rentrés, arroser la partie avec beaucoup d'eau tiède, baigner tout le corps, le tenir chaud, l'oindre surtout aux articulations, et avoir soin qu'il soit plutôt demi-fléchi que tendu. On doit craindre encore l'exfoliation des os, quoique bien remis, surtout s'il y a eu inflammation; et si ce n'était l'ignorance du vulgaire qui contraint quelquefois le médecin à agir malgré lui, il devrait renoncer entièrement à tenter la réduction : car il est aussi dangereux de la faire que de l'essayer, toutes les fois que les os ont franchi entièrement leurs articulations, ou ont

δέστερα. Ἐμβάλλειν δὲ χρὴ αὐθημερὸν, ἢ τῇ ὑστε-
ραίῃ. Τριταίῳ δὲ, ἢ τεταρταίῳ, ἥκιστα. Τεταρ-
ταῖα γὰρ ἐόντα ἐπισημαίνει τῇσι παλιγκοτίῃσι
μάλιστα. Οἷσιν ἂν οὖν μὴ αὐτίκα γένηται ἐμβάλλειν, ὑπερβαίνειν χρὴ ταύτας τὰς εἰρημένας
ἡμέρας. Ὅ, τι γὰρ ἂν εἴσω δέκα ἡμερέων ἐμβάλλῃ, πᾶν καταληπτόν. Ἢν δὲ ἄρα ἐμβεβλη-
μένῳ σπασμὸς ἐπιγένηται, ἐκβάλλειν τὸ ἄρθρον
δεῖ ταχύ. Καὶ θερμῷ τέγγειν ὡς πλειστάκις, καὶ
τὸ ὅλον σῶμα θερμῶς, καὶ λιπαρῶς, καὶ μαλ-
θακῶς ἔχειν, καὶ μάλιστα κατὰ τὰ ἄρθρα. Κε-
κάμφθαι τε μᾶλλον ἢ ἐκτετάσθαι πᾶν τὸ σῶμα
χρή. Προσδέχεσθαι μέν τοι κατὰ τοὺς δακτύλους, τὰ ἄρθρα τὰ ἐμβαλλόμενα ἀποστατικὰ ἔσεσθαι. Τὰ γὰρ πλεῖστα οὕτω γίνεται, ἢν καὶ
ὁτιοῦν φλεγμονῆς ἐπιγένηται. Ὡς, εἰ μὴ δι᾽
ἀμαθίην τῶν δημοτέων ἐν αἰτίῃ ἔμελλεν ὁ ἰητρὸς ἔσεσθαι, οὐδὲν ἂν πάντως οὐδ᾽ ἐμβάλλειν

ἔδει. Τὰ μὲν οὖν κατὰ τὰ ἄρθρα ὀστέα ἐξί-
σχοντα, ἐμβαλλόμενα οὕτω, κινδυνώδεά ἐστιν,
ὡς εἴρηται.

οθʹ. Ὅσα δὲ κατὰ τὰ ἄρθρα, τὰ κατὰ τοὺς
δακτύλους, ἀποκόπτεται τελείως, ταῦτα ἀσινέα
τὰ πλεῖστά ἐστιν, ἢν μή τις ἐν αὐτῇ τῇ τρώσει
λειποθυμήσας βλαβείη. Καὶ ἰητρείη φαύλη ἀρκέ-
σει τῶν τοιούτων ἑλκέων. Ἀτὰρ καὶ, ὅσα μὴ
κατὰ τὰ ἄρθρα, ἀλλὰ κατ᾽ ἄλλην τινὰ ἴξιν τῶν
ὀστέων ἀποκόπτεται, καὶ ταῦτα ἀσινέα ἐστὶ,
καὶ ἔτι εὐαλθέστερα τῶν ἑτέρων. Καὶ ὅσα κατὰ
τοὺς δακτύλους ὀστέα κατεηγότα ἐξίσχει μὴ
κατὰ τὸ ἄρθρον, καὶ ταῦτα ἀσινέα ἐστὶν ἐμβαλλόμενα. Ἀποκόψιες δὲ θέλειαι ὀστέων καὶ κατὰ
τὰ ἄρθρα καὶ ἐν ποδὶ, καὶ ἐν χειρὶ, καὶ ἐν κνήμῃ,
τοῖσι παρὰ τὰ σφυρά. Καὶ ἐν πήχει, τοῖσι κατὰ
τοὺς καρποὺς, τοῖσι πλείστοισιν ἀποκοπτομέ-
νοισιν, ἀσινέα γίνεται· ὅσα ἂν μὴ αὐτίκα λει-
ποθυμίη ἀνατρέψῃ, ἢ τεταρταίοισιν ἐοῦσι, πυρετὸς ξυνεχὴς ἐπιγένηται.

πʹ. Ἀποσφακελίξιες μέν τοι σαρκῶν, καὶ ἐν

fait irruption au dehors , comme je l'ai dit précédemment.

79. Quand on coupe les doigts près de leurs articulations, cette opération est sans danger, pourvu qu'elle ne soit pas suivie de syncope : le traitement le plus simple suffit pour la guérison. La section directe , partout ailleurs que près des articulations , se guérit encore plus facilement. Si les extrémités des os articulés avec les doigts font saillie extérieurement , et sont luxés complètement , la réduction s'en fait sans danger. La résection des os s'opère aussi avec succès près des articulations , soit au pied', soit à la main : ainsi on retranche l'extrémité de l'os de la jambe près de la malléole , et celle du cubitus près du poignet , sans danger ; pourvu qu'il ne survienne pas de syncope dans l'opération , ou que la fièvre ne se déclare pas le quatrième jour.

8o. Cependant il y a des gangrènes qui

surviennent dans les plaies avec des hémorragies, ou à la suite d'étranglement
ou de compression violente dans quelques
fractures, et dans tous les cas de fortes li-
gatures, par la mortification des parties
qui doivent se séparer. Toutefois la plupart de ceux qui ont perdu une portion
des chairs et des os de la cuisse ou du
bras y survivent. (Ils supportent moins
bien, à la vérité, l'ablation de la jambe
ou de l'avant-bras.) Lors donc que les os
fracturés sont sphacélés ou nécrosés, et
que la peau est atteinte de noirceur, ils
se séparent promptement des autres parties du corps; et tombent avant d'être
ramollis. Mais si les os restent sains, tandis
que la peau se noircit, les chairs sous-
jacentes tomberont bientôt. Les os se séparent plus lentement dans les limites du
cercle noir, où ils sont déjà dénudés. On
doit retrancher toutes les parties comprises
dans la couleur noire, qui est la limite
naturelle de ce qui est déjà frappé de
mort et d'insensibilité absolue. Que si on

τρώμασιν αἱμοῤῥόοισι γενομένοισι ἢ ἀποσφίγξεσιν
ἰσχυραῖς, καὶ ἐν ὀστέων κατήγμασι γενομένοισι,
πιεχθεῖσι μᾶλλον τοῦ καιροῦ. Καὶ ἐν ἄλλαισι δε-
σμοῖσι θιείοισι, ἀποληφθέντα ἀποπίπτει πολλοῖσι. Καὶ οἱ πολλοὶ περιγίνονται τῶν τοιούτων. Καὶ
οἷσι μηροῦ μέρος τι ἀποπίπτει, καὶ τῶν σαρκῶν,
καὶ τοῦ ὀστέου, καὶ οἷσι βραχίονος. Ἧσσον δὲ
πήχεός τε καὶ κνήμης ἀποπεσούσης, καὶ ἔτι
εὐφόρως περιγίνονται. Οἷσι μὲν οὖν κατεαγέν-
των ὀστέων ἀποσφακελίξιες αὐτίκα ἐγένοντο,
καὶ μελασμοί, τούτοισι μὲν ταχεῖαι περιῤῥήξιες
γίνονται τοῦ σώματος, καὶ τὰ ἀποπίπτοντα ταχέως ἀποπίπτει ἤδη τῶν ὀστέων προσενδεδω-
κότων. Οἷσι δὲ, ὑγιέων ἐόντων τῶν ὀστέων, οἱ
μελασμοὶ γίνονται, αἱ μὲν σάρκες ταχέως θνήσκουσι καὶ τούτοισι. Τὰ δὲ ὀστέα βραδέως ἀφίσταται, ᾗ ἂν τὰ ὅρια τοῦ μελασμοῦ γένηται,
καὶ ἡ ψίλωσις τοῦ ὀστέου. Χρὴ δὲ, ὅσα ἂν
κατωτέρω τοῦ σώματος τῶν ὁρίων τοῦ μελασμοῦ
ἔῃ, ταῦτα, ὅταν ἤδη πάμπαν τεθνήκῃ καὶ ἀν-
άλγεα ᾖ, ἀφαιρέειν κατὰ τὸ ἄρθρον, προμηθεόμενον, ὅκως μὴ τιτρώσῃς. Ἢν γὰρ ὀδυνηθῇ ἀπο-
ταμνόμενος, καὶ μήπω κυρήσῃ τὸ σῶμα τεθνεός,
ταύτῃ ᾗ ἀποτέμνεται, κάρτα κίνδυνος ὑπὸ τῆς

ὀδύνης λειποθυμῆσαι. Αἱ δὲ τοιαῦται λειποθυ-
μίαι πολλοὺς παραχρῆμα ἤδη ἀπώλεσαν.

πά. Μηροῦ μὲν οὖν ὀστέου ψιλωθὲν ἐκ τοιούτου τρόπου ὀγδοηκοσταῖον εἶδον ἀποστάν. Ἡ
μέν τοι κνήμη τούτῳ τῷ ἀνθρώπῳ κατὰ τὸ γόνυ
ἀφηρέθη εἰκοσταίη. Ἐδόκεε δέ μοι καὶ ἐγγυτέρω·
Οὐ γὰρ ἅμα, ἀλλ᾿ ἐπὶ τὸ προμηθέστερον ἔδοξέ
μοι τι ποιέειν. Κνήμης τε ὀστέα ἐκ τοιούτου
μελασμοῦ, μάλα κατὰ μέσην τὴν κνήμην ἐόντα,
ἑξηκοσταῖά μοι ἀπέπεσεν, ὅσα ἐψιλώθη αὐτῶν.
Διενέγκοι μὲν γὰρ ἄν τι καὶ ἰητρείη ἰητρείης, ἐς τὸ
θᾶσσόν τε καὶ βραδύτερον, τὰ ὀστέα ψιλούμενα
ἀποπίπτειν. Διενέγκοι δ᾿ ἄν τι καὶ πίεξις πιέ-
ξιος, καὶ ἐπὶ τὸ ἰσχυρότερόν τε καὶ ἀσθενέστερον.
Καὶ ἐς τὸ θᾶσσόν τε καὶ βραδύτερον ἀπομελαν-
θέντα ἀποθανεῖν τὰ νεῦρα, καὶ τὰς σάρκας, καὶ τὰς
ἀρτηρίας, καὶ τὰς φλέβας. Ἐπεί, ὅσα μὴ ἰσχυρῶς ἀπολῃφθέντων θνήσκει, ἔνια τῶν τοιουτέων
οὐκ ἀφικνέεται ἐς ὀστέων ψιλώματα, ἀλλ᾿ ἐπιπολαιότερα ἐκπίπτει. Ἔνια δὲ, οὐδὲ εἰς νεύρων
ψιλώματα ἀφικνέεται, ἀλλὰ ἐπιπολαιότερα ἐκ-

fait la section de ce qui n'est pas mortifié,
il est très à craindre que l'excessive douleur de l'opération, n'occasione des syn-
copes, et il est arrivé à plusieurs blessés
d'y succomber.

81. J'ai vu le fémur dépouillé par la
gangrène, se séparer entièrement au quatre-
vingtième jour. L'amputation de la jambe
avait été faite près du genou le vingtième jour, mais trop tôt, à mon avis;
en effet je pensais que l'ablation d'un
membre demandait plus de prévoyance.
Dans un autre cas de gangrène avec noirceur au milieu de la jambe, les os entièrement dénudés tombèrent le soixan-
tième jour. La guérison diffère ici d'elle-
même, à raison de l'exfoliation plus ou
moins prompte des os déjà dépouillés : par
les mêmes causes, la compression a des
effets différens, à raison de son intensité
ou de sa faiblesse; d'où naît la mortification plus ou moins prompte des nerfs, des
chairs ou des muscles, des artères et des
veines. Quand la mortification s'empare

des parties qui n'ont pas été fort serrées,
elle ne pénètre pas profondément jusqu'aux os, il n'y a que la superficie des
chairs qui se sépare ; quelquefois la gangrène fait aussi tomber les nerfs ou tendons ; c'est à raison de ces causes, que
l'on ne peut préciser exactement le nombre des jours nécessaires pour l'exfoliation des os ; on doit toujours en entre-
prendre le traitement. Il est plus effrayant
que dangereux. Souvent il doit être fort
simple ; il faut cependant faire observer
un bon régime, suivant les forces, s'il
n'y a pas de fièvre ; ensuite le membre
doit être situé dans la meilleure position,
de manière qu'il soit plus élevé qu'abaissé ;
qu'il ne penche d'aucun côté, et qu'il incline plutôt vers le haut, jusqu'à ce que
les parties mortifiées soient tombées. En
effet les hémorragies sont à craindre pendant tout ce temps ; il ne faut donc pas que
les plaies ou blessures soient inclinées vers
les parties déclives, mais en sens opposé.
Après un temps donné, lorsque la plaie

πίπτει. Διὰ οὖν ταύτας τὰς προφάσιας, οὐκ
ἔστιν ἓν οὔνομα ἀριθμοῦ τῷ χρόνῳ θέσθαι, ἐν ὁκό-
σῳ ἕκαστα τούτων κρίνεται. Προσδέχεσθαι δὲ
μᾶλα τοιαῦτα ἰήματα. Ἐπιδέειν γὰρ φοβερώτερα
χρή ἐστιν ἢ τινὶ ἰητρεύειν. Καὶ ἰητρείη πραείη
ἀρκέει πᾶσι τοιούτοισιν. Αὐτὰ γὰρ ἑωυτὰ κρίνει
μοῦνον. Τῆς τε διαίτης ἐπιμελέεσθαι χρὴ, ὡς
κατὰ δύναμιν ἀπύρετος ἔῃ. Καὶ ἐν σχήμασιν δι-
καίοισιν εὐθετίζειν τὸ σῶμα. Δίκαια δὲ καὶ
ταῦτα, μηδὲ μετεωροποιέειν, μηδὲ ἐς τὸ κάτω
ῥέπειν, ἀλλὰ μᾶλλον ἐς τὸ ἄνω ποτὶ, καὶ ἔστ'
ἂν τελείως περιῤῥαγῇ. Αἱμοῤῥαγιέων γὰρ ἐν
τούτῳ τῷ χρόνῳ κίνδυνος. Διὰ τοῦτο γοῦν οὐ
χρὴ κατάῤῥοπα τὰ τρώματα ποιέειν, ἀλλὰ τὰ-
ναντία. Ἐπεὶ, ὅταν γε ὁ χρόνος ἐγγένηται
πλείων, καὶ καθαρὰ τὰ ἕλκεα γένηται,
οὐκ ἔτι ταῦτα τὰ σχήματα ἐπιτήδειά ἐστιν,
ἀλλ' ἡ εὐθεῖα θέσις· καὶ ἐνίοτε ἐπὶ τὸ κατάῤ-

ροπον ῥέποντα. Ἀνὰ χρόνον γὰρ ἐνίοισι τούτων
ἀποστάσιες ὀστέου γίνονται, καὶ ὑποδεσμίδων
δέονται. Προσδέχεσθαι δὲ χρὴ τοὺς τοιούτους
ἀνὰ χρόνον ὑπὸ δυσεντερίης πιέζεσθαι. Καὶ γὰρ
ἐπὶ τοῖς μελαινομένοισι, τοῖσι πλείστοισιν ἐπιγίνεται δὲ δυσεντερίη, καὶ ἐπὶ τῇσιν αἱμορρα-
γίῃσιν ἐξ ἑλκέων. Ἐπιγίνεται δὲ ὡς ἐπὶ τὸ πολὺ,
κεκριμένων ἤδη καὶ τῶν μελασμῶν, καὶ τῆς αἱ-
μορραγίης. Καὶ ὁρμᾶται μὲν λαυρῶς καὶ ἰσχυρῶς, ἀτὰρ οὔτε πολυήμερος γίνεται, οὔτε θανα-
τώδης. Οὔτε γὰρ μάλα ἀπόσιτοι γίνονται οἱ
τοιοῦτοι, οὔτε ἄλλως ξυμφέρει κενεαγγέειν.

πδ΄. Μηροῦ δὲ ὀλίσθημα κατ᾽ ἰσχίον ᾧδε χρὴ
ἐμβάλλειν, ἢν ἐς τὸ εἴσω μέρος ὀλισθήκῃ. Ἀγα-
θὴ μὲν ἥδε καὶ δικαίη καὶ κατὰ φύσιν ἡ ἐμβολὴ, καὶ δή τι καὶ ἀγωνιστικὸν ἔχουσα, ὅστις
γε τοῖσι τοιούτοισιν ἥδεται κομψευόμενος. Κρε-

est suffisamment mondifiée, la position doit être changée, on choisit la plus directe; et parfois on doit la préférer un peu penchée vers le bas. Progressivement, l'exfoliation des os s'achève; alors on s'occupe du soin des bandages artificiels. On doit s'attendre aussi, dans le temps de l'amputation, à la dysenterie; elle paraît encore souvent à la suite des gangrènes et des hémorragies, qui surviennent dans les grandes blessures; elle se montre surtout après que la gangrène et les hémorragies sont jugées. Elle débute par des selles précipitées et copieuses; elle dure peu de jours et n'est aucunement mortelle : elle ne cause aucun dégoût; et d'ailleurs la saignée n'y est pas nécessaire.

82. Lorsque le fémur se luxe sur l'os ischion à la partie interne, voici la manière de le réduire : cette réduction est naturelle, facile et prompte; elle a un certain éclat, si toutefois l'on peut aimer à faire parler de soi. On sus-

pend le blessé par les pieds, à une poutre
ou à une solive, placée transversalement
au milieu de la maison ; à cette poutre ou
solive est attachée une forte courroie de
cuir, souple et large, qui sert de lien
pour y fixer les pieds, lesquels doivent
être séparés entre eux, d'environ quatre
doigts ou un peu moins. On attache aussi
au dessus des genoux, une autre courroie
souple et large, venant de la même poutre. L'on tend les courroies du côté malade, d'environ deux doigts de plus que du
côté sain. La tête est élevée au dessus du
sol de deux coudées, plus ou moins ; les
bras sont attachés verticalement de chaque
côté du corps pendant cette préparation ;
le blessé est étendu sur son dos, pour qu'il
demeure suspendu le moins long-temps
possible ; aussitôt qu'il est assez élevé, un
homme, fort et intelligent, glisse son
coude entre les cuisses du blessé, et l'appuie contre la tête du fémur, placée
vers le milieu du périnée ; ensuite, avec
l'autre bras passé autour du corps, il

μᾶσαι χρὴ τὸν ἄνθρωπον τῶν ποδῶν πρὸς μεσόδμην δεσμῷ δυνατῷ, μαλθακῷ δὲ καὶ πλάτος
ἔχοντι. Τοὺς δὲ πόδας διέχειν χρὴ ὅσον τέσσαρας δακτύλους ἀπ' ἀλλήλων, ἢ καὶ ἔλασσον.
Χρὴ δὲ καὶ ἐπάνωθεν τῶν ἐπιγουνίδων προσπε-
ριβεβλῆσθαι, πλατεῖ ἱμάντι καὶ μαλθακῷ ἀνα-
τείνοντι ἐς τὴν μεσόδμην. Τὸ δὲ σκέλος τὸ σιναρὸν
τετάσθαι χρὴ, ὡς δύο δακτύλοισι, μᾶλλον τοῦ
ἑτέρου. Ἀπὸ δὲ τῆς γῆς τὴν κεφαλὴν ἀπεχέτω
ὡς δύο πήχεας, ἢ ὀλίγῳ πλέον, ἢ ἔλασσον. Τὰς
δὲ χεῖρας παρατεταμένας παρὰ τὰς πλευρὰς,
προσδεδεμένος ἔστω μαλθακῷ τινι. Πάντα δὲ
ταῦτα ὑπτίῳ κατακειμένῳ κατασκευασθέτω,
ὡς ὅτι ἐλάχιστον χρόνον κρέμηται. Ὅταν δὲ κρε-
μασθῇ, ἄνδρα χρὴ εὐπαίδευτον καὶ μὴ ἀσθενέα,
ἐνείραντα τὸν πῆχυν μεσηγὺ τῶν μηρῶν, εἶτα
θεῖσθαι τὸν πῆχυν μεσηγὺ τοῦ περινέου, καὶ τῆς
κεφαλῆς τοῦ μηροῦ τῆς ἐξεστηκυίης. Ἔπειτα ξυν-

ἀψαντα τὴν ἑτέρην χεῖρα πρὸς τὴν ἐξηρμένην, παραστάντα ὀρθὸν παρὰ τὸ σῶμα τοῦ κρεμαμένου ἐξαπίνης ἐκκρεμασθέντα, μετέωρον αἰωρηθῆναι ὡς ἰσορροπώτατον. Αὕτη δὲ ἡ ἐμβολὴ παρέχεται πάντα, ὅσα χρὴ, κατὰ φύσιν. Αὐτό τε γὰρ τὸ σῶμα κρεμάμενον τῷ ἑωυτοῦ βάρει κατάτασιν ποιέεται· ὅ, τε ἐκκρεμασθεὶς ἅμα μὲν τῇ κατατάσει ἀναγκάζει ὑπεραιωρέεσθαι τὴν κεφαλὴν τοῦ μηροῦ ὑπὲρ τῆς κοτύλης, ἅμα δὲ τῷ ὀστέῳ τοῦ πήχεος ἀπομοχλεύειν καὶ ἀναγκάζειν ἐς τὴν ἀρχαίην φύσιν ὀλισθαίνειν. Χρὴ δὲ παγκάλως μὲν τοῖσι δεσμοῖσιν ἐσκευάσθαι, φρονέοντα δὲ ὡς ἰσχυρότατον τὸν ἐξαιωρεύμενον εἶναι.

πγ΄. Ὡς μὲν οὖν καὶ πρόσθεν εἴρηται, μέγα τὸ διαφέρον ἐστὶ τῶν φυσίων τοῖσιν ἀνθρώποισιν ἐς τὸ εὐέμβλητα εἶναι, καὶ δυσέμβλητα. Καὶ διότι μέγα διαφέρει, εἴρηται πρόσθεν ἐν τοῖς περὶ ὤμου. Ἐνίοισι γὰρ ὁ μηρὸς ἐμπίπτει ἀπ' οὐδεμιῆς παρασκευῆς, ἀλλ' ὀλίγης μὲν κατατάσιος, ὅσον τῇσι χερσὶ κατιθῦναι, βραχίης δὲ

embrasse l'autre moitié du bassin ; il se relève bientôt et tient ainsi suspendu le blessé, jusqu'à ce qu'il retombe également et en même temps. La réduction s'obtient par ce moyen d'une manière efficace et naturelle. Le corps qui est suspendu lui-même par son poids agit pour l'extension, tandis que celui qui le soulève, force en même temps la tête du fémur à s'élever au dessus de la cavité cotyloïde ; se servant d'un de ses bras en guise de levier pour la remettre dans son ancienne position. Les courroies qui servent à l'extension, doivent être très-fortes et bien assujetties ; il faut en outre que celui qui soulève le blessé, soit un homme intelligent et très-robuste.

83. La complexion très — différente, quoique naturelle, rend les réductions plus ou moins faciles : j'en ai déjà parlé à l'article de la luxation de l'épaule. En effet, quelquefois l'os de la cuisse se luxe subitement, à la moindre cause, et se remet presque aussi facile-

ment par une extension modérée avec les
mains. D'autres fois il suffit de fléchir la
cuisse à l'aine, et de faire exécuter à la
jambe de légers mouvemens de rotation ;
mais il arrive souvent que l'on ne se contente pas des moyens ordinaires. C'est
pourquoi il est utile de bien connaître
chaque moyen particulier que l'art emploie : j'ai déjà exposé les différentes
méthodes, dont on peut se servir utilement, suivant les occasions. On doit
toujours diriger les extensions et contre-
extensions en sens opposé, de manière
que les unes portent sur la jambe et les
autres sur le corps. Si l'extension se fait
ici comme il faut, la tête du fémur sera
élevée au dessus de sa cavité ; et lorsqu'elle est ainsi disposée, rien n'empêche
alors de la remettre facilement, en son
lieu naturel, au point que l'impulsion la
plus faible dans sa direction y suffit ; mais
ce moyen de réduction manque souvent
pendant l'extension, et donne beaucoup
de peine pour réussir. Il faut donc non-

κιγχλίσιος. Πολλοῖσι δὲ συγκάμψασι τὸ σκέλος
κατὰ τὸ ἄρθρον ἐνέπεσεν ἤδη ἀμφισφαλσιν ποιησάμενον. Ἀλλὰ γὰρ τὰ πολὺ πλείω οὐκ ἐνακούει
τῆς τυχούσης παρασκευῆς. Διὰ τοῦτο ἐπίστα-
σθαι μὲν χρὴ τὰ κράτιστα περὶ ἑκάστου ἐν
πάσῃ τῇ τέχνῃ, χρέεσθαι δὲ, οἷσιν ἂν δόξῃ
ἑκάστοτε. Εἴρηνται μὲν οὖν τρόποι κατατασίων
καὶ ἐν τοῖσιν ἔμπροσθεν γεγραμμένοισιν, ὥστε
χρέεσθαι τοιούτων ὅστις ἂν παρατύχῃ. Δεῖ γὰρ
ἀντικατατετάσθαι ἰσχυρῶς, ἐπὶ θάτερα μὲν τοῦ
σκέλεος, ἐπὶ θάτερα δὲ τοῦ σώματος. Ἢν γὰρ
εὖ καταταθῇ, ὑπεραιωρηθήσεται ἡ κεφαλὴ τοῦ
μηροῦ ὑπὲρ τῆς ἀρχαίης ἕδρης. Καὶ ἢν μὲν ὑπερ-
αιωρηθῇ οὕτως, οὐδὲ κωλῦσαι ἔτι ῥηίδιον ἵζεσθαι αὐτὴν ἐς τὴν ἑωυτῆς ἕδρην, ὥστε ἤδη πᾶσα
ἀρκέει μόχλευσίς τε καὶ κατόρθωσις. Ἀλλὰ γὰρ
ἐλλείπουσιν ἐν τῇ κατατάσει. Διὰ τοῦτο ὄχλον
πλείω παρέχει ἡ ἐμβολή. Χρὴ οὖν οὐ μόνον παρὰ

τὸν πόδα τὰ δεσμὰ ἐξηρτῆσθαι, ἀλλὰ καὶ ἄνωθεν τοῦ γούνατος, ὅκως μὴ κατὰ τὸ τοῦ γούνατος
ἄρθρον ἐν τῇ τανύσει ἡ ἐπίδεσις ἔῃ μᾶλλον, ἢ κατὰ
τὸ τοῦ ἰσχίου ἄρθρον. Οὕτω μὲν οὖν χρὴ τὴν κατάτασιν, τὴν πρὸς τὸ τοῦ ποδὸς μέρος ἐσκευάσθαι.
Ἀτὰρ καὶ τὴν ἐπὶ θάτερα κατάτασιν, μὴ μόνον ἐκ
τῆς περὶ τὸ στῆθος καὶ τὰς μασχάλας περιβολῆς
ἀντιτείνεσθαι, ἀλλὰ καὶ ἱμάντι μακρῷ, διπτύχῳ,
ἰσχυρῷ, προσηνεῖ, παρὰ τὸν περίνεον βεβλη-
μένῳ, παρατεταμένῳ, ἐπὶ μὲν τὰ ὄπισθεν, παρὰ
τὴν ῥάχιν, ἐπὶ δὲ τὰ ἔμπροσθεν, παρὰ τὴν
κληῖδα προσηρθημένῳ, πρὸς τὴν ἀρχὴν τὴν ἀντι-
κατατείνουσαν οὕτω διαναγκάζεσθαι. Τοῖσι μὲν,
ἔνθα διατεινομένοισι, τοῖσι δὲ ἔνθα. Ὅκως
δὲ ὁ ἱμὰς ὁ παρὰ τὸν περίνεον μὴ ἐπὶ τῇ κεφαλῇ
τοῦ μηροῦ παρατεταμένος ἔσται, ἀλλὰ μεσηγὺ
τῆς κεφαλῆς ἐπὶ τοῦ περινέου. Ἐν δὲ τῇ κατατάσει, κατὰ μὲν τὴν κεφαλὴν τοῦ μηροῦ ἐρεί-

seulement bien assujettir les lacs aux pieds ;
mais encore en appliquer au dessus des
genoux, afin de ne pas s'exposer à faire
l'extension plus grande sur le pied que
sur l'extrémité supérieure du fémur. C'est
ainsi que les moyens d'extension doivent
être dirigés sur le pied ; mais pour diriger
l'extension sur la partie opposée, il ne
suffit pas de passer des courroies aux
aisselles et au thorax pendant la contre-
extension ; il faut encore placer sous le
périnée, une autre courroie longue, large,
souple, forte et double, dont la portion
inférieure soit tendue le long de l'épine
dorsale, tandis que la supérieure remonte
de chaque côté antérieurement sur la clavicule. Les bouts se joignent en haut, et
sont tendus par des aides qui agissent ainsi
avec force. C'est ainsi que doit se faire
la contre-extension. La courroie du périnée
ne doit point passer sur la tête du fémur,
mais à côté, entre le fémur et le périnée ;
durant l'extension, on pousse avec le poing
la tête du fémur en dehors. Si celui dont

on veut réduire la luxation est suspendu,
un aide, après avoir passé une main au
périnée et entrelacé ses doigts avec l'autre,
tire la cuisse en bas en même temps qu'il
porte la tête du fémur en dehors ; un autre, placé près du genou, soutient la cuisse
et la dirige doucement en dedans.

84. J'ai parlé précédemment de l'utilité, pour un médecin qui pratique dans
une grande ville, d'avoir un madrier en
chêne, long d'environ six coudées, et large
de deux, épais d'un empan ou d'une pal-
me. On creuse dans sa longueur à chaque
bout une entaille, de manière à y assujettir
le mécanisme à une hauteur convenable.
Il consiste en des ais forts avec de courts
essieux, que l'on tourne au moyen de ma-
nivelles de chaque côté. Rien même n'empêche de faire cinq ou six entailles à la
suite l'une de l'autre, distantes chacune
d'environ quatre doigts. De plus, le bois
moyen ou madrier doit être creusé profondément, carrément de trois doigts,
pour y fixer, au besoin, un bois taillé sur

ας τὴν πυγμὴν, ἐς τὸ ἔξω ὠθεέτω. Ἢν δὲ με-
τεωρίζηται ἑλκόμενος, διέρσας τὴν χεῖρα, καὶ
ἐπιξύναψας τῇ ἑτέρῃ χειρὶ, ἅμα μὲν συγκα-
τατεινέτω, ἅμα δὲ ἐς τὸ ἔξω συνακαγκαζέτω.
Ἄλλος δέ τις τὸ παρὰ τὸ γόνυ τοῦ μηροῦ ἡσύχως ἐς τὸ εἴσω μέρος κατορθούτω.

πδ΄. Εἴρηται δὲ καὶ πρόσθεν, ὅτι ἐπάξιον,
ὅστις ἐν πόλει πολυανθρώπῳ ἰητρεύει, ξύλον
κεκτῆσθαι τετράγωνον ὡς ἑξάπηχυ, ἢ ὀλίγῳ
μέζον. Εὖρος δὲ, ὡς δίπηχυ. Πάχος δὲ, ἀρκέει ἐπισθαμιαῖον. Ἔπειτα κατὰ μῆκος μὲν ἔνθεν
καὶ ἔνθεν τομὴν ἔχειν χρὴ, ὡς μὴ ὑψηλοτέρη τοῦ
καιροῦ ἡ μηχάνησις εἴη. Ἔπειτα φλιὰς βραχείας,
ἰσχυρὰς, καὶ ἰσχυρῶς ἐνηρμοσμένας, ὀνίσκον
ἔχειν ἑκατέρωθεν. Ἔπειτα ἀρκέει μὲν ἐν τῷ ἡμίσει
τοῦ ξύλου. Οὐδὲν δὲ κωλύει καὶ διὰ παντὸς ἐν-
τετμῆσθαι ὡς καπέτους μακρὰς πέντε ἢ ἕξ, δια-
λειπούσας ἀπ’ ἀλλήλων τέσσαρας δακτύλους.
Αὐτὰς δὲ ἀρκέει εὖρος τριδακτύλους εἶναι, καὶ
βάθος οὕτως. Ἔχειν δὲ κατὰ μέσον τὸ ξύλον, καὶ
καταγλυφὴν χρὴ βαθυτέρην ἐπὶ τετράγωνον ὡς
τριῶν δακτύλων. Καὶ ἐς μὲν τὴν καταγλυφὴν
ταύτην, ὅταν δοκέῃ προσδεῖν, ξύλον ἐμπη-

γνῦναι ἐναρμόζον τῇ καταγλυφῇ. Τὸ δὲ ἄνω στρογγύλον. Ἐμπηγνῦναι δὲ ἐπὴν ποτε δοκέῃ ξυμφέ-
ρειν, μεσηγὺ τοῦ περινέου, καὶ τῆς κεφαλῆς τοῦ
μηροῦ. Τοῦτο τὸ ξύλον ἑστεὸς κωλύει τὴν ἐπίδοσιν ἐπιδιδόναι τὸ σῶμα τοῖσι πρὸς ποδῶν ἕλ-
κουσιν. Ἐνίοτε γὰρ ἀρκέει αὐτὸ τὸ ξύλον τοῦτο
ἀντὶ τῆς ἄνωθεν ἀντικατατάσιος. Ἐνίοτε δὲ καὶ,
κατατεινομένου τοῦ σκέλεος ἔνθεν καὶ ἔνθεν,
αὐτὸ τὸ ξύλον τοῦτο χαλαρὸν ἐγκείμενον ἢ τῇ,
ἢ τῇ, ἐκμοχλεύειν ἐπιτήδειον ἂν εἴη τὴν κεφαλὴν τοῦ μηροῦ ἐς τὸ ἔξω μέρος. Διὰ τοῦτο γὰρ
καὶ αἱ κάπετοι ἐντέτμηνται, ὡς καθ' ὁκοίην ἂν
αὐτέων ἁρμόσῃ, ἐμβαλλόμενος ξύλινος μοχλὸς
μοχλεύοι, ἢ παρὰ τὰς κεφαλὰς τῶν ἄρθρων, ἢ
κατὰ τὰς κεφαλὰς τελέως ἐρειδόμενος ἅμα τῇ
κατατάσει, ἤν τε ἐς τὸ ἔξω μέρος συμφέρῃ ἐκ-
μοχλεύεσθαι, ἤν τε ἐς τὸ εἴσω. Καὶ ἤν τε στρογγύλον τὸν μοχλὸν ξυμφέρῃ εἶναι, ἤν τε πλάτος
ἔχοντα. Ἄλλος γὰρ ἄλλῳ τῶν ἄρθρων ἁρμόζει.

πέ. Εὔχρηστος δέ ἐστιν ἐπὶ πάντων τῶν ἄρθρων ἐμβολῆς τῶν κατὰ τὰ σκέλεα αὕτη ἡ μο-
χλευσις ξὺν κατατάσει. Περὶ οὗ οὖν ὁ λόγος

cette mortaise, et qui soit rond à l'autre
extrémité. Quand on le juge nécessaire,
on passe ce bois transversalement, entre
la tête du fémur et le périnée. Cette barre
ou levier, étant redressée pendant l'extension, empêche le corps de glisser : quelquefois même ce seul bois suffit pour la
contre-extension. Enfin, il arrive aussi,
lorsqu'on étend la jambe de côté et d'autre, que le bois ou la barre peut jouer
comme un levier pour repousser la tête du
fémur en dehors : car on a creusé ces trous
carrés, afin qu'un pilon ou un morceau de
bois puisse s'y adapter par une extrémité,
et qu'en appuyant de l'autre, il y ait possibilité de représenter la force d'un levier,
qui agisse également pendant l'extension
pour repousser la tête du fémur, soit de
dehors en dedans, soit de dedans en dehors.
D'ailleurs ce moyen réussit également bien
pour les autres articulations luxées.

85. L'action du levier pour la réduction
des membres est d'un grand secours dans
toutes les luxations, surtout par rapport au

fémur ; mais pour l'extension que je viens de désigner, le levier doit être d'un bois tendre et rond. D'après ce mécanisme et les forces dont on peut disposer, il me semble que l'on ne peut manquer de réduire toute espèce de luxation. On peut encore inventer d'autres moyens pour parvenir au même but : si l'on prend une grosse pièce de bois carrée ; ou si l'on a, par exemple, deux pieux enfoncés de chaque côté verticalement, et si l'on y insère en travers un fort liteau, qui représente comme l'échelon d'une échelle à main : après avoir bien assuré le tout, on fait placer la cuisse saine entre les deux ais, tandis que la cuisse lésée est placée par dessus le degré ou échelon. On pourra y adapter quelque chose, afin que l'articulation soit encore plus élevée entre les deux ais, et que la cuisse luxée soit située plus verticalement. On étend sous le blessé le nombre de couvertures que l'on croit nécessaire ; on attache de plus avec des courroies, le long de la cuisse, un bois

ἐστὶν, στρογγύλος ἁρμόζει ὁ μοχλὸς εἶναι, ἀπὸ
τουτέων τῶν μηχανέων, καὶ ἀναγκαῖον οὐδὲν ἄρθρον μοι δοκέει οἷόν τε εἶναι ἀπορηθῆναι τοῦ
ἐμπεσεῖν. Εὕροι δ' ἄν τις καὶ ἄλλους τρόπους
τούτου τοῦ ἄρθρου ἐμβολῆς. Εἰ γὰρ τὸ ξύλον
τοῦτο τὸ μέγα ἔχει κατὰ μέσον καὶ ἐκ πλαγίου
φλιὰς δύο ποδιαίας, ὕψος δὲ, ὅπως δοκέει ξυμ-
φέρειν, τὴν μὲν ἔνθεν, τὴν δὲ ἔνθεν. Ἔπειτα
ξύλον πλάγιον ἐνείη ἐν τῇσι φλιῇσιν, ὡς κλι-
μακτήρ. Ἔπειτα διέρσαι τὸ ὑγιὲς σκέλος μεσηγὺ
τῶν φλιῶν. Τὸ δὲ σιναρὸν ἄνωθεν τοῦ κλιμα-
κτῆρος ἔχοι ἐναρμόσον. Ἀτάρ τι πρὸς τὸ ὕψος
καὶ πρὸς τὸ ἄρθρον ᾗ ἐκπέπτωκε, ῥηίδιον χρὴ
ἁρμόζειν. Τὸν γὰρ κλιμακτῆρα ὑψηλότερόν τινι
χρὴ ποιέειν τοῦ μετρίου. Καὶ ἱμάτιον πολύπτυχον, ὡς ἂν ἁρμόσῃ, ὑποτείνειν ὑπὸ τὸ σῶμα.
Ἔπειτα τὸ ξύλον, ἔχον τὸ πλάτος μέτριον καὶ
μῆκος, ἄχρι τοῦ σφυροῦ ὑποτεταμένον, ὑπὸ τὸ

σκέλος εἶναι, ἰχνεόμενον ἐπέκεινα τῆς κεφαλῆς
τοῦ μηροῦ, ὡς οἶόν τε. Προσκαταδεδέσθαι δὲ
χρὴ πρὸς τὸ σκέλος ὁκοσαχῶς ἂν μετρίως ἔχῃ.
Κᾄπειτα κατατεινομένου τοῦ σκέλεος, εἴ τε
ξύλῳ ὑπεροειδέϊ, εἴ τε τουτέων τινὶ τῶν κατα-
τάσεων, ὁμοῦ χρὴ καταναγκάζεσθαι τὸ σκέλος
περὶ τὸν κλιμακτῆρα ἐς τὸ κάτω μέρος σὺν τῷ
ξύλῳ τῷ προσδεδεμένῳ. Τὸν δέ τινα κατέχειν
τὸν ἄνθρωπον ἀνωτέρω τοῦ ἄρθρου κατὰ τὸ
ἰσχίον. Καὶ γὰρ οὕτως ἅμα μὲν ἡ κατάτασις
ὑπεραίροιτο τὴν κεφαλὴν τοῦ μηροῦ ὑπὲρ τῆς
κοτύλης, ἅμα δὲ ἡ μόχλευσις ἀπωθέοι τὴν κεφαλὴν τοῦ μηροῦ ἐς τὴν ἀρχαίην φύσιν. Αὗται
πᾶσαι αἱ εἰρημέναι ἀνάγκαι ἰσχυραὶ, καὶ πᾶσαι
κρείσσους τῆς ξυμφορῆς, ἄν τις ὀρθῶς καὶ καλῶς
σκευάζῃ. Ὥσπερ δὲ καὶ πρόσθεν εἴρηται, πουλύ
τι ἀπὸ ἀσθενεστέρων κατατασίων καὶ φαυλοτέ-
ρης κατασκευῆς τοῖσι πλείστοισιν ἐμπίπτει.

πϛʹ. Ἢν δὲ ἐς τὸ ἔξω κεφαλὴ μηροῦ ὀλισθῇ,

suffisamment long et large, qui monte
aussi près de la tête du fémur qu'il est possible, et qui descend le long de la jambe
jusqu'à la malléole, tandis qu'on fait l'extension et la contre-extension. Soit qu'on
emploie le bois ou pilon pour cette dernière opération, ou tout autre moyen, la
cuisse est appuyée avec le bois extérieur
contre le liteau et sur l'échelon pendant
l'extension que l'on dirige en bas sur la
cuisse, en même temps qu'un aide soutient
le corps un peu élevé à l'endroit de l'articulation : de cette manière, par l'extension,
on soulève la tête du fémur au dessus de la
cavité cotyloïde, en même temps qu'un
aide la fait rentrer en sa place naturelle,
par la puissance du levier. Tous ces divers moyens de réduction sont bons et supérieurs à la résistance, si l'on sait bien
les disposer et s'en servir au besoin. Mais,
comme je l'ai déjà dit, on voit le fémur
rentrer après des extensions beaucoup plus
faibles, et avec bien moins d'appareil.

96. Quand donc la tête du fémur est

luxée en dehors, l'extension s'en fait de
la manière déjà indiquée ; mais il faut ici
un levier large et de forme plate : durant
l'opération, on appuie de dehors en dedans, sur la fesse et près de l'ischion, où se
trouve la tête du fémur. Un aide soutient
le tronc du côté sain, appuie sur la hanche
et repousse la fesse ; ou bien on agit avec
un autre levier, placé de même dans un
des trous pratiqués à cette fin, sur la grosse
pièce de bois. Dans le même temps, on
pousse doucement le fémur en appuyant
doucement sur le genou de dedans en
dehors ; mais le procédé de la suspension
sans le levier serait inefficace pour la luxation en dehors dont il s'agit ; car le bras
de celui qui se tient suspendu au blessé
repousserait la tête du fémur loin de l'articulation. Cependant l'action du levier,
au moyen du bois attaché le long de la
cuisse luxée, suffit pour contenir et repousser le fémur de dehors en dedans.
Mais qu'est-il besoin d'en dire davantage ?
si l'extension est artistement faite et l'ac-

τὰς μὲν κατατάσιας ἔνθεν καὶ ἔνθεν χρὴ ποιέεσθαι, ὥσπερ εἴρηται τοιουτοτρόπως. Τὴν δὲ
μόχλευσιν πλάτος ἔχοντι μοχλῷ μοχλεύειν χρὴ
ἅμα τῇ κατατάσει, ἐκ τοῦ ἔξω μέρεος ἐς τὸ εἴσω
ἀναγκάζοντα, κατά τε αὐτὸν ἤδη τὸν γλουτὸν
τιθέμενον τὸν μοχλὸν, καὶ ὀλίγῳ ἀνωτέρω. Ἐπὶ
δὲ τὸ ὑγιὲς ἰσχίον κατὰ τὸν γλουτὸν ἀντιστηρι-
ζέτω τις τῇσι χερσὶν, ὡς μὴ ὑπείκῃ τὸ σῶμα,
ἢ ἑτέρῳ τινὶ τοιούτῳ μοχλῷ ὑπερβάλλων, καὶ
ἐρείσας ἐκ τῶν καπέτων, τὴν ἁρμόζουσαν ἀντι-
κατασχέτω. Τοῦ δὲ μηροῦ τοῦ ἐξηρθρηκότος τὸ
παρὰ τὸ γόνυ εἴσωθεν ἔξω παραγέτω ἡσύχως. Ἡ
δὲ κρέμασις οὐχ ἁρμόσει τούτῳ τῷ τρόπῳ τῆς
ὀλισθήσιος τοῦ ἄρθρου. Ὁ γὰρ πῆχυς τοῦ ἐκκρεμα-
μένου ἀπωθέοι ἂν τὴν κεφαλὴν τοῦ μηροῦ ἀπὸ τῆς
κοτύλης. Τὴν μέντοι ξὺν τῷ ὑποκειμένῳ ξύλῳ
μόχλευσιν μηχανήσαι τ᾿ ἄν τις, ὥστε ἁρμόζειν
καὶ τούτῳ τῷ τρόπῳ τοῦ ὀλισθήματος, ἔξωθεν

προσαρτέων. Ἀλλὰ τί καὶ δεῖ πλείω λέγειν ; Ἢν γὰρ ὀρθῶς μὲν καὶ εὖ κατατείνηται, ὀρθῶς δὲ μοχλεύηται, τί οὐκ ἂν ἐμπέσοι ἄρθρον οὕτως ἐκπεπτωκός;

πή. Ἢν δὲ ἐς τοὔπισθεν μέρος ἐκπεπτώκη ὁ μηρὸς, τὰς μὲν κατατάσιας οὕτω δεῖ ποιέεσθαι, κατάπερ εἴρηται. Ἐπιστορέσαντα δὲ ἐπὶ τὸ ξύλον ἱμάτιον πολύπτυχον ὡς μαλακώτατον ἔη, πρηνέα κατακλίναντα τὸν ἄνθρωπον, οὕτω κατατείνειν. Ἅμα δὲ τῇ κατατάσει, χρὴ τῇ σανίδι καταναγκάζειν τὸν αὐτὸν τρόπον, ὡς τὰ ὑδώματα, κατ' ἴξιν τοῦ πυγαίου ποιησάμενον τὴν σανίδα, καὶ μᾶλλον ἐς τὸ κάτω μέρος, ἢ ἐς τὸ ἄνω τῶν ἰσχίων. Καὶ ἡ ἐντομὴ ἐν τῷ τοίχῳ τῇ σανίδι μὴ εὐθεῖα ἔστω, ἀλλ'ὀλίγον καταφερὴς πρὸς τὸ τῶν ποδῶν μέρος. Αὕτη ἡ ἐμβολὴ κατὰ φύσιν μάλιστα τῷ τρόπῳ τούτῳ τοῦ ὀλισθήματός ἐστι, καὶ ἅμα ἰσχυροτάτη. Ἀρκέσειε δ' ἂν ἴσως ἀντὶ τῆς σανίδος καὶ ἐφεζόμενόν τινα ἢ τῇσι χερσὶν ἐρεισάμενον, ἢ ἐπιβάντα ἐξαπίνης ὁμοίως ἐπαιωρηθῆναι ἅμα τῇ κατατάσει. Ἄλλη δὲ οὐδεμίη ἐμβολὴ τῶν προσειρημένων κατὰ φύσιν ἐστὶ τῷ τρόπῳ τούτῳ τοῦ ὀλισθήματος. Ἢν δὲ ἐς τὸ ἔμπροσθεν ὀλισθῇ, τῶν

tion du levier bien dirigée, quel est l'article luxé que l'on ne parvienne ainsi à réduire en son lieu naturel?

87. Lorsque le fémur est luxé en arrière et en dehors, les extensions et contre-extensions doivent se faire de la manière déjà indiquée : on garnit la table sur laquelle le malade doit être couché sur le ventre en pronation, au moyen de couvertures pliées en plusieurs doubles, afin qu'il soit étendu mollement. Durant l'extension, on repousse en même temps la tête du fémur avec la planche, que l'on appuie en bas sur la fesse, comme pour les gibbosités de l'épine ; mais on place l'ais ou levier de manière qu'il appuie plus en haut qu'en bas sur l'os ischion. La rainure pratiquée dans le mur ne doit pas être tout-à-fait droite, mais un peu oblique, pour que l'ais soit incliné vers les pieds. Ce moyen de réduction est très-fort, et tout-à-fait conforme au but naturel qu'on se propose. Peut-être, au lieu d'un ais, suffirait-

il de s'a seoir ou de s'appuyer avec les mains ou avec les pieds sur l'os luxé, et de se relever incontinent pendant que l'on fait l'extension de la cuisse. Mais, entre tous les moyens de réduction, il n'en n'est assurément aucun qui convienne mieux à ce genre de luxation. Si le fémur est luxé en avant ou antérieurement, l'extension se fait de la même manière. Un homme fort et intelligent applique les paumes de ses mains l'une sur l'autre à l'aine, et repousse en bas la tête du fémur luxé, tandis qu'un aide saisit la cuisse au genou et la porte en avant. Le moyen de réduction pour cette luxation est naturel. La suspension a de même un but naturel; mais il faut que celui qui se tient suspendu soit bien au fait de l'opération, en se servant de son coude comme d'un levier placé entre les cuisses et le périnée, tandis qu'il se tient lui-même suspendu autour du bassin et de l'os sacrum.

88. Celui qui essaya pour la première fois de réduire la luxation du fémur au

μὲν κατατασίων ὁ αὐτὸς τρόπος ποιητέος. Ἄνδρα δὲ χρὴ ὡς ἰσχυρότατον ἀπὸ χειρῶν, καὶ ὡς εὐπαιδευτότατον ἐνερείσαντα τὸ θέναρ τῆς χειρὸς τῆς ἑτέρης παρὰ τὸν βουβῶνα, καὶ τῇ ἑτέρῃ χειρὶ τὴν ἑωυτοῦ χεῖρα προσκαταλαβόντα, ἐς τὸ ἔμπροσθεν τοῦ γούνατος μέρος. Οὗτος ἅμα μὲν ἐς τῶν κάτω ὠθέειν τὸ ὀλίσθημα, ἅμα δὲ γὰρ ὁ τρόπος τῆς ἐμβολῆς μάλιστα κατὰ φύσιν τούτῳ τῷ ὀλισθήματί ἐστιν. Ἀτὰρ καὶ ὁ κρεμασμὸς ἐγγύς τι τοῦ κατὰ φύσιν. Δεῖ μέν τοι τὸν ἐκκρεμάμενον ἔμπειρον εἶναι, ὡς μὴ ἐκμοχλεύσαι τῷ πήχεϊ τὸ ἄρθρον, ἀλλὰ περὶ μέσον τὸν περίνεον καὶ κατὰ τὸ ἱερὸν ὀστέον τὴν ἐκκρέμασιν ποιέηται.

πθ. Εὐδοκιμέει δὲ καὶ ὁ πειραθεὶς ἀσκῷ τοῦτο τὸ ἄρθρον ἐμβάλλεσθαι. Καὶ ἤδη μέν τι-

νας εἶδον, οἵ τινες, ὑπὸ φαυλότητος, καὶ τὰ
ἔξω ἐγκεκλιμένα, καὶ τὰ ὄπισθεν ἀσκῷ ἐπει-
ρῶντο ἐμβαλεῖν· οὐ γινώσκοντες, ὅτι ἐξέ-
βαλλον αὐτὸ μᾶλλον, ἢ ἐνέβαλλον. Ὁ μέντοι
πρῶτος ἐπινοήσας, δῆλον, ὅτι πρὸς τὰ εἴσω
ὠλισθηκότα, ἀσκῷ ἐμβάλλειν ἐπειρήσατο. Ἐπί-
στασθαι μὲν οὖν χρὴ, ὡς χρηστέον ἀσκῷ, εἰ
δέοι χρέεσθαι. Διαγινώσκειν δὲ χρὴ, ὅτι ἕτερα
πολλὰ ἀσκοῦ κρέσσω ἐστίν. Χρὴ δὲ τὸν μὲν
ἀσκὸν κατατιθέναι ἐς τοὺς μηροὺς ἀφύσητον
ἐόντα, ὡς ἂν δύναιτο ἀνωτάτω πρὸς τὸν περίνεον ἀνάγοντα. Ἀπὸ δὲ τῶν ἐπιγουνίδων ἀρξά-
μενον, ταινίῃ πρὸς ἀλλήλους τοὺς μηροὺς καταδῆσαι, ἄχρι τοῦ ἡμίσεος τῶν μηρῶν. Ἔπειτα
ἐς ἕνα τῶν πολλῶν τὸν λελυμένον, ἐνθέντα αὐλὸν ἐκ χαλκείου φυσᾷν, καὶ ἐπαναγκάζειν ἐς
τὸν ἀσκόν. Τὸν δὲ ἄνθρωπον πλάγιον κατακέεσθαι τὸ σιναρὸν σκέλος ἐπιπολῆς ἔχοντα. Ἡ μὲν
οὖν παρασκευὴ αὕτη ἐστί. Σκευάζονται δὲ κάκιον οἱ πλεῖστοι, ἢ ὡς ἐγὼ εἴρηκα. Οὐ γὰρ κα-
ταδέουσι τοὺς μηροὺς ἐπὶ συχνὸν, ἀλλὰ μοῦ-

moyen d'une outre gonflée d'air, est sans
doute un auteur estimable ; mais j'en ai
connu plusieurs qui , ne sachant pas reconnaître la luxation du fémur en dehors
et en arrière, s'efforçaient d'en faire la réduction avec l'outre gonflée d'air, sans remarquer qu'ils projetaient la tête de l'os
au lieu de la réduire. Celui qui tenta le
premier ce moyen, n'eut sans doute en
vue que la réduction de la luxation du fémur à la partie interne. Mais il est visible
qu'il y a des moyens de réduction plus puis-
sans qu'une outre gonflée d'air. D'abord ,
on doit la placer vide entre les cuisses , le
plus près possible du siége et du périnée,
vers la partie supérieure ; on a soin ensuite
d'attacher les deux cuisses avec une courroie , depuis la rotule jusqu'au milieu ;
ensuite on distend l'outre , en soufflant dedans avec un tuyau d'airain , adapté à un
soufflet de forgeron. Le malade est couché
sur le côté sain , de manière à ce que la
cuisse lésée puisse être ainsi soulevée.
Telle est la nature de l'appareil. Mais sou-

vent on en fait un moins bon usage : quelques-uns ne lient point du tout les cuisses, mais seulement les genoux, et omettent tout-à-fait l'extension : cependant elle est ici indispensable ; quoique la réduction se soit opérée quelquefois assez facilement ; mais ordinairement on ne l'obtient que très-difficilement par cette méthode ; car l'outre distendue ne s'applique pas directement sur la tête du fémur qu'il faudrait dégager incontinent ; elle glisse plus haut ou plus bas, à la partie interne des cuisses, et déjà la courbure du fémur y est très-grande. En haut les cuisses sont très-charnues ; en bas elles sont jointes par des liens, de sorte que la conformation naturelle des cuisses, s'oppose à ce que l'outre puisse jamais se bien placer. Si son volume est trop petit, son action est trop faible pour agir sur l'articulation.

89. Si donc on veut faire usage de l'outre, on doit lier les cuisses dans une assez large surface, et faire en même temps

νου τὰ γόνατα, καὶ οὐ προσκατατείνουσι. Χρὴ
δὲ καὶ προσκατατείνειν. Ὅμως δὲ ἤδη τινὲς ἐνέ-
βαλον, ῥηϊδίου πρήγματος ἐπιτυχόντες. Εὐφόρως δὲ οὐ πάνυ ἔχει διαναγκάζεσθαι οὕτως. Ὁ,
τε γὰρ ἀσκὸς ἐμφυσώμενος, οὐ τὰ ὀγκηρότατα
αὐτοῦ ἔχει πρὸς τῷ ἄρθρῳ τῆς κεφαλῆς, ἣν δεῖ
μάλιστα ἐκμοχλεύσασθαι· ἀλλὰ κατὰ τὸ ἑωυτόν,
αὐτὸς μέσος κατὰ τῶν μηρῶν ἴσως, ἢ κατὰ τὸ μέσον, ἢ ἔτι κατωτέρω. Οἵ τε αὖ μηροὶ φύσει γαυσοὶ
πεφύκασιν. Ἄνωθεν γὰρ σαρκώδεές τε καὶ ξύμ-
μηροι· ἐς δὲ τὸ κάτω ὑπόξηροι, ὥστε καὶ ἡ τῶν
μηρῶν φύσις ἐπαναγκάζοι τὸν ἀσκὸν, ἀπὸ τοῦ
ἐπικαιροτάτου χωρίου. Εἴ τε οὖν τις σμικρὸν
ἐν θήσει τὸν ἀσκὸν, μικρὴ ἡ ἰσχὺς ἐοῦσα ἀδύ-
νατός ἐστιν ἀναγκάζειν τὸ ἄρθρον.

πθ΄. Εἰ δὲ δεῖ ἀσκῷ χρέεσθαι, ἐπὶ πολὺ οἱ
μηροὶ ξυνδετέοι πρὸς ἀλλήλους. Καὶ ἅμα τῇ κατατάσει τοῦ σώματος ὁ ἀσκὸς φυσητέος. Τὰ δὲ

σκέλεα ἀμφότερα ὁμοῦ καταδεῖν ἐν τούτῳ τῷ
τρόπῳ τῆς ἐμβολῆς ἐπὶ τὴν τελευτήν. Χρὴ δὲ
περὶ πλείστου μὲν ποιέεσθαι ἐν πάσῃ τῇ τέχνῃ
ὅκως ὑγιές μὲν ποιήσῃς τὸ νοσέον· εἰ δὲ πολλοῖσι τρόποισιν οἷόν τε εἴη ὑγιέας ποιέειν,
τὸν ἀοχλότατον χρὴ αἱρέεσθαι. Καὶ γὰρ ἀνδραγα-
θικώτερον τοῦτο καὶ τεχνικώτερον, ὅστις μὴ
ἐπιθυμέει δημοειδέος κιβδηλίης. Περὶ οὗ νῦν ὁ
λόγος ἐστὶν, τοιαίδε τ' ἄν τινες κατοικίδιοι κατατάσιες εἶεν τοῦ σώματος, ὥστε ἐκ τῶν παρεόντων τὸ εὔπορον εὑρίσκειν. Τοῦτο μὲν, ἢν τὰ
δέσματα ἱμάντινα μὴ παρείη τὰ μαλθακὰ καὶ
προσηνέα, ἀλλ' ἢ σιδήρεα, ἢ ὅπλα, ἢ σχοινία
ταινίῃσι χρὴ ἢ ἐρρήγμασι τρυχίων ἐρινεῶν πε-
ριελίσσειν ταύτῃ μάλιστα, εἰ μέλλοι τὰ δέσματα
καθέξειν καὶ ἔτι ἐπιπλέον. Ἔπειτα οὕτω δεῖν τοῖσι
δεσμοῖσι· τοῦτο δὲ ἐπὶ κλίνης χρὴ, ἥ τις ἰσχυροτάτη καὶ μεγίστη τῶν παρεουσέων, κατατετάσθαι
καλῶς τὸν ἄνθρωπον. Τῆς δὲ κλίνης τοὺς πόδας,
ἢ τοὺς πρὸς κεφαλῆς, ἢ τοὺς πρὸς ποδῶν, ἐρηρεί-
σθαι πρὸς τὸν οὐδὸν, εἴ τε ἔξωθεν ξυμφέρει, εἴ τε

l'extension pendant l'insufflation. On laisse
les cuisses attachées ensemble, jusqu'à ce
que la réduction se soit opérée. Ce qu'il
faut surtout préférer à toutes choses dans
notre art, c'est de rendre sain ce qui est
malade; et s'il y a plusieurs méthodes pour
y réussir, c'est de choisir la plus simple
et la plus facile : car il est ainsi plus noble
et plus digne de l'art, de ne point chercher à captiver l'attention du vulgaire.
Mais pour revenir à mon sujet, je dis que
les extensions ordinaires doivent se trouver pour ainsi dire sous la main et à la
portée de chacun : car si l'on manque de
courroies de cuir souples et molles, on se
servira de cordes, de chaînes ou de câbles.
L'on doit d'abord envelopper la partie malade avec des bandes ou avec du linge ou
de la laine, surtout là où se fait l'extension; ensuite on fait coucher le malade sur
un lit très-solide et très-grand, pour y diriger l'extension ainsi que suit. On fixe
les pieds et la tête du lit sur le sol ou
dans le sol; par exemple, contre le jam-

bage de la porte de la maison, si on le juge convenable. On y ajoute une pièce de bois carrée transversale, qui aille d'un pied du lit à l'autre ; si ce bois n'est pas bien fort, on le lie aux pieds du lit ; s'il est épais, on ne le lie pas. On attache les bouts des liens, tant des pieds que de la tête du lit, à des pieux enfoncés à chaque extrémité du lit, de manière que ces liens soient tendus en ligne droite, tant en haut qu'en bas ; alors on fait des extensions modérées, tandis que les pieds du lit demeurent droits et fixés par le bas dans le sol ou contre un seuil de porte, d'un côté et de l'autre. Une échelle placée en travers du lit, et dont les échelons soient bien forts, peut tenir lieu du seuil de porte ou d'une pièce de bois pour y attacher les bouts des courroies durant l'extension.

90. La réduction de la tête du fémur en dedans et en avant ou antérieurement, se fait encore de la manière suivante. On place le malade sur une échelle à main,

εἴσωθεν. Παρὰ δὲ τοὺς ἑτέρους πόδας παρεμβε-
βλῆσθαι ξύλον τετράγωνον, πλάγιον, διῆκον
ἀπὸ τοῦ ποδὸς πρὸς τὸν πόδα. Καί, ἢν μὲν λεπτὸν ἔη τὸ ξύλον, προσδεδέσθαι πρὸς τοὺς πόδας τῆς κλίνης· ἢν δὲ παχὺ ἔη, μηδέν. Ἔπειτα
τὰς ἀρχὰς χρὴ τῶν δεσμῶν, καὶ τῶν πρὸς
τῆς κεφαλῆς, καὶ τῶν πρὸς τῶν ποδῶν, προσδῆσαι ἑκατέρας πρὸς τὸ ὕπερον, ἢ πρὸς ἄλλό τι
τοιοῦτο ξύλον. Ὁ δὲ δεσμὸς ἐχέτω ἰθυωρίην κατὰ
τὸ σῶμα, ἢ καὶ ὀλίγον ἀνωτέρω. Συμμέτρως δὲ
ἐκτετάσθω πρὸς τὰ ὕπερα ὡς ὀρθὰ ἑσταῶτα,
τὸ μὲν παρὰ τὸν οὐδὸν ἐρείδηται, τὸ δὲ παρα
τὸ ξύλον τὸ παραβεβλημένον. Κἄπειτα οὕτω τὰ
ὕπερα ἀνακλῶντα χρὴ τὴν κατάτασιν ποιέειν.
Ἀρκέει δὲ κλῖμαξ ἰσχυροὺς ἔχουσα τοὺς κλι-
μακτῆρας ὑποτεταμένη ὑπὸ τὴν κλίνην, ἀντι
τοῦ οὐδοῦ τε καὶ τοῦ ξύλου τοῦ παρατεταμέ-
νον, ὡς τὰ ὕπερα πρὸς τῶν κλιμακτήρων τοὺς
ἁρμόζοντας ἔνθεν καὶ ἔνθεν προσερηρεισμένα,
οὕτω τὴν κατάτασιν ποιέεσθαι τῶν δεσμῶν.

ζ΄. Ἐμβάλλεται δὲ μηροῦ ἄρθρον καὶ τόνδε
τὸν τρόπον, ἢν ἐς τὸ εἴσω ὀλισθῇ, καὶ ἐς τὸ
ἔμπροσθεν. Κλίμακα χρὴ κατορύξαντα ἐπικαθῆσαι τὸν ἄνθρωπον. Ἔπειτα τὸ μὲν ὑγιὲς σκέ-

λος ἡσύχως κατατείναντα προσδῆσαι, ὅκου ἂν
ἁρμόση. Ἐκ δὲ τοῦ σιναροῦ, ἐς κεράμιον ὕδωρ
ἐγχέαντας ἐκκρεμάσαι, ἢ ἐς σφυρίδα λίθους ἐμ-
βάλλοντας. Ἕτερος τρόπος ἐμβολῆς. Ἢν ἐς τὸ
εἴσω ὀλισθῆ, στρωτῆρα χρὴ διαδῆσαι μεταξὺ
δύο στύλων, ὕψος ἔχοντα συμμέτρως. Προσε-
χέτω δὲ τοῦ στρωτῆρος κατὰ τὸ ἓν μέρος ὁ νο-
σέων, ὁκόσον τὸ πυγαῖον. Περιδήσας δὲ περὶ
τὸ στῆθος τοῦ ἀνθρώπου ἱμάτιον, ἐπικαθῆσαι τὸν
ἄνθρωπον ἐπὶ τοῦ στρωτῆρος. Εἶτα προσλα-
βεῖν τὸ στῆθος πρὸς τὸν στύλον πλατεῖ τινί.
Ἔπειτα τὸ μὲν ὑγιὲς σκέλος κατεχέτω τις, ὡς
μὴ περισφάλληται. Ἐκ δὲ τοῦ σιναροῦ ἐκκρεμάσαι βάρος, ὅσον ἁρμόζῃ, ὡς καὶ πρόσθεν
εἴρηται. Πρῶτον μὲν οὖν δεῖ εἰδέναι, ὅτι πάντων τῶν ὀστέων αἱ ξυμβολαί εἰσιν ὡς ἐπι-
πουλὺ ἡ κεφαλὴ καὶ ἡ κοτύλη. Ἐφ᾽ ὧν δὲ καὶ ἡ
χώρα κοτυλοειδὴς καὶ ἐπίμακρος. Ἔνιαι δὲ τῶν

enfoncée dans le sol ; ensuite on attache
la cuisse saine bien garnie aux échelons,
tandis qu'on fixe d'une manière convenable à la cuisse lésée , suspendue de
l'autre côté de l'échelle , un grand vase
rempli d'eau , ou une corbeille dans laquelle on met des pierres. Voici un autre moyen de réduction pour la luxation
en dedans. On lie un bois en travers, entre deux colonnes d'une hauteur semblable ; on y place le malade sur le périnée,
et on l'attache par le corps à la partie
de la colonne plus élevée que l'autre
ais, en enveloppant la poitrine de bonnes couvertures de laine ; ensuite quelqu'un se saisit de la jambe saine, afin de
la tenir ferme , et on suspend à l'extrémité lésée un poids convenable, en la manière indiquée. D'abord on doit savoir
que la plupart des articulations sont jointes au moyen d'une tête reçue dans une
cavité : que la forme de cette cavité est
tantôt ronde et tantôt oblongue. Il faut
toujours, autant que possible, tâcher de

remettre les os luxés, tandis que les membres sont encore chauds. La réduction est plus facile et moins douloureuse, lorsque les parties lésées ne sont pas encore enflées. Il faut, avant de la commencer, humecter et ramollir les membres luxés; elle se fait alors bien plus facilement. On doit, dans toutes les dislocations ou luxations des membres, tenir les malades à la diète, surtout quand il s'agit des grandes articulations, ou d'autres très-difficiles à réduire. La diète n'est point nécessaire pour les petites articulations ou les luxations incomplètes.

91. Si les doigts sont luxés à la première phalange, à la seconde ou à la troisième, la réduction en est la même, quoique les articles plus forts soient plus difficiles à réduire. Les doigts se renversent ou se luxent de quatre manières : en haut et en bas, à droite et à gauche; plus communément en haut, rarement de côté, mais seulement dans des mouvemens violens. Là où se fait la luxation, il y a comme

χωρέων γληνοειδέες εἰσίν. Ἀεὶ δὲ ἐμβάλλειν δεῖ
πάντα τὰ ἐκπίπτοντα ἄρθρα, μάλιστα μὲν εὐθὺς παραχρῆμα ἔτι θερμῶν ἐόντων· εἰ δὲ μὴ,
ὡς τάχιστα. Καὶ γὰρ τῷ ἐμβάλλοντι ῥηΐτερον
καὶ θᾶσσόν ἐστιν ἐμβαλλεῖν. Καὶ τῷ ἀσθενέοντι
πουλὺ ἀπονωτέρη ἡ ἐμβολὴ, ἢ πρὶν διοιδεῖν
ἐστι. Δεῖ δὲ ἀεὶ πάντα τὰ ἄρθρα, ὁκόταν μέλλῃς ἐμβάλλειν, προσαναμαλάξαι καὶ διακιγ-
κλίσαι. Ῥᾷον γὰρ ἐθέλει ἐμβάλλεσθαι. Παρὰ δὲ
πάσας τὰς τῶν ἄρθρων ἐμβολὰς, ἰσχναίνειν δεῖ
τὸν ἄνθρωπον, μάλιστα μὲν περὶ τὰ μέγιστα
ἄρθρα καὶ χαλεπώτατα ἐμβάλλεσθαι· ἥκιστα δὲ
περὶ τὰ ἐλάχιστα καὶ ῥηΐδια.

ζά. Δακτύλων δὲ ἢν ἐκπέσῃ ἄρθρον, ἥν τε τὸ
πρῶτον τῆς χειρὸς, ἥν τε τὸ δεύτερον, ἥν τε τὸ
τρίτον, ὡυτὸς καὶ ἴσος τρόπος τῆς ἐμβολῆς.
Χαλεπώτερα μὲν ἀεὶ τὰ μέγιστα τῶν ἄρθρων
ἐμβάλλειν. Ἐκπίπτει δὲ κατὰ τέσσαρας τρόπους,
ἢ ἄνω, ἢ κάτω, ἢ ἐς τὸ πλάγιον ἑκατέρωθεν·
μάλιστα μὲν ἐς τὸ ἄνω. Ἥκιστα δὲ ἐς τὰ πλάγια, ἐν τῷ σφόδρα κινέεσθαι. Ἑκατέρωθεν δὲ
τῆς χώρης οὗ ἐκβέβηκεν, ὥσπερ ἄμβη ἐστίν.
Ἢν μὲν οὖν ἐς τὸ ἄνω ἐκπέσῃ, ἢ ἐς τὸ κάτω,

διὰ τὸ λειοτέρην εἶναι ταύτην τὴν χώρην, ἢ ἐκ
τῶν πλαγίων, καὶ ἅμα μικρῆς ἐούσης τῆς ὑπερ-
βάσιος, ἢν μεταστῇ τὸ ἄρθρον, ῥηΐδιόν ἐστιν
ἐμβάλλειν. Τρόπος δὲ τῆς ἐμβολῆς ὧδε. Περιε-
λίξας τὸν δακτύλον ἄκρον ἢ ἐπιδέσματί τινι, ἢ
ἄλλῳ τρόπῳ τοιούτῳ τινι, ὅκως, ὁκόταν
κατατείνῃς ἄκρου λαβόμενος, μὴ ἀπολισθάνῃ.
Ὅταν δὲ περιελίξῃς, τὸν μέν τινα διαλαβέσθαι
ἄνωθεν τοῦ καρποῦ τῆς χειρός, τὸν δὲ τοῦ κα-
τειλεμμένου. Ἔπειτα κατατείνειν πρὸς ἑωυτὸν
ἀμφοτέρας εὖ μάλα, καὶ ἅμα ἀπῶσαι τὸ ἐξεστη-
κὸς ἄρθρον ἐς τὴν χώρην. Ἢν δὲ ἐς τὰ πλάγια
ἐκπέσῃ, τῆς μὲν κατατάσιος ωὑτὸς τρόπος.
Ὅταν δὲ δὴ δοκέῃ σοι ὑπερβεβηκέναι τὴν γραμ-
μὴν, ἅμα χρὴ κατατείναντας ἀπῶσαι ἐς τὴν
χώρην εὐθύς· ἕτερον δέ τινα ἐκ τοῦ ἑτέρου μέ-
ρους τοῦ δακτύλου φυλάσσειν καὶ ἀνωθέειν, ὅ-
κως μὴ πάλιν ἐκεῖθεν ἀπολισθῇ.

ζϛ΄. Ἐμβάλλουσι δὲ ἐπιεικέως καὶ αἱ σαῦραι αἱ
ἐκ τῶν φοινίκων πλεκόμεναι, ἢν κατατείνῃς
ἔνθεν καὶ ἔνθεν τὸν δακτύλον λαβόμενος, τῇ
μὲν ἑτέρῃ τῆς σαύρης, τῇ δὲ ἑτέρῃ τοῦ καρποῦ
τῆς χειρός. Ὁκόταν δὲ ἐμβάλλῃς, ἐπιδεῖν δεῖ
ὀθονίοισιν ὡς τάχιστα λεπτοτάτοισι, κεκηρω-

deux rebords opposés. Si l'article luxé est en haut ou en bas, comme ce lieu est plus uni qu'aux côtés, et que le déplacement est petit, la réduction est facile. Voici la manière dont elle se fait. On enveloppe l'extrémité du doigt d'une bande ou de quelque chose semblable, qui l'empêche de glisser pendant l'extension ; après cela, un aide saisit la main, au dessus du poignet, tandis qu'un autre étend le doigt, qui est enveloppé et le remet en place. Si la luxation est de côté, le mode d'extension est le même. Lorsqu'on voit que l'article a dépassé le lieu de la jointure, on le replace en même temps qu'on le tend ; un aide soutient le doigt du côté opposé, et le repousse en l'empêchant de glisser.

92. La réduction s'obtient aussi commodément en se servant d'un tissu de fil de palmier que l'on nomme le lézard, dont on enveloppe le doigt, en même temps que l'on saisit, d'une main, le poignet et de l'autre le tissu ; après la réduc-

tion faite, on applique aussitôt un petit bandage, après avoir enduit la partie d'un cérat, qui ne soit ni trop mou ni trop ferme : s'il était ferme, il glisserait; s'il était liquide, il se vaporiserait par la chaleur du doigt. On délie le doigt luxé, le troisième ou quatrième jour : pour le dire en un mot, on le déliera plus souvent s'il y a de l'inflammation, et plus rarement s'il n'y en a pas. On doit toujours ordonner le repos de l'article luxé, et lui donner la meilleure situation possible.

93. Le genou, dont la nature est simple et unie, se réduit plus facilement que les os du coude; il se luxe aussi plus souvent, surtout en dedans. La réduction s'obtient ici par la flexion simultanée du genou en appuyant sur le talon; on place dans le creux du jarret, une pelote de linge bien assujettie par une bande, tandis que l'on fait fléchir subitement le corps sur les

μένοισι κηρωτῇ, μήτε λίην μαλακῇ, μήτε
λίην σκληρῇ, ἀλλὰ μετρίως ἐχούσῃ. Ἡ μὲν
γὰρ σκληρὴ ἀφέστηκεν ἀπὸ τοῦ δακτύλου·
ἢν δὲ ὑγρὴ ἔῃ διατήκεται καὶ ἀπόλλυται,
θερμαινομένου τοῦ δακτύλου, λύειν δὲ ἄρθρου
δακτύλου, τριταῖον ἢ τεταρταῖον. Τὸ δὲ ὅλον,
ἢν μὴ φλεγμήνῃ πυκνοτέρου λύειν, εἰ δὲ μὴ
ἀρχιότερον. Κατὰ πάντων δὲ τῶν ἄρθρων ταῦτα
λέγω. Καθίσταται δὲ τοῦ δακτύλου τὸ ἄρθρον
τεσσαρεσκαιδεκαταῖον. Ὁ αὐτός δέ ἐστι θεραπείης τρόπος δακτύλων χειρός τε καὶ ποδός.
Παρὰ πάσας δὲ τὰς τῶν ἄρθρων ἐμβολὰς δεῖ
ἰσχναίνειν καὶ λιμαγχονέειν ἄχρι ἑβδόμης. Καὶ
εἰ μὲν φλεγμαίνοι, πυκνότερον λύειν, ἢν δὲ
μὴ ἀραιότερον. Ἡσυχίην δὲ δεῖ ἔχειν ἀεὶ τὸ πο-
νέου ἄρθρον, καὶ ὡς κάλλιστα ἐσχηματισμένον
κέεσθαι.

47. Γόνυ δὲ εὐηθέστερον ἀγκῶνος, διὰ τὴν
εὐσταλίην καὶ τὴν εὐφυίην· διὸ καὶ ἐκπίπτει ῥᾷον·
ἐκπίπτει πλειστάκις εἴσω. Ἀτὰρ καὶ ἔξω καὶ
ὄπισθεν. Ἐμβολαὶ δὲ ἐκ τοῦ συγκεκάμφθαι, ἢ
ἐκλακτίσαι ὀξέως, ἢ ξυνελίξας ταινίης ὄγκον
ἐν τῇ ἰγνύϊ, καὶ θεὶς ἀμφὶ τούτου ἐξαίφνης,
ἐς ὄκλασιν ἀφιέναι τὸ σῶμα. Δύναται δὲ

κατατεινόμενον μετρίως, ὥσπερ ἀγκὼν, ἐμπίπτειν τὰ ὄπισθεν. Τὰ δὲ ἔνθα καὶ ἔνθα, ἐκ τοῦ
συγκεκάμφθαι, ἢ ἐκλακτίσαι. Ἀτὰρ ἐκ κατατάσιος μετρίης ἡ διόρθωσις ἅπασι κοινή. Ἢν
δὲ μὴ ἐμπέσῃ, τοῖσι μὲν ὄπισθεν ξυγκάμπτειν
οὐ δύνανται, ἀτὰρ οὐδὲ τοῖσι ἄλλοισι. Πάνυ
μινύθει δὲ μηροῦ καὶ κνήμης τοὔμπροσθεν. Ἢν
δὲ ἐς τὸ εἴσω, βλαισσότεροι, μινύθει δὲ τὰ
ἔξω. Ἢν δὲ ἐς τὸ ἔξω, γκύσοτεροι. Χωλοὶ δὲ
ἧσσον. Κατὰ δὲ τὸ παχύτερον ὀστέον ὀχέει,
μινύθει δὲ τὰ εἴσω. Ἐκ γενεῆς δὲ καὶ ἐν αὐξήσει κατὰ λόγον τὸν πρόσθεν.

ζδ΄. Τὰ δὲ κατὰ τὰ σφυρὰ κατατάσιος ἰσχυ-
ρῆς δέεται, ἢ τῇσι χερσὶν ἢ ἄλλοισιν, τοιούτοισι. Κατορθώσιος δὲ ἅμα ἀμφότερα ποιεούσης.
Κοινὸν δὲ τοῦτο ἅπασι. Τὰ δὲ ἐν ποδὶ, ὡς καὶ τὰ
ἐν τῇ χειρὶ ὑγιέες. Τὰ δὲ τῆς κνήμης ξυγκοινω-
νέοντα καὶ ἐκπεσόντα ἐκ γενεῆς, ἢ καὶ ἐν αὐξήσει ἐξαρθρήσαντα, ταῦτα, ἃ καὶ ἐν χειρί.

genoux. Lorsque la luxation est en arrière, ou de côté, la flexion du genou
devient impossible; alors la partie antérieure de la cuisse et de la jambe s'atrophie.
Si le déplacement se fait en dedans, on
boitera, et il y aura atrophie des parties
externes; si le genou se luxe en dehors,
la perversion des formes sera plus grande;
mais la claudication sera moindre, parce
que le poids du corps porte sur un os plus
épais, le *tibia*; c'est la partie interne qui
s'atrophie alors le plus; ceci est encore re-
latif à l'époque de la luxation, si elle a
lieu dès la naissance, ou dans l'âge de
croissance.

94. Les articles luxés aux malléoles ne
se réduisent que par de fortes extensions,
soit avec les mains, soit de toute autre
manière, dans la direction convenable des
parties lésées; ceci concerne également
toutes les réductions. Les articulations des
os du pied, se réduisent comme celles de
la main. Les dislocations du pied, soit de
naissance, soit après, dans l'âge de crois-

sance, doivent aussi être réduites autant que possible. Quand, en sautant d'en haut et tombant sur les talons, les os se séparent comme dans les entorses, les veines se déchirent et les nerfs souffrent des contusions. Si ces accidens sont violens, il est à craindre que la dénudation par la gangrène, ne laisse des traces pour toute la vie, ou qu'il y ait, du moins, une grande distorsion des os du pied.

95. Les nerfs ont de grandes communications avec toutes les parties du corps : cela est visible surtout dans les fractures de la jambe et de la cuisse avec plaie, lorsque les nerfs voisins perdent leur action, ou que, par une mauvaise situation ou le défaut de soins, le talon se gangrène; ce qui expose à beaucoup de maux. Or, il arrive souvent des fièvres aiguës, avec le hoquet, qui se joignent à la gangrène, et qui occasionent une mort prompte, après de larges ecchymoses, avec noirceur de la peau et des parties adjacentes. Tels sont les signes de gravité de la blessure, dont

Ὁκόσοι δὲ πηδήσαντες ἄνωθεν ἐστηρίξαντο τῇ
πτέρνῃ, ὥστε διαστῆναι τὰ ὀστέα, καὶ φλε-
βὰς ἐκχυμωθῆναι, καὶ νεῦρα ἀμφιφλασθῆναι.
Ὁκόταν γένηται οἷα τὰ δεινὰ, κίνδυνος μὲν
σφακελίσαντα τὸν αἰῶνα, πρήγματα παρασχεῖν.
Ῥοιώδη μὲν γὰρ τὰ ὀστέα. Τὰ δὲ νεῦρα ἀλλήλοισι κοινωνέοντα.

ζϛ. Ἔπειτα καὶ οἷσιν μάλιστα κατηγεῖσιν,
ἢ ὑπὸ τρώματος, ἢ ἐν κνήμῃ, ἢ ἐν μηρῷ, ἢ
νεύρων ἀπολυθέντων, ἃ κοινωνέει τούτων, ἢ ἐκ
κατακλίσιος ἀμελέος, ἐμελάνθη πτέρνη· καὶ
τούτοισι τὰ παλιγκοτέοντα ἐκ τῶν τοιούτων
ἐστίν. Ὅτε δὲ καὶ πρὸς τῷ σφακελισμῷ γίνονται
πυρετοὶ ὀξέες, λοιμώδεες, γνώμης ἁπτόμενοι,
ταχυθάνατοι, καὶ ἔτι φλεβῶν αἱμορροιέων πε-
λιώσεσι. Σημεῖα δὲ τῶν παλιγκοτησάντων,
ἢν τὰ ἐκχυμώματα, καὶ τὰ μελάσματα, καὶ τὰ
περὶ ταῦτα ὑπόσκληρα, καὶ ὑπέρυθρα, ἤν τε
ξὺν σκληρύσματι πελιδνωθῇ, κίνδυνος μελαν-

θῆναι. Ἢν δὲ ὑποπέλια ᾖ, καὶ πέλια μάλα καὶ
ἐκκεχυμωμένα, ἢ ὑπόχλωρα καὶ μαλακά, ταῦτα
ἐπὶ πᾶσι τοῖσι τοιούτοισιν ἀγαθά. Ἡ ἴησις, ἢν
μὲν ἀπύρετος ᾖ, ἐλλέβορον. Ἢν δὲ μὴ, μὴ. Ἀλλὰ ποτὸν ὀξύγλυκυ, εἰ δέοι. Ἐπίδεσις δὲ ἄρθρων. Ἐπὶ δὲ πάντα μᾶλλον, τοῖσι φλάσμασιν
ὀθονίοισι πλείοσι καὶ μαλθακωτέροισι. Πίεξις
ἧσσον. Προσπεριβάλλειν δὲ τὰ πλεῖστα τῇ πτέρνῃ. Τὸ σχῆμα, ὅπερ ἡ ἐπίδεσις, ὡς μὴ ἐς
τὴν πτέρνην ἀποπιέζηται. Νάρθηξι δὲ μὴ
χρέεσθαι.

ζ΄. Οἷσι δ᾽ ἂν ἐκβῇ ὁ ποὺς ἢ αὐτὸς, ἢ ξὺν
τῇ ἐπιφύσει. Ἐκπίπτει μὲν μᾶλλον ἐς τὸ εἴσω.
Ἢν δὲ μὴ ἐμπέσῃ, λεπτύνεται ἀνὰ χρόνον, τό,
τε ἰσχίον καὶ ὁ μηρὸς, καὶ κνήμης τὸ ἀντίον

les bords sont durs et très-rouges. Si en
effet la lividité se joint à l'enflure, on
doit craindre que les parties ne noircissent
tout-à-fait. Mais si elles sont molles et
point trop gonflées, quoiqu'un peu livides
ou pâles, ces signes ne sont point mauvais. Dans le traitement, on donnera l'ellébore, s'il n'y a pas de fièvre ; autrement,
on s'en abstiendra : on fait prendre pour
boisson de l'hydromel miellé, on donne
ensuite de la crême de lentilles, on applique le bandage comme dans les luxations ; mais pour les contusions, il faut
user de compresses beaucoup plus mollettes
et en plus grand nombre et moins serrées ;
on enveloppe en outre tout le talon avec
soin. Le bandage doit être figuré ou dis-
posé, de manière qu'il ne comprime point,
et l'on n'applique point d'attelles ou d'é-
clisses.

96. Quand le pied se luxe ou seul ou
avec l'apophyse du péroné, la face supérieure de l'astragale est ordinairement en
dedans du pied ; si on ne fait point la ré-

duction, la hanche, la cuisse et la jambe s'atrophient du côté opposé à la luxation. La réduction s'obtient ici de la même manière que celle des os du carpe; l'extension doit seulement être plus forte. Pour le traitement, on suit ici les règles des autres articulations. Le mal s'irrite moins ici qu'au carpe, pourvu que l'on garde le repos. Le régime doit être plus substantiel, quand on fait de l'exercice. On se conduit ici à raison de la maladie, selon qu'elle est de naissance, ou qu'elle a lieu dans l'âge de croissance.

τοῦ ὀλισθήματος. Ἐμβολὴ δὲ καὶ ἄλλη ὥσπερ
καρποῦ. Κατάτασις δὲ ἰσχυρή. Ἴησις δὲ νόμος
ἄρθρων. Παλιγκοτέει, ἧσσον δὲ καρποῦ, ἢν
ἡσυχάσωσι. Δίαιτα μείων ἐλινύουσι. Τὰ δὲ
ἐκ γενεῆς ἢ ἐν αὐξήσει, κατὰ λόγον τὸν πρό-
τερον.

TABLE

TRADUCTION.

Lisez comme dans le titre de l'ouvrage :

TRAITÉS D'HIPPOCRATE. TOME 1ᵉʳ.

Des Plaies de tête.
Des Fractures.
Du Laboratoire.

TRAITÉ D'HIPPOCRATE. TOME II.

Des Articles ou des Luxations.

ERRATA.

Tome 1, pag. 68 : formation du *mal*, lisez : du *cal*.

Pag. 177 : et que le *canal* soit encore flexible, lisez : le *cal*.

Pag. 115 (texte grec) : λεπρότατον, lisez λεπτό-τατον.

Pag. 210 (traduction) : même lorsqu'il *y* a plaie ou inflammation, lisez : lorsqu'il *n'y* a ni plaie ni inflammation.

Pag. 289 : et que la main n'est plus à l'abri, lisez : est plus à l'abri.